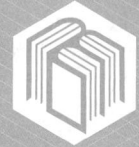

中药学领域
本科教育教学改革试点
工作计划（"101 计划"）
研究成果

高等学校中药学类专业人才培养
战略研究报告暨核心课程体系

中药学领域本科教育教学改革试点
工作计划工作组　组编

张伯礼　主编

中国教育出版传媒集团
高等教育出版社·北京

内容简介

本书是中药学"101 计划"建设成果的综合展示，由中国工程院院士、天津中医药大学名誉校长张伯礼教授牵头，中药学领域本科教育教学改革试点工作计划工作组经多轮讨论后编写而成。

本书从中药学本科教育教学需要解决的关键问题出发，以提升中药学本科教育教学质量为目标，对中药学专业发展、国内中药学双一流学科建设高校的现状、拔尖人才培养情况进行调研、分析和总结，较为系统地整理了中药学学科布局、人才培养模式、人才需求和课程体系方面的现状，并进行了对比分析。全书从多个角度体现"101 计划"的总体思想和工作思路，给出了 13 门核心课程和核心实践项目的知识点体系。汇集了天津中医药大学、北京中医药大学、中国药科大学等院校的中药学拔尖人才培养方案，为其他相关院校制订教学计划提供有力参考。

本书可作为中药学"101 计划"后续工作开展的"白皮书"，特别是为课程体系与教材建设提供较为全面的参考资料。本书可为国内中药学相关院校专业和课程建设提供指导，进一步推动中药学教育教学改革，提高中药学拔尖创新型人才和创新团队的培养能力。

图书在版编目（CIP）数据

高等学校中药学类专业人才培养战略研究报告暨核心课程体系／中药学领域本科教育教学改革试点工作计划工作组组编；张伯礼主编. -- 北京:高等教育出版社，2025.8. -- ISBN 978-7-04-064615-3

Ⅰ.R28

中国国家版本馆CIP数据核字第2025F7N532号

Gaodeng Xuexiao Zhongyaoxuelei Zhuanye Rencai Peiyang Zhanlüe Yanjiu Baogao ji Hexin Kecheng Tixi

策划编辑 李光跃	责任编辑 张映桥	封面设计 李小璐	责任印制 赵义民

出版发行	高等教育出版社	网　　址	http://www.hep.edu.cn
社　　址	北京市西城区德外大街4号		http://www.hep.com.cn
邮政编码	100120	网上订购	http://www.hepmall.com.cn
印　　刷	北京盛通印刷股份有限公司		http://www.hepmall.com
开　　本	787mm×1092mm　1/16		http://www.hepmall.cn
印　　张	16.25		
字　　数	385 千字	版　　次	2025 年 8 月第 1 版
购书热线	010-58581118	印　　次	2025 年 8 月第 1 次印刷
咨询电话	400-810-0598	定　　价	80.00元

本书如有缺页、倒页、脱页等质量问题，请到所购图书销售部门联系调换

版权所有　侵权必究

物　料　号　64615-00

编写委员会

主　编：张伯礼

编　委：陈凯先　王广基　谷晓红　程翼宇
　　　　果德安　屠鹏飞　段金廒　匡海学
　　　　李永吉　刘红宁　施建蓉　徐宏喜
　　　　高秀梅　邱　峰　闫永红　王小莹
　　　　冯　健　李　萌　张　冰　张　彤
　　　　狄留庆　章津铭　谢海龙　殷志琦

　　1956 年 9 月,位于上海、成都、广州、北京的四所中医学院相继成立,标志着中医药教育正式步入高等教育殿堂。60 余年来,中医药高等教育始终与国家发展和民族振兴同向同行,在人才培养、科学研究、社会服务、文化传承、国际交流等方面取得了丰硕成果,成为我国高等教育体系中重要组成部分,为中医药事业发展提供了强大支撑。随着社会进步与科学技术发展,运用现代科学技术解读中医药学原理,促进传统中医药学和现代科学相结合,推进中医药产业化、现代化,让中医药走向世界。

　　2022 年教育部启动了基础学科系列"101 计划"教育教学改革研究项目,中药学作为 9 个学科领域其中之一,以期通过中药学本科教育教学改革试点工作"101 计划"(以下简称中药学"101 计划"),培养出一批能够解决中药现代化、产业化的关键问题与核心技术;具备推动中医药传统产业转型升级的创新能力;具备中国优秀文化的自信和自觉;具备引领传承精华、守正创新发展的未来领军人才。

　　本书是对中药学高等发展与拔尖创新人才培养现状的真实客观反映,并对中药学拔尖创新人才的培养目标定位、培养模式、课程体系、实践项目、教材建设、师资队伍建设进行了前瞻性预测与设计性改革,最后形成具有智库性质的中药基础拔尖创新人才培养的改革报告。

　　本书共分四个部分,第一部分介绍了中药学科专业发展情况,包括中药学类专业介绍、专业分布与办学规模、一流专业与一流课程建设情况;说明了中药学科概况、内涵与范围,研究生教育发展规模。第二部分介绍了中药学"101 计划"建设参与高校中药学专业建设与拔尖创新人才培养情况,包括拔尖创新人才培养"三制三化"实施情况、培养效果与人才需求情况。第三部分介绍了中药学"101 计划"工作方案,包括中药学"101 计划"工作目标、专家团队、参与高校、建设重点、工作计划与保障措施等建设思路与举措。第四部分介绍了中药学"101 计划"13 门核心课程与实践项目的教学大纲,包括课程简介、课程目标、教学内容、考核与评价、课程创新点等。

　　本书在中药学"101 计划"项目牵头人、天津中医药大学名誉校长、中国工程院院士张伯礼教授的亲自部署与指导下,天津中医药大学、北京中医药大学、上海中医药大学、南京中医药大学、成都中医药大学、黑龙江中医药大学、中国药科大学的专家参与研究和撰写。该书在策划、调研和编写等组织工作中,一直得到了教育部等单位有关领导的指导和支持,在策划和审定过程中得到了陈凯先院士、王广基院士、匡海学教授、段金廒教授、谷晓红教授、果德安教授、程翼宇教授、屠鹏飞教授、刘红宁教授、施建蓉教授、徐宏喜教授、李永吉教授等专家的指导和帮助,在此一并致谢!

中药学"101 计划"办公室

2024 年 12 月

目 录
CONTENTS

第 1 部分

中药学科专业
发展情况

一、中药学类专业介绍

中药学类专业主要包括以下几个专业。

1. 中药学

中药学是一门普通高等学校本科专业,属中药学类专业,修业年限为 4 年,修业合格授予理学学士学位,学生主要学习中药学、药学、中医学等学科的基本理论与基本知识。

该专业主要培养德智体美全面发展,适应社会发展需要,具备中医药思维、中药学基础理论、基本知识、基本技能,具有中药品质评价、质量控制、中成药制备、中药制剂分析和中药研究开发等方面的基本能力,具有良好思想道德、职业素质、创新创业意识和社会服务能力,具有自主学习和终身学习的能力,能从事中药鉴定、炮制、药剂、临床合理用药、药品经营管理及中药研究与开发等方面的高素质应用型、复合型高级专门人才。

2. 中药资源与开发

中药资源与开发是一门普通高等学校本科专业,属中药学类专业,修业年限为 4 年,修业合格授予理学学士学位。

该专业培养适应现代社会发展需要、掌握中药资源与开发的基本理论和基本技能,能够从事中药资源合理开发利用与保护、中药质量评价、药用植物栽培与引种、中药材加工与养护、中药生产和经营、中药新药的研究与开发和企业管理等方面工作的高级专业人才。

3. 中药制药

中药制药是一门普通高等学校本科专业,属中药学类专业,修业年限为 4 年,修业合格授予理学或工学学士学位。

该专业培养具备中医药和现代药学等方面的基础理论知识和工程实践技能,具有良好的科学素养,在医药科研单位、生产企业和管理部门从事医药产品的研究与开发、生产、质量控制、管理及临床应用等方面进行工作的药学专门人才。

4. 中草药栽培与鉴定

中草药栽培与鉴定是一门普通高等学校本科专业,属中药学类专业,修业年限为 4 年,修业合格授予理学学士学位。

该专业培养面向药材种植基地、中药研究部门、药品监督管理部门、药品生产企业、医药贸易部门、教学科研等单位,具备中药学学科基础理论、基本知识和基本实验技能,及相关的中医学、药学、农学等方面的知识和技能,从事中药材栽培,中药材的品质鉴定,药用植物资源开发与保护及中草药栽培基地的规划、建设及管理等方面工作的高级专门人才。

二、中药学类专业分布情况

全国有 121 所本科院校开设有中药学专业,其中中医药院校 24 所,综合性大学 48 所,医学院校 37 所,独立学院 12 所。包含双一流院校 18 所(共 216 个专业点)(表 1-1-1)。

表 1-1-1　中药学类专业全国分布情况

专业名称	计数	中医药院校 （含民族医药）	医学院校	综合性大学	独立学院
中药学	121	24	37	48	12
中药资源与开发	41	19	7	13	2
中药制药	27	16	5	5	1
中草药栽培与鉴定	19	7	1	10	1
藏药学	6	3	0	3	0
蒙药学	2	0	0	2	0

三、中药学类专业招生及学生规模情况

2020—2022 年中药学类专业招生情况及全国高等院校普通本科分专业毕业、招生、在校学生数见图 1-1-1、表 1-1-2。

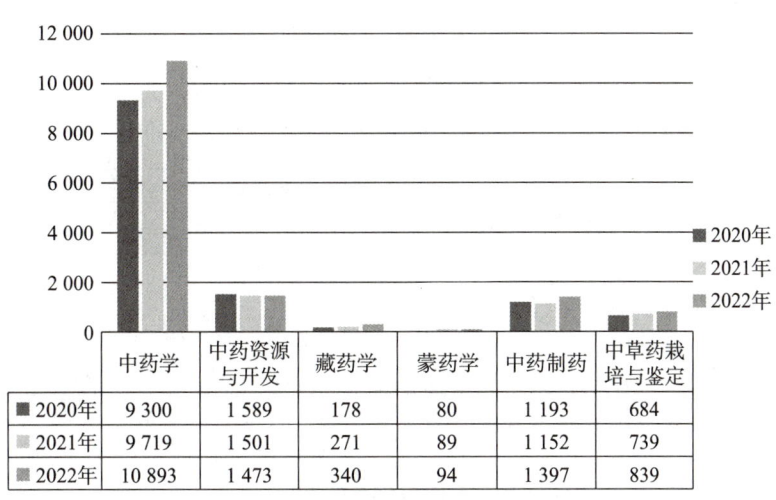

	中药学	中药资源 与开发	藏药学	蒙药学	中药制药	中草药栽 培与鉴定
2020年	9 300	1 589	178	80	1 193	684
2021年	9 719	1 501	271	89	1 152	739
2022年	10 893	1 473	340	94	1 397	839

图 1-1-1　2020—2022 年中药学类专业招生情况

表 1-1-2　2021 年全国高等院校普通本科分专业毕业、招生、在校学生数　　　（单位：人）

专业名称	院校类型	年制	毕业生人数		在校学生数	预计 毕业生人数
			小计	其中：授学位		
中药学	中医药院校	4	3 325	3 314	14 472	3 558
	西医药院校	4	2 218	2 183	10 648	2 476
	非医药类院校	4	1 817	1 802	9 336	2 118
中药资源与开发	中医药院校	4	795	783	2 914	788
	西医药院校	4	286	282	1 123	360
	非医药类院校	4	519	530	2 287	524

续表

专业名称	院校类型	年制	毕业生人数		在校学生数	预计毕业生人数
			小计	其中：授学位		
中药制药	中医药院校	4	832	824	3 665	928
	西医药院校	4	374	374	1 067	367
	非医药类院校	4	43	41	465	111
中草药栽培与鉴定（注：授予理学学士学位）	中医药院校	4	216	216	1 095	336
	西医药院校	4	0	0	374	103
	非医药类院校	4	302	296	1 275	288
中药学类	中医药院校	4	0	0	1 980	0
	西医药院校	4	0	0	1 109	0
	非医药类院校	4	0	0	572	0

四、中药学类专业一流专业建设点分布情况

中药学类专业一流专业建设点分布情况见表 1–1–3。

表 1–1–3　中药学类专业一流专业建设点分布情况

	中药学	中药资源与开发	中药制药	中草药栽培与鉴定	蒙药学	藏药学
中央赛道	4	1	1	0	0	0
地方赛道	31	6	3	1	1	1
合计	35	7	4	1	1	1

五、中药学专业一流课程分布情况

国家级中药学专业一流课程分布情况（核心课程 87 门次）见表 1–1–4。

表 1–1–4　中药学专业一流课程分布情况（核心课程）

课程名称	线上	线下	混合	虚拟仿真	社会实践
中医学基础	2	4	4	0	0
临床中药学	3	2	1	0	0
方剂学	0	4	5	0	0
药用植物学	2	3	3	0	0
中药化学	0	2	2	0	0
中药药剂学	1	4	1	0	0

续表

课程名称	线上	线下	混合	虚拟仿真	社会实践
中药鉴定学	1	3	4	0	0
中药药理学	1	2	1	0	0
中药分析	0	3	2	0	0
药事管理学	1	2	1	0	0
虚拟仿真	0	0	0	19	0
社会实践	0	0	0	0	5

六、中药学学科发展情况

(一) 中药学一级学科简介

1. 学科概况

中药学是研究中药的基本理论和临床应用的学科,是中华民族在长期社会生产实践过程中,总结临床防治疾病经验,并与现代科学密切结合所形成的一门药学学科。

中药是包括汉族和少数民族药在内的我国各民族药的统称。中药的发现应用及中药学的形成与发展,经历了漫长的实践过程。在原始社会时期,人类对药物的认识与觅食活动紧密相连。我国古籍中记载"神农尝百草……一日而遇七十毒"的传说,生动反映了人们认识药物的艰难过程。很久以来,我国把药学一直称为"本草学",从历代的本草著作中,可以勾勒出中药学的形成与发展的轨迹。《诗经》收录了300多种药用动、植物,记载了某些品种的采集、性状、产地及服用季节等;战国时期的《五十二病方》涉及药物240余种,对其炮制、制剂、用法及禁忌等均有记述;《神农本草经》系统总结了汉代以前的药学成就,对中药的药性与功效、产地、采集与加工、真伪鉴别等进行了描述;南北朝刘宋时期的《雷公炮炙论》是我国第一部炮制专著,标志着本草学新分支学科的产生;唐代《新修本草》由国家组织修订而成,是世界上公开颁布的最早药典,推动了中药应用的规范化与标准化;宋代的《太平惠民和剂局方》作为我国历史上由官方颁发的第一部制剂规范,对中药药剂的发展有里程碑式的意义;明代的《本草纲目》在突出中医理法方药特色的同时,还广泛介绍了植物学、动物学、矿物学、炼金学等多学科知识,其影响远远超出了本草学范围,对中药学的发展起到了重要的推动作用;清代的《晶珠本草》对藏药的来源、性味及功效进行了描述;民国时期,随着西方药学知识和化学、生物学、物理学等近代科学技术在我国的迅速传播和发展,以中药为主要研究对象的中药栽培与鉴定、中草药化学、中药制剂、中药药理与临床应用等研究日益增多,出现了中药学分支学科的雏形;中华人民共和国成立以后,随着现代自然科学的迅速发展及中药事业自身发展的需要,中药的现代研究取得了瞩目成就,多个分支学科都取得突破:中药资源学在全国性的药源普查的基础上,开展了中药资源评价与动态规律研究,中药新品种、新资源的寻求与发现研究;中药炮制学在对古今炮制文献进行整理和研究的同时,应用多种现代科学技术,探索炮制原理,改进炮制工艺,提高饮片质量;中药鉴定学在本草考证、基原鉴定、性状及显微鉴定、理化鉴定等方面取得突破;中药化学对青蒿素等化学成分的分离和结构鉴定进行了系统研究,奠定了中药效应物质研究的基础;中药分析学初步建立了符合中药特点的质量标准体系;中药药理学在药效作用机制、安全性评价和药代动力学研究等方面取得重要进展;中药药剂学在工艺、剂型、质量控制等方面都取得了较大成就。

随着现代科学技术不断发展,学科交叉融合日益加深,中药学学科分化日益成熟,形成了由中药资源学、中药炮制学、中药鉴定学、中药化学、中药分析学、中药药理学、中药药剂学、临床中药学、民族药学和分子生药学等多个学科组成的中药学科群。

2. 学科内涵

中药学研究领域涵盖中药资源、鉴定、炮制、化学、药理、分析、制剂、临床应用与药事管理等多个方面。

(1) 研究对象与方法

中药学是以服务临床疾病防治为目标的应用学科,致力于提供安全、有效、质量可控的药物。该学科以中药及相关产品为研究对象,通过现代科学技术阐释中医药理论,实现传统智慧的传承与创新。在具体研究领域,中药学主要涵盖以下方向:中药资源调查与品质评价;优质药材规范化种植与生产;中药有效成分及作用机理研究;中药饮片与成药的研发生产;药品质量评价与控制体系;药物安全性及疗效评估;临床合理用药规范。

中药学研究过程中注重整合系统生物学、人工智能等前沿技术,持续创新研究方法,促进传统中药与现代科学的深度融合。通过提升中药质量标准,推动产业高质量发展,助力中医药国际化进程,为实施健康中国战略、保障人民健康作出重要贡献。

(2) 理论知识基础

中药学已有较完整的理论体系,包括传统中药理论与技术,现代中药资源、化学、生物、药理、制药与分析、临床药学等理论体系,以及中医学、药学、化学、中西医结合、物理学、生物学等多个一级学科和系统生物学等新兴学科的相关基础理论、方法与技术,为中药学学科的发展奠定了基础。另外,大数据、物联网、人工智能、区块链、智能感知等新一代信息技术在中医药领域的集成应用研究,为中药学未来的发展和理论知识体系的延伸提供了广阔空间。

(3) 应用体系

从科学研究角度,科学评价、合理开发中药及相关产品,实施经典名方开发与重大新药创制,推动中药学术发展与创新;开展新一代信息技术与中药结合应用研究,探索中药数字化应用场景建设。从人才培养角度,强化中医药思维培养,调整优化学科专业结构,培养造就高水平中药学人才和多学科交叉的中药学高层次创新型人才和复合型人才。从服务社会角度,以人为本,坚持以人民为中心,遵循中医药发展规律,为临床提供安全有效、稳定可控、经济适用的药物,建立健全符合中医药特点的中药安全、疗效评价方法和技术标准;推动中药国际标准制定和海外传播与贸易,为构建人类命运共同体和"一带一路"国际合作作出贡献。

3. 学科范围

(1) 中药资源学

中药资源学是在中医药理论指导下,研究中药资源的种类、数量、地理分布、时空变化、开发保护、科学管理及可持续发展的学科。该学科是在自然资源学、中药学、生物学、生态学、地理学、农学、统计学、化学和管理学等多学科的理论和方法学基础上,融合了现代生物技术、信息技术、人工智能等科学技术而发展起来的综合性学科。该学科的发展目的是以中药资源可持续利用为核心,建立并不断完善中药资源的科学保护、合理利用和系统管理的理论和技术体系,加强濒危药用资源保护和种群扩繁及其替代(代用)资源的开发技术研究,推进中药生态农业建设,保障中药资源和中医药事业可持续发展。该学科的主要任务包括中药资源的种类构成及其时空分布和蕴藏量的研究、中药资源区划及遥感监测与产地适宜性分析、中药资源的定性和定量评价、道地药材研究和定向培育、资源的综合利用和新资源开发、中药资源的保护、中药资源的可持续利用和科学管理,以及中药活性成分生物合成的功能基因研究、中药分子鉴定、中药材生态种植及土壤微生态综合修复治理等。

(2) 中药炮制学

中药炮制学是在中医药理论指导下,研究中药炮制理论、工艺、规格、质量标准、历史沿革及其发展方向的学科。该学科的基本任务是遵循中医药理论体系,在继承中药传统炮制技术和理论的基础上,应用现代科学技术研究炮制原理,阐释炮制方法和炮制作用的科学内涵,指导炮制方法的改进及创新,建立能够监控中药毒性、有效成分的质量标准,保证临床用药的安全和有效;在阐明炮制原理的基础上,以炮制过程中物质基础的本质变化为核心,围绕炮制目的和临床应用,结合生产质量要求,改进炮制工艺,提高中药炮制工艺的技术含量,研究适合机械化、规模化生产的炮制工艺,使其向自动化、科学化、智能化方向发展;在阐明炮制机理的基础上,应用现代科学手段,以客观量化的指标与经验性指标相结合,进行饮片质量控制指标及其标准的研究,制定饮片质量标准,提高中药饮片质量,保证临床用药安全有效。

(3) 中药鉴定学

中药鉴定学是在中医药理论指导下,鉴定和研究中药的品种和质量,制定中药标准,寻找和扩大新药源的应用学科。中药鉴定学是在继承中医药学遗产和传统鉴别经验的基础上,运用现代科学理论和技术方法,研究和探讨中药的来源、性状、显微及遗传特征、理化鉴别、质量标准及寻找新药源等的理论和实践问题。其主要任务包括考证和整理中药品种,鉴定中药真伪优劣,研究和制定中药质量相关标准,完善和创新中药鉴定方法,为中药的安全性、有效性和稳定性提供科学依据;结合人工智能与信息化技术,开发高性能、智能化中药鉴定系统,建立全链条鉴定与质量评价网络,拓展本学科发展前景。

(4) 中药化学

中药化学是在中医药基本理论指导下,结合临床用药经验,运用化学、物理学和生命科学等现代科学理论和技术,研究中药防治疾病的物质基础的学科。该学科以保证临床用药质量、解码中医药理论的现代科学内涵,指导药物创新为目标,研究内容包括中药有效成分或药效物质基础的化学结构、理化性质、提取分离方法与技术、结构鉴定(或确定)、检识与分析方法,以及有效成分的化学结构修饰或改造、生物转化及代谢、配伍等;同时也涉及有效成分或药效物质基础的结构与药效、药性之间的关系,以及外界条件对这些成分消长的影响等。另外,与合成生物学、化学生物学、人工智能、信息学等现代新兴学科的结合,开拓了本学科的研究范畴。

（5）中药分析学

中药分析学是在中医药理论指导下，运用化学、物理学、生物学、信息学等现代科学理论和技术，研究中药质量评价与控制的一门学科。该学科的任务是运用现代分析技术研究适合中药质量评价和质量控制的方法，测定有效物质，分析有毒有害成分，制定质量标准，分析药物体内过程，评价质量优劣，保证中药的有效性和安全性。中药分析学的研究内容涉及中药质量评价研究、中药质量控制体系研究、体内中药分析研究、中药生产过程质量分析研究、中药分析新技术与新方法的研究和中药标准物质研究等范畴。

（6）中药药理学

中药药理学是在中医药理论指导下，研究中药与机体的相互作用及作用规律的学科。该学科的主要任务是研究中药对机体的药理作用、作用机制和药效物质基础，以及机体对中药的药动学过程；阐明中药药性、功效、配伍和单味药、方剂、中成药应用的科学内涵，提高中药的临床疗效，指导临床科学合理应用中药；评价中药产生毒性的物质基础、作用机制和增效减毒原理，为临床安全用药提供科学依据；发现创新中药，科学评价中药新药的有效性和安全性，为中药新药开发奠定基础；开发证候与病证结合实验动物模型，助力中医药科研；融入人工智能技术，模拟药物作用规律，开展高通量筛选和数学模型预测研究；揭示中药药理学的科学内涵，推动中药现代化、产业化，推进中西医结合，为中医药学、医药学的发展和生命科学的进步作出贡献。

（7）中药药剂学

中药药剂学是在中医药理论指导下，研究中药药剂的配制理论、生产技术、质量控制与合理应用等的综合性应用学科。该学科的任务是根据临床治疗需要，制备安全、稳定、有效、质量可控、使用方便的中药制剂。其任务主要有：传承中医药学中有关药剂学的理论、技术与经验；应用现代药剂学最新研究成果，创新中药药剂现代化；促进现代信息技术在中药生产中的应用，加快中药制造业数字化、网络化、智能化建设，加强技术集成和工艺创新，研发中成药技术环节数字化、网络化生产装备，提高中药生产智能化水平；积极开发中药制剂新辅料，满足中药制剂功能需要；加强中药药剂学基础理论研究，包括以中药为特色的制药理论、分子药剂学理论、生物药剂学与药代动力学理论等，加快中药药剂学"从经验开发向现代开发"过渡；结合人工智能与信息化技术，开展中药制剂的人工智能辅助设计与评价研究。

（8）临床中药学

临床中药学是在中医药理论指导下，以临床安全、有效、合理使用中药为目的，主要研究中药基本理论和各种中药临床应用的一门学科。该学科主要是通过临床、文献和实验的研究，研究功效理论、性能理论、配伍理论及常用中药的性能、功效、应用，并涉及其他影响中药临床效应的相关知识，促进中药效用的发展。该学科的主要任务是科学阐述中药药性理论，探讨中药临床有效与安全应用的原则，指导临床合理用药，为疾病的防治、中药基本理论和临床合理应用提供科学依据，利用大数据、云计算、人工智能等现代信息化技术，开展中药临床监测，推动全程化药学服务。

（9）民族药学

民族药学是在民族医药理论指导下，研究民族药的基本理论、经方验方、资源与鉴定、物质基础、作用机理、加工生产、新药研发、质量标准和临床应用等的学科。该学科的主要任务是传承和发扬民族药学的理论,基于区域性与经验性、开发和可持续利用民族药用资源,阐释民族药的物质基础和作用机理,研究制定民族药的质量评价方法与标准,评价民族药物的药效和安全性,加强现有民族药的深度研究,研发安全有效的民族药新药,指导民族药的临床合理应用,促进民族药产业发展。

（10）分子生药学

分子生药学是在分子水平上研究中药的鉴定、品质形成、资源保护与生产的一门学科,是中药学领域一个极富前瞻性的分支。该学科的主要任务包括研究中药的分子鉴定、道地药材形成的分子机制及其应用、珍稀濒危中药资源的遗传多样性保护、药用植物有效成分的生物合成与调控机制及药用植物的转基因与分子育种等理论与技术。分子生药学科的建立有力地推动了中药资源学的发展,在本草基因组学、中药生态农业、中药生物技术等中药学新兴领域中发挥了重要支持作用。

中药学一级学科还分化出多个体现学科交叉与融合、具有学科发展潜力的培育学科,如中药信息学、中药毒理学、中药制药工程学、中药生物工程学、中药药事管理学等。另外有一些新兴交叉学科的建立,如中药资源生态学、中药药代动力学、中药代谢免疫药理学、中药系统生物学、系统中药学、中药合成生物学、中药化学生物学、中药监管科学等,紧扣发展前沿,加快了中药学科的现代化进程。

4. 培养目标

培养适应中国特色社会主义新时代发展要求和满足中医药事业与大健康产业发展需要,德、智、体、美、劳全面发展,具备良好的职业道德、专业素质与科学素养的德才兼备的高素质中药学专业人才。

（1）硕士学位

系统掌握中药学相关的基本理论与专业知识,熟悉本学科的研究现状和发展趋势,具有较强的专业研究能力和创新意识;掌握与研究方向相关的论文撰写规范,具有一定的写作、知识传播与学术交流能力;掌握一门外国语,能熟练阅读本专业的外文资料并具有一定的学术交流能力。具备从事本学科教学、科研和专门技术工作的能力。

（2）博士学位

具有坚实宽广的基础理论和系统深入的专业知识,熟悉中药学的研究现状和发展趋势,在科学研究中具有较强的独立创新能力;掌握与研究方向相关的论著的撰写规范,具有较强的知识传播与学术交流能力;至少熟练掌握一门外国语,能熟练阅读本专业外文资料,具有一定的写作和国际学术交流能力;具有独立从事科学研究、教学或专业技术工作的能力。

5. 相关学科

相关学科包括中医学、药学、化学、中西医结合、生物学、物理学、数学、农学等。

（二）中药学博硕士招生与规模情况

2021 年全国高等院校攻读中药学博硕士学位分专业毕业、招生、在校学生数见表 1-1-5。

表 1-1-5　2021 年全国高等院校攻读中药学博硕士学位分专业毕业、招生、在校学生数

专业名称	院校类型	研究生类型	毕业生人数		在校学生人数	预计毕业生人数
			小计	其中：授学位		
中药学学科	中医药院校	博士（学术型）	274	274	1 681	636
	西医药院校		32	28	183	74
	非医药类院校		7	5	116	43
自设中药学	中医药院校		26	25	223	114
	非医药类院校		25	25	56	56
中药学学科	中医药院校	硕士（学术型）	1 324	1 306	5 765	1 592
	西医药院校		96	94	477	127
	非医药类院校		220	217	899	287
自设中药学	中医药院校		68	65	321	87
	西医药院校		88	88	326	82
	非医药类院校		5	5	19	5
中药学	非医药类院校	硕士（专业型）	177	176	836	295

第 2 部分

中药学 "101 计划" 参与高校中药学专业建设与拔尖创新人才培养情况

天津中医药大学

一、中药学学科专业布局

（一）中药学历史沿革与办学特色

天津中医药大学始建于 1958 年，原名天津中医学院。2006 年更名为天津中医药大学。2017 年，学校进入世界一流大学和一流学科建设高校行列。2020 年，学校成为天津市人民政府、教育部、国家中医药管理局共建高校。2022 年，学校成为第二轮"双一流"建设高校（图 2-1-1）。学校设有 6 个学科门类，以中医药为主体，医、理、文、管、工、教育多学科协调发展，共计 32 个本科专业。拥有中药学"双一流"建设学科，中医内科学和针灸推拿学 2 个国家级重点学科、23 个国家中医药管理局重点学科，9 个国家中医药管理局高水平中医药重点学科，9 个天津市重点学科，2 个天津市一流学科，3 个天津市顶尖学科，3 个优势特色学科群，6 个服务产业特色学科群。截至 2024 年 5 月，有全日制本科生 12 001 人，研究生 4 026 人，留学生 570 人。学校秉承"进德修业，继承创新"校训，以"传承与创新协同，科研与服务并举，以质量求内涵，全面协调发展"为发展方针，以"做精医学，做强药学，做实健康相关专业，做大社会服务"为发展战略，努力建设中国特色、世界一流的中医药大学。

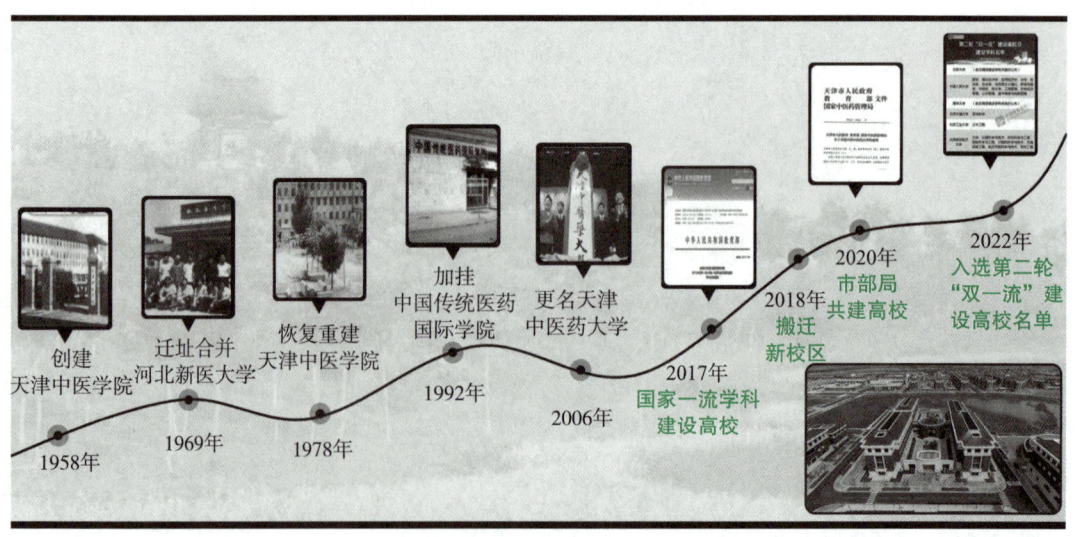

图 2-1-1 天津中医药大学发展历程

天津中医药大学中药学专业建于 1985 年,2008 年入选教育部高等学校特色专业、2009年入选教育部人才培养模式创新实验区,为天津市专业综合改革试点专业、"十二五"天津市品牌专业及"十三五"天津市优势特色专业,2014 年中药学类专业教指委成立后全国首家通过专业认证;2019 年中药学专业入选首批国家级一流本科专业建设点,同年开设"中药学创新试验班",探索了中药学创新人才培养模式;2020 年"中药学基础学科拔尖人才培养基地"入选教育部首家中药学拔尖学生培养计划 2.0 基地,形成了中药学拔尖创新人才培养的新模式,2021 年入选教育部、工信部首批现代产业学院——中药制药现代产业学院;2022年中药学入选基础学科相关领域本科教育教学改革试点工作(系列"101 计划")。中药学专业依托的中药学学科于 2017 年入选国家"双一流"建设学科,2021 年入选第二轮"双一流"建设学科和天津市顶尖学科培育计划,在教育部第三轮学科评估中排名第二(并列),第四轮学科评估中获得 A⁻,第五轮学科评估中获得 A⁺(图 2-1-2)。

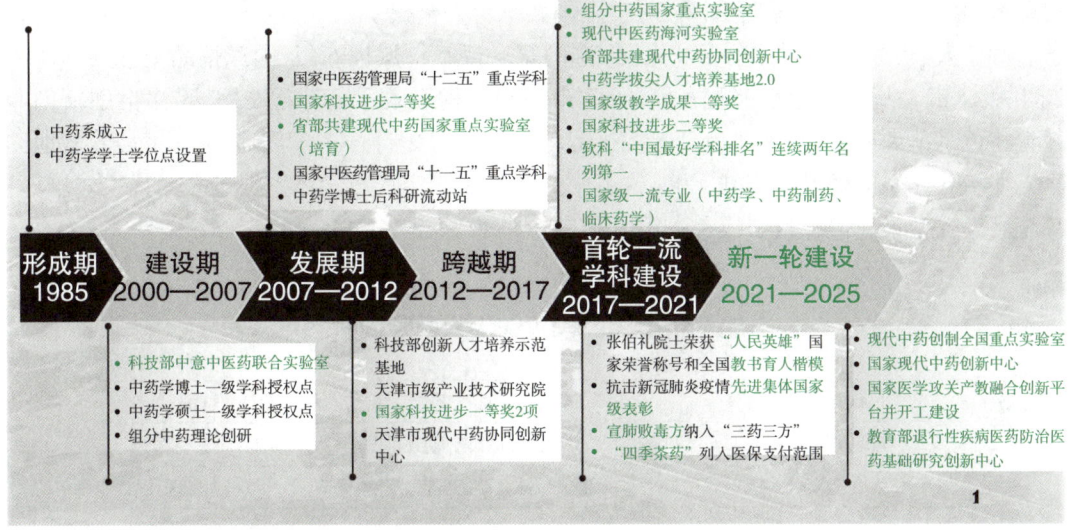

图 2-1-2　天津中医药大学中药学学科发展历程

(二)中药学学科点设置与在校生规模

　　学科坚持把立德树人作为人才培养的根本任务,构建了以思想政治理论为核心,思想政治理论选修课、综合素养课、各门专业课为辅助的"一核三环"课程思政体系,将思政教育贯穿人才培养全过程。构建了专、精、尖中药学人才培养体系和"专业通识教育、个性发展教育、素质教育、拔尖教育"多层次的人才培养模式,设立了中药学专业创新实验班,中药学专业获批了教育部基础学科拔尖学生培养计划 2.0 基地,通过制定个性化人才培养方案,培养了一批适应新时代发展需求的中医药人才。优化了研究生招生结构和选拔体系,扩大了研究生招生规模,2020 年录取中药学博士、硕士分别达到 2016 年录取人数的 2.8 和2.3 倍。

（三）中药学类本科专业布局与在校生规模

以中药学"一流学科"为引领,坚持"科研反哺教学,校企协同育人"的办学思路,强化学生创新精神和实践能力的培养,将学科优势和校企合作优势转化为专业人才培养优势。

注重社会服务与人才培养相结合,借助十余年来持续开展的"中成药大品种二次开发",以中药学"一流学科"为引领,坚持"科研反哺教学,校企协同育人"的办学思路,强化学生创新精神和实践能力的培养,将学科优势和校企合作优势转化为专业人才培养优势。强化专业理论知识与行业实际需求的融合,在社会服务中不断提升教学水平。

以"中药学基础学科拔尖人才培养基地"和"中药学创新试验班"为载体,通过创新的"三制三化"育人模式,培养思想品德、科学素养、创新思维和人文素质和谐发展的拔尖人才。

中药学专业依托于中药学科建设发展,现有全国高校黄大年式教师团队 1 支(图 2-1-3)、市级教学团队 2 支、校级教学团队 5 支、全国教书育人楷模 1 人、市级教学名师 1 人、校级教学名师 3 人、校级"四有好老师"4 人;入选国家一流本科课程 6 门、国家精品资源共享课程 2 门、天津市一流本科建设课程 4 门、天津市高校课程思政示范课程 2 门、天津市创新创业教育特色示范课程 1 门、天津市高等院校劳动教育课程 2 门。《中药学拔尖学生培养基地创新人才培养体系的建设与实践》和《改革中药学类专业实践教学体系促进多元化人才培养》荣获高等教育天津市级教学成果一等奖和二等奖。

第二批全国高校黄大年式教师团队名单

所在高校	团队名称	团队负责人
北京建筑大学	土木工程防灾教师团队	李爱群
首都医科大学	第一临床学院临床医学教师团队	赵国光
首都师范大学	数学及信息交叉教师团队	李海梁
天津中医药大学	省部共建组分中药国家重点实验室教师团队	张伯礼
天津市职业大学	汽车检测与维修技术专业教师团队	李晶华
天津轻工职业技术学院	光伏工程技术专业教师团队	李云梅
天津医学高等专科学校	护理专业教师团队	薛梅
河北地质大学	地质学教师团队	李英杰

图 2-1-3　天津中医药大学团队获全国高校黄大年式教师团队文件

2021 年第一届中药学拔尖基地班学生入学,开启拔尖创新人才培养模式改革创新;2023 年中药学拔尖基地"4+4"本博贯通班学生入学,开启长学制人才模式改革创新。2022、2023 年两届中药学创新试验班学生 100% 推免进入北京大学、北京协和医学院、同济大学、浙江大学、西安交通大学、四川大学等知名院校攻读研究生;主持或参与各级各类大学生创新创业课题 30 余项;获得各类奖学金 120 余项;多名学生参与发表高水平学术论文。2019—2023 年中药学专业就业率超过 95%,2020—2021 年中药学专业考研成功率超过

50%,2022 年超过 70%。

该校中药学专业教学计划课程情况及中药学专业本科生在校生数量分别见表 2-1-1 和表 2-1-2。

表 2-1-1　天津中医药大学中药学专业教学计划课程情况

校内专业名称	项目	学时		学分	
		数量	占总学时比例 /%	数量	占总学分比例 /%
中药学(四年制)	必修课	2 475	84.10	137.5	84.10
中药学(四年制)	选修课	468	15.90	26	15.90
中药学(创新班)	必修课	2 772	85.56	154	85.56
中药学(创新班)	选修课	468	14.44	26	14.44
中药学(四年制留学生)	必修课	2 475	84.10	137.5	84.10
中药学(四年制留学生)	选修课	468	15.90	26	15.90

表 2-1-2　天津中医药大学中药学专业本科生在校生数量(截至 2023 年 12 月)

年级	人数
一年级	141
二年级	140
三年级	141
四年级	123
其他	1
合计	546

(四) 中药学一流专业与一流课程建设情况

1. 中药学一流专业建设情况

中药学专业建设总体目标为"坚持立德树人",适应新时代中国特色社会主义医药健康事业的需求,结合学校"高水平、外向型、国内一流、国际知名"的办学定位,坚持"立足天津、面向全国、辐射世界"的服务面向,本着"厚基础、宽口径、个性发展、分流培养"的理念,培养中医药行业需求的,有理想信念、有职业道德、有专业能力和发展潜力的高素质中药学专业人才。2019—2023 年中药学专业建设进展如下。

(1) 以立德树人为根本任务,全员全过程全方位育人

注重中医药理论的自信与文化传承,以"价值塑造、能力培养、知识传授"为目标,有机衔接教书育人、管理育人、服务育人,营造和谐的育人环境;充分利用各种教育载体,让文化内涵、时代精神、价值理念滋养学生心灵;将知识传授与价值引领贯穿学生学习成长的过程,促进学生全面发展和健康成长。以强烈的政治责任感和历史使命感,弘扬抗疫精神,树立人

民英雄楷模;以勇搏励志班作为素质育人工程的标志性阵地,秉承"责任、坚韧、克己、奉献"的勇搏精神;推进"践师德、铸师魂"培育计划,实施"课程思政筑梦班""杏林育贤班"等重点工程(图 2-1-4)。

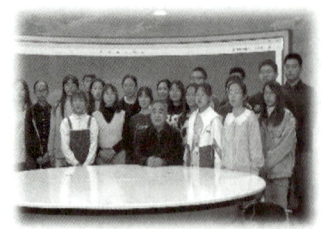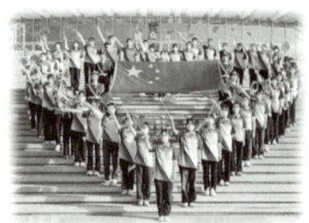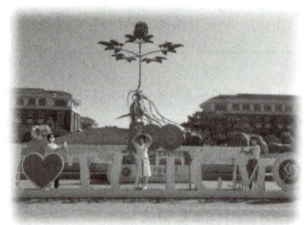

图 2-1-4 立德树人,"三全"育人

(2) 以"传承精华,守正创新"为目标,文化建设推陈出新

组建中医药文化研究与传播中心,承担天津市中医药文化传播论坛和全国中医药文化传播论坛等重大项目 20 项;获批天津市科普教育基地一处(天津中医药植物园);举办各类科普讲座、展览、科普竞赛、科技周活动累计 800 余次,受众达 10 万余人;主编中医药科普丛书 10 余部。以线上书院 2.0 为平台,开展了"进德修业,继承创新"主题活动周,让学生切身感受中医药悠久的历史,深入了解中医药文化内涵和发展前景,热爱、传承并弘扬中医药文化,为振兴中医药事业勇于担当(图 2-1-5)。

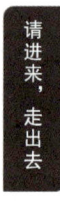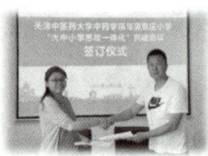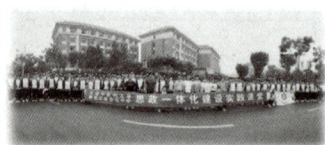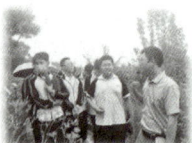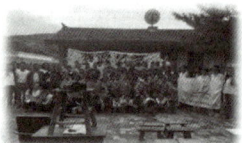

图 2-1-5 传承精华 守正创新

(3) 以文化和科技为引领,发展中医药国际合作交流新范式

聘请学界大家叶嘉莹、陈洪、张其成、张玲为我校荣誉教授,建立中华文化教学团队;结合国家级"一带一路"培训基地,实现优质教学资源的引进和推广;通过合作办学促进相关专业、学科建设,提升学校国际影响力;与英国、日本、韩国、泰国等建立夏令营,增加交流机会,扩大师生的国际视野(图 2-1-6)。

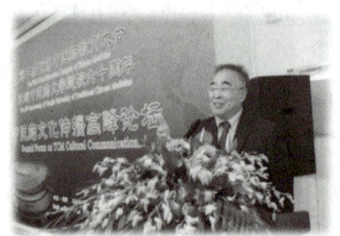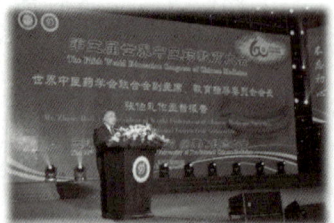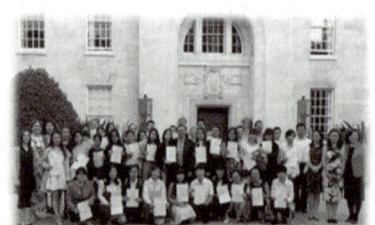

图 2-1-6 国际交流

(4) 以学生为中心,实现多元化人才培养目标

根据《本科专业教学质量国家标准》相关要求、行业发展新动向及中药学"一流"学科建设方案,对人才培养方案进行优化,探索了"前期趋同,后期分化"的培养模式改革。从2019版培养方案开始,课程按照板块划分,将相关性的课程编排成"课程群",再由"课程群"组成课程模块;科学设置了"通识教育＋学科教育＋专业教育＋个性培养"的课程框架,构建了以中医药学为主干,化学、生物学为基础,外语、计算机为支持工具,融合思政、中医药人文、现代医药理论的课程体系,着力培养学生的社会责任感、创新精神和实践能力(图2-1-7)。

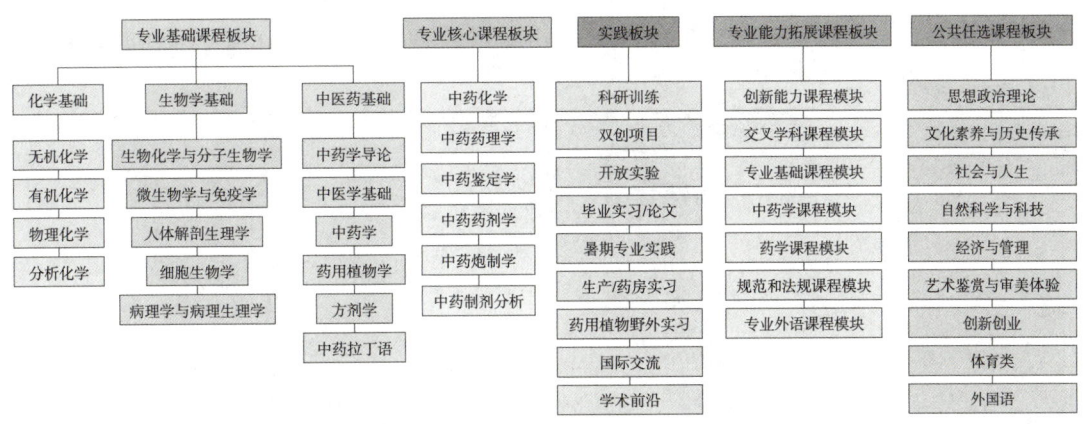

图 2-1-7　天津中医药大学中药学专业课程框架

(5) 以提升教学效果为目的,创新教学方法

顺应"互联网＋"时代的教育教学发展趋势,相继启动了混合式教学课程改革试点工作。将传统课堂、混合学习和翻转课堂等相结合,通过网课教学助手进行多元教学活动有效培养学生自主和协作的学习能力。强化现代信息技术与教育教学深度融合,探索智能教育新形态,深入推进一流课程建设。大力支持教师编写体现改革创新的特色高水平教材及多媒体立体化教材。2019年以来,本专业教师主编、参编教材已出版50余部(图2-1-8)。

(6) 以能力培养为目标,改革实践教学

在"素质为本,能力为重"的实践教学理念指导下,注重"科教融合""产教融合",在中药学基地班和中药学创新试验班开设中药化学、中药药理和中药分析科研训练特色实践课程,以"导师制"为依托,建立"综合验证－全面开放－自主设计－协作创新"的实践教学体系,培养学生的创新思维和科研能力;建立中药制药现代产业学院;与校外企业精诚合作,打造优质实践实习实训基地;形成了"实践导向－分层训练－综合应用－创新培养"的实践教学特色(图2-1-9)。并且大力鼓励和支持学生积极参与各类学术科技创新活动,学院专项经费支持学生参与各类学术科技创新活动,每年新增近百项,学生参与度超过70%,极大地提高了学生创新创业的实践能力。现获全国"挑战杯"、中医药社杯、天津市"挑战杯"、天津市"创青春"等创新创业和技能大赛等奖项100余项。

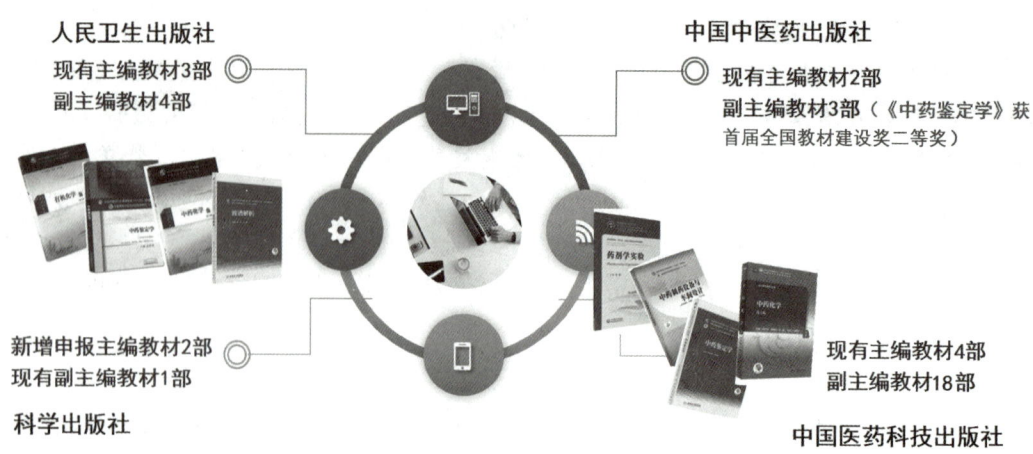

人民卫生出版社
现有主编教材3部
副主编教材4部

中国中医药出版社
现有主编教材2部
副主编教材3部（《中药鉴定学》获
首届全国教材建设奖二等奖）

新增申报主编教材2部
现有副主编教材1部
科学出版社

现有主编教材4部
副主编教材18部
中国医药科技出版社

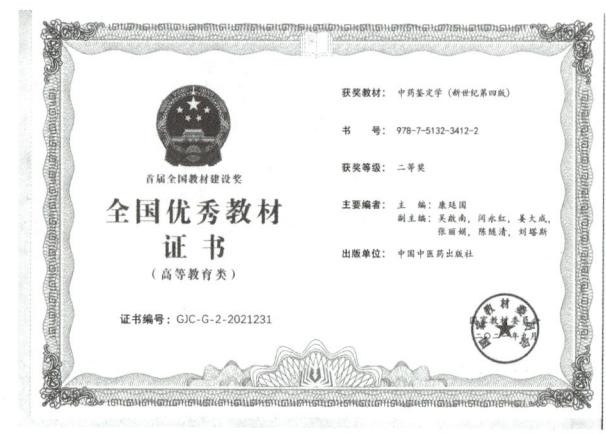

图 2-1-8　天津中医药大学中药学专业教师主编、参编教材情况

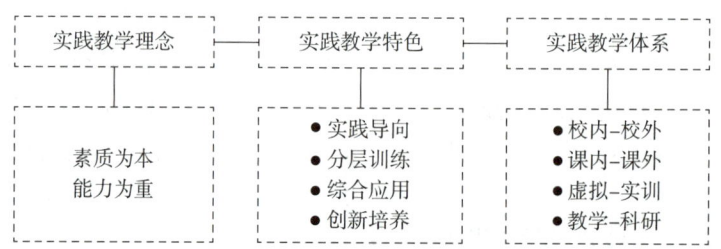

图 2-1-9　实践教学改革

（7）以形成性评价为导向，实行动态进出机制

对于创新试验班和基地班学生培养实行多元化的形成性与终结性评价考核方式，将形成性评价贯穿整个培养过程中，充分发挥其对学生学习活动的评价、反馈、促进作用。创新试验班实行淘汰制，在 1.5 年大类分化的基础上，再通过 0.5 年课程的学习后经考核选拔进入；专业退出严格遵循自愿、公平、公正以及双向选择原则。基地班实行动态进出机制，通过多次选拔，进行分流和择优递补，实现科学选材，对培养过程进行长期的有效监控与校正，做到精心育才（图 2-1-10）。

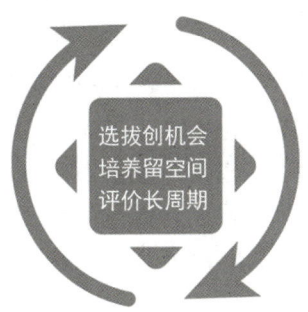

人才选拔机制

全流程培养机制

长周期评价机制

选拔创机会
培养留空间
评价长周期

图 2-1-10　天津中医药大学中药学专业的人才选拔 – 全流程培养 – 长周期评价

2. 中药学一流课程建设情况

天津中医药大学国家级一流本科课程见表 2-1-3。

表 2-1-3　天津中医药大学国家级一流本科课程汇总表

课程名称	获批时间
思想道德修养与法律基础	2023 年
中药药理学(2)	2022 年
中药化学	2020 年
基于"阳虚寒积证"的辨治及含附子方剂的安全使用和中毒诊治	2020 年
方剂学	2020 年
勇搏励志课程	2020 年

二、中药学拔尖创新人才培养的探索

1. 基础拔尖创新(学科交叉)人才培养模式

天津中医药大学自 2018 级中药学专业起创立中药学创新试验班,选拔中药学专业优秀本科生,重点开展中药学专业核心课程科研训练,探索小班化教学和导师制培养模式,毕业生升学率 100%,推荐免试进入北京大学、北京协和医学院等攻读研究生学位。自 2020 年入选教育部拔尖学生培养计划 2.0 基地后,中药学(拔尖培养基地班)2021 年开始招生,实施三制三化,二次选拔,动态进出。2023 年起实施"4+4"本博贯通制培养模式,旨在建立拔尖创新人才成长的绿色通道。基地班注重培养学生的创新意识和科研能力,强调学生的个性化发展;注重院士、大师引领,引导学生关注中医药发展的前沿和热点,帮助学生形成"立足国内、面向国际"的研究视野;强化学生实践能力的培养,利用全国重点实验室提升学生分析现实问题的能力,培养科研思维;关注学生的长远发展,强化现代中医药的基本理论与方法、创新实践能力和外语的教学。把学生培养成为道德品质高尚、理论基础扎实、发展潜质突出、综合素质全面的高层次中药学研究人才。

2. "三制三化" 设计与实施情况

中药学拔尖学生培养计划 2.0 基地以中药学国家一流本科专业建设点、中药学国家特色专业，以及依据专业大类招生分化培养成立的中药学创新试验班为基础，以中药学 "双一流" 学科及组分中药国家重点实验室、中 - 意中医药联合实验室为支撑，围绕中医药事业及大健康产业现代化发展需求，培养热爱中医药事业，思想品德、人文素质、科学素养、创新思维、实践能力全面和谐发展的国际化、高素质的创新型中药学拔尖人才，成为未来我国中医药产业实现跨越式、可持续发展的学科领军人才。

基地依托学校国家科技重大专项、国家重点研发计划与中药学国家 "双一流" 学科的科研与学科优势，以及国家重大研发平台、高水平的科研人才与师资团队，坚持书院制、导师制、学分制、小班化、个性化、国际化的建设思路，为学生全面发展、个性发展提供广阔空间。以拔尖人才培养目标为出发点，以中药学相关本科专业的基本知识和能力结构为基础，制定个性化拔尖人才培养方案，采取动态综合的选拔机制，实行导师组负责制，设置多样化课程，促进自主学习，激发创新能力，开展 "访学" "科研" 等多层次的科研实践训练；强化质量文化意识，制定 "拔尖计划" 过程化评价机制和合理的评价指标，对培养过程进行有效监控与校正。

构建书院制人才培养模式，满足拔尖创新人才综合素质培养的要求。中药学拔尖学生培养基地班遵循以 "守正" 和 "创新" 为主线的中药学拔尖人才培养体系，以我校名誉校长、人民英雄张伯礼院士任荣誉院长的 "伯礼书院" 作为实施拔尖计划 2.0 的平台。为学生提供开放的学习环境，邀请国内外不同专业的知名教授、专家、学者作学术讲座，拓展学生的知识面，提高学生的综合素质，营造追求真理、崇尚科学的学术氛围，致力于培养具有科学精神、家国情怀、人文情怀、世界胸怀，能够勇攀世界科学高峰、引领中医药走向世界的科学家。

完善导师制人才培养模式，满足拔尖创新人才科学实践培养的要求。基地人才培养全面实行导师制，为每位入选学生配备由专业分别为中药学、化学、生物学研究背景的 3 位科研导师组成的导师组，由导师组为指导的学生定制专业学习计划，指导学生自主开展创新创业训练，并引导学生探索不同的科研方向，进而根据学生的知识能力水平和兴趣，吸纳学生参与国家级基础科研课题研究。积极探索创新型人才培养模式，发挥中药学 "双一流" 学科优势，搭建实验实训平台，与知名企业共建中药学国家级实践教育基地，鼓励教师开设以 "项目制" 为导向的专业选修课。以 "导师制" 为依托，开设中药化学、中药药理和中药分析三门特色实践科研课程，促进学生早进课题、早进实验室、早进团队。

完善学分制人才培养模式，满足拔尖创新人才个性化的要求。建设与育人目标相适应的教学内容与课程体系，提升课程的个性化，构建适合拔尖学生的新型课程体系和培养方案，在全面培养的基础上，坚持因材施教、个性化培养，除核心基础课程模块外，多数模块增加可供选择的课程，同时降低各课程模块刚性学分要求，从而释放学生自主学习的空间和时间，提高创新创业实践学分、专家讲座学分等，鼓励学生了解国际学术前沿动态，拓宽学术视野，提升学术创新能力。

3. 基础拔尖创新(学科交叉)人才培养方法

(1) 激发创新能力,开展多层次的科研实践训练

为激发拔尖学生的创新能力,建立"开展研究 – 科研实践 – 毕业设计"多层次的科研训练体系,科学研究训练贯穿整个本科学习。设立天津中医药大学拔尖学生培养计划专项科研基金,鼓励学生参与科研项目和科技创新活动。依托天津中医药大学科研平台与国家重大项目,构成文献检索、项目申请、实验方案设计、科研能力、论文撰写、结题撰写、学术交流表达的阶梯式科研训练体系。

(2) 强化学习的主动性与参与性,培养自主学习能力

鼓励教师灵活运用能激发学生主观能动性的教学方法,提升教学的有效性。采取小班授课和互动的教学方式,为拔尖学生的学习提供更多讨论空间;推行互动式教学方法促进学生自主学习,在拔尖学生的课程中,增加开放式、互动式、研讨式的学习形式,促进学生的自主学习能力的发展。

(3) 国内与国际同行,着力打造全方位交流平台

积极拓展与国内外一流大学的合作,搭建多元化的国际学术交流平台。邀请国内外学者参与拔尖人才培养的全过程,在授课、讲座和国际合作上形成了多方位的深度合作。引进国内外优质课程,双语教学,拓宽学生的学术视野,培养学生的科学素养与思维;鼓励学生到顶尖大学交流学习与研究。鼓励学生到国外知名大学学习课程、交流学习和从事研究,了解国际学术前沿动态,丰富学术视野,提升学术能力。

(4) 内培与外引结合,着力发挥名师的引领作用

为拔尖人才培养配备一流师资。院士、著名中药学领域学者等一流学者担任各班首席教授。一是引导学生为研究做准备。在学习过程中,导师会指导学生的学术规范及学术研究,指导课程选修、专业选择等有关学习和研究方面的问题,鼓励学生确立以学术研究为追求。二是关注学生个人发展。在日常生活中,导师会关注学生的心理健康和思想动态,与学生共同成长。三是言传身教。导师制使一流师资的学识素养和人格魅力潜移默化地影响优秀学生,利用导师的言传身教完善对学生的人格教育。

(5) 放眼未来,政策支持,本博一贯

遵循基础学科拔尖创新人才培养规律,遵循中药学人才培养规律,静下心来学习,潜下心来研究。建设荣誉课程,实施荣誉学位,提升学生学习的挑战性,增强优秀学生的荣誉感;充分利用当前研究生政策,不断增加中医药学科免试推荐研究生名额,提高中药基础学科推荐比例,扎实推进小班化 – 个性化 – 国际化的创新育人模式,从2023级招生开始实施"4+4"本博贯通式培养,注重长周期、高层次人才培养,打造本博贯通的基础性"整合课程"。利用学校学科优势,将好苗子留下来,一以贯之培养中药学科基础拔尖人才。

三、中药学专业人才需求

1. 就业情况分析(2020—2023 年)

2020 届中药学专业毕业生去向落实率 83.67%,升学率 51.02%;2021 届中药学专业毕业生去向落实率 89.47%,升学率 50.53%;2022 届中药学专业毕业生去向落实率 92.98%,升学

率 71.93%;2023 届中药学毕业去向落实率 92.13%,升学率 67.72%(图 2-1-11)。

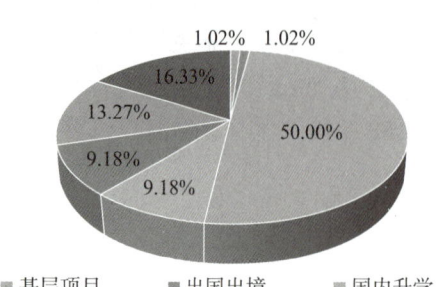

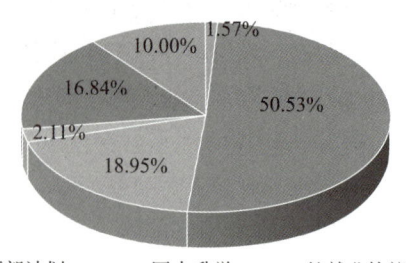

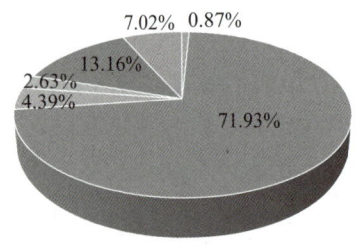

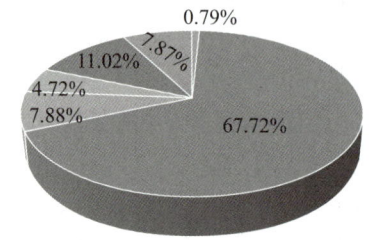

图 2-1-11　2020—2024 年中药学专业毕业生去向落实率

数据来源:天津中医药大学 2020—2023 年中药学专业毕业生培养质量评价数据

毕业生就业行业特色凸显,以卫生和社会工作及科学研究和技术服务业为主。2020 届中药学专业本科毕业生就业行业以卫生和社会工作占比(22.58%)和科学研究和技术服务业(29.03%)为主,2021 届中药学专业本科毕业生就业行业以卫生社会工作占比(25.00%)和科学研究、技术服务业(22.22%)和制造业(25.00%)为主,2022 届中药学专业本科毕业生就业行业以卫生和社会工作占比(56.52 %)和制造业(17.39%)为主,2023 届中药学专业本科毕业生就业行业以卫生社会工作占比(16.67%)和科学研究、技术服务业(20.00%)和制造业(26.67%)为主,还有部分毕业生就业于租赁和商务服务业、信息传输、软件和信息技术服务业及其他服务业等领域(图 2-1-12)。

2. 毕业生职业能力自评

中药学专业建立毕业生质量跟踪调查制度,委托专业机构进行分析,向毕业生发放答题邀请函、问卷客户端链接,答卷人回答问卷。了解专业毕业生在走上工作岗位后的思想品德状况、专业技能情况、专业知识运用及各方面能力培养的发挥情况,适应工作程度等内容。毕业生职业能力自评总体满意度较高。

3. 用人单位对毕业生职业能力评价

用人单位对中药学类国家级一流本科专业毕业生评价较高,用人单位普遍认为该校中

行业名称   比率（%）

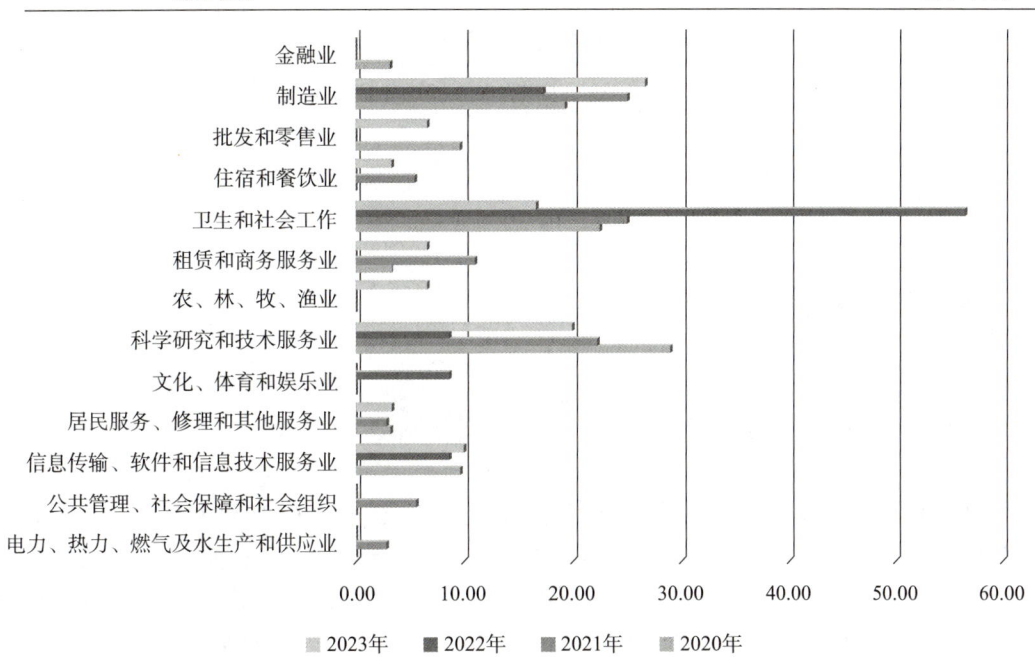

图 2-1-12　2020—2023 届中药学专业毕业生就业的主要行业类

数据来源：天津中医药大学 2020-2023 年中药学专业毕业生培养质量评价数据

药学专业毕业生不仅具有良好的职业技能，还表现出良好的职业道德、职业意识。调研报告显示，各用人单位对毕业生个人素质中政治素养、积极的工作态度、学习的意愿、对环境的适应性等个人素质的满意度相对较高；用人单位对毕业生专业知识、与行业相关的知识、人文社会科学知识的满意度达 92%。

北京中医药大学

一、中药学学科专业布局

（一）中药学历史沿革与办学特色

北京中医药大学是最早创建中药学专业的高等院校之一，早在 1958 年即开办中药教学研究班和中药师资班，1960 年开办中药学专业。以"人心向学、传承创新"的建设理念构建了新型中药人才教育生态环境，打造了突出中医药思维和现代科学思维的课程体系。以追求卓越，止于至善的精神，不断改革开拓，逐渐形成了"医药圆融重传承，追求卓越求创新，药教协同强能力"的专业特色。

（二）中药学学科点设置与在校生规模

学校有中药学一级学科硕博学位授权点，其中包含中药资源学、中药炮制学、中药鉴定学、中药化学、中药分析学、中药药理学、中药药剂学、临床中药学、民族药学 9 个二级硕博学位授权点。截至 2024 年 5 月，学校有在校硕士 609 人，博士 224 人，本科生 1 263 人。

（三）中药学类本科专业布局与在校生规模

中药学类本科项下有中药学专业和中药制药专业，专业教学计划课程情况见表 2-2-1。本科中药学专业在校生共 859 人（表 2-2-2），本科中药制药专业在校生共 284 人。

表 2-2-1　北京中医药大学中药学专业教学计划课程情况

校内专业名称	项目	学时		学分	
		数量	占总学时比例 /%	数量	占总学分比例 /%
中药学（四年制）	必修课	3 708	91	206	91
中药学（四年制）	选修课	360	9	20	9
中药学（创新班）	必修课	3 708	91	206	91
中药学（创新班）	选修课	360	9	20	9
中药学（四年制留学生）	必修课	无	无	无	无
中药学（四年制留学生）	选修课	无	无	无	无

表 2-2-2 北京中医药大学中药学专业本科生在校生数量(截至 2024 年 5 月)

年级	人数
一年级	247
二年级	234
三年级	189
四年级	189
合计	859

(四) 中药学一流专业与一流课程建设情况

1. 中药学一流专业建设情况

立项以来,本专业紧紧抓住"一流专业"建设重大机遇,认真贯彻落实全国教育大会和本科教育大会精神,坚持"以本为本",突出本科教学的中心地位;同时面对"健康中国"战略与中药行业发展需求,立足卓越中药学人才培养的定位,坚持"医药贯通、药教协同"的教育特色,在专业建设方面取得以下成效。

(1) 围绕"立德树人"目标,推进三全育人,促课程思政协同育人

提出以"培中药学术之根、铸专业自信之魂、启中药创新之智"的中药专业课程思政理念,坚持把课程思政贯穿中药学教学全过程,实现全员、全程、全方位育人,构建"如盐入水"的思政教学模式,挖掘课程思政内涵,建设 1 000 余个思政教学案例,开展课程思政交流与培训,形成优秀思政教学案例及课程思政改革论文。中药学本科课程入选教育部首批课程思政示范课程,其相应课程负责人和教学团队获评课程思政示范课、课程思政教学名师和教学团队。该团队的课程思政案例被全国高校思想政治工作网、高校辅导员网络学院报道,教学视频入选"学习强国",践行习近平总书记"启智润心"的教育理念,向全国 40 余所开设中药学专业的院校推广优秀的课程思政教学方法和经验。北京市级课程思政示范课 3 门:研究生课程"中药化学专论"、本科课程"中药鉴定学"、继续教育课程"药事管理与法规",相应课程负责人和教学团队获评课程思政教学名师和教学团队。临床中药学团队获批全国高校黄大年式教师团队,形成了引领全国近 50 所院校开展协同育人工作,培养全面发展的时代新人,在科研工作中实施集智攻关、破解"卡脖子"难题,构建了老中青传帮带的教师团队,打造接续奋斗的人才梯队,已成为全国中药学教师队伍建设的首善团队。学校承办了全国高等学校中药学类专业课程思政教学研讨会,对全国中药类课程思政建设起到了引领和示范作用。通过对学生爱国敬业价值观引领以及丰富的社会实践和志愿者活动,培养了学生的社会责任感和家国情怀。

(2) 以本为本推进中药学人才培养改革,加强专业内涵建设和特色发展

1) 更新教育理念,修订培养方案,优化培养模式:面向新理念、新技术、新需求,建立激励机制推动专业教师参与教育教学改革,60% 以上的教师参与了教学研究,研究内容聚焦"新医科""新工科""互联网背景下"教学模式、智能化学习系统研制、线上教学资源以及

翻转课堂等教学手段的创新,通过研究更新了教育理念,提升了教育质量。获批教育部首批虚拟教研室——中药学课程群虚拟教研室,形成以北京为中心向全国辐射的教学引领。

学校以国家需求为导向,面向新医科与新工科的行业需求,贯彻落实 "健康中国" 战略,着眼社会发展与校本情况,对接教育部 "六卓越一拔尖计划" 2.0,修订中药学专业(时珍国药计划)、中药学专业(卓越中药计划)培养方案,推进中药学卓越人才培养计划,完善中药人才培养层次。依托国家中医药管理局教育课题,对本专业首创中药学长学制进行调研总结,重新梳理强化选拔方案、课程设置、跟师制考核和海外平台建设,不断优化中药学拔尖创新人才培养方案。本专业和东京大学、英国女王大学联合培养项目获国家留学基金委资助,拓宽了拔尖人才的培养视野。

"以学生为中心,以全面提高教学质量为核心" 重新修订培养方案,着重强化课程思政建设及实践教学的改革与提升,重构全周期系统性实践教学体系,强化中药饮片辨识、中药炮制、中药制剂等技能培养;加强创新创业项目化选修模块等特色选修课程,实现课上课下、校内校外相结合的多种学习模式;对照国家 "新工科""新农科""新医科" 本科要求,强化学生基础理论功底,强化课程群模块化管理,优化课程体系。新培养方案的修订为全面提高中药学人才培养质量提供了保障和深化教学改革的动力。

2) 打造一流课程与优质教材,夯实教学支撑:积极推进五类一流本科课程与优质本科教材建设,倡导教师全员参与教学资源创新,提出 "药教协同" 的教学改革理念,及时将中药领域的创新科研成果引入课堂和教材,打造课程与教材的 "创新性、高阶性与挑战度"。获批国家级精品在线开放课程 1 门(中药安全用药导论),一流本科课程 3 门(中药不良反应与警戒概论、中药鉴定学、中药学)。疫情期间所有课程完成线上教学资源建设,其中 "中药学" 慕课点击量达 37.6 万人次,"中药安全用药导论" MOOC 开课 14 轮选课人数达 8 万余人并入选 "学习强国" 平台,Introduction to Safe Use of Chinese Materia Medica 入选教育部首批英文慕课进驻爱课程国际平台,开课 3 轮。"中药鉴定学""物理学""仪器分析" 获批北京高校 "优质本科课程"。开设 "物理与中医药""数学与中医药""中药智能制造",并与北京理工大学联合开设微专业,创新多门 "医工结合" 课程。

规划教材建设成绩斐然,学校共有 24 位老师入选主编,31 位老师入选副主编,中药学类 "十四五" 规划教材共 11 部。2021 年获全国优秀教材奖 3 部(《中药鉴定学》《中药药理学》《中药学基础》);2019—2023 年共获批 "北京市优质本科教材 / 课件" 6 项(《中药安全与合理应用导论》《有机化学》《生药学》《中药学》《中药鉴定学》《化学分析》);2019 年《前置审核·性命攸关》获中华医学会医学教育成果奖视听教材三等奖。主编出版《中药化学》(中英文双语教材),联合我校国际学院主编出版《中药学》《方剂学》等英文教材。

3) 依托名师工作坊,创新师资传帮带,打造一流师资队伍:学校拥有一批高层次人才及国家级教学团队和潜心教书育人的典范,创建 15 个名师工作坊,开展 "远志计划""苁蓉计划" 等青年教师成长行动,创新 "中医经典教育培训""教师行业进修" 等教师继续教育模式,形成了 "国医大师" 为引领,岐黄学者为中坚,中青年教师为主力的教学传帮带团队。立项以来,学校获全国名中医 3 人,"首都国医名师" 33 人,岐黄学者 9 人,"青年岐黄学者" 3 人;获国家级课程思政示范教学名师及教学团队 1 支,北京市教学名师 2 人,北京市青年教学名师 1 人;担任教育部课程联盟理事长 3 名、秘书长 1 名;有 30 名教师担任中国药学会、中华中医药学会、中国民族医药学会等专业学会会长或主任委员等。同时,注重教师队伍的国际化,开展青年教师海外博士后计划、青年教师访学等,学院拥有国际留学经历的教师比例达 45.5%,并紧跟国际药学前沿,获美国 MTM 药师培训、药学仿真教学(Pharmacy Simulation Training)等培训证书教师 4 名。形成了一支具有"医药融合、行业引领、国际视野"的优秀中药学教师队伍。

4) 创新实践教学体系,形成五育并举实践育人特色:建成了"认、采、制、控、用"全环节综合实践教学平台。建设期内投资 400 万完成了校内制药实训平台 I 期、DIY 中药鉴别中心升级改造、临床中药学(师)实训中心软件建设。积极整合资源,获批教育部产学合作协同育人项目 6 个。在河北平山县建立了北京中医药大学社会实践基地及创新创业基地,首创"一采四修"德智体美劳五育并举的采药实习新模式。结合时代发展的新形势,以及中药行业对创新创业人才的需求,将创新创业工作纳入人才培养综合改革方案,建设了 6 个创新创业校外实践教育基地,12 门创新创业课程,形成了创新创业教育与专业教育、实践教育及素质教育相互渗透、相互联合、相互包含的"融通联动"新模式,取得了良好的效果。在全国"互联网 +"大学生创新创业大赛及各级别创新创业大赛中获奖百余项。获得北京市创新创业示范校称号。以上措施使学生综合能力得到提升,在全国中药学类专业学生知识技能大赛中获得团体二等奖 1 项,获"全国大学生药苑论坛"一等奖 5 项、二等奖 7 项,全国"百拓&安捷伦杯"生物医药色谱分析技术公开挑战赛初赛高校组第一名,北京市化学实验技能比赛一等奖 2 项、二等奖 8 项,北京市高校数学建模比赛二等奖 10 项等。

(3) 发挥课程联盟理事长单位示范作用,提升中药专业综合实力

学校作为教育部中药学类专业教学指导委员会中药学、药用植物学、中药分析学课程联盟理事长单位,向全国中医药高校共享课程资源、教学经验,提升中药专业综合实力。如向中国药科大学、江西中医药大学、河北中医学院等兄弟院校共享中药学慕课及中药安全用药导论 MOOC 等课程资源。临床中药学实训中心建设以来,接待兄弟院校及国内外相关专家访问学习近万人。建设国家大学生校外实践教育基地 3 个,与北京市三甲医院联合共建 25 家临床中药学实习基地。学校首创的中药饮片辨识四、六级考试已被多个学校推广使用,开设考试分中心。同时,"以证促学"的新模式,为社会和国家培养中药学人才起到积极的助推作用。

2. 中药学一流课程建设情况

首先,中药学一流课程建设注重课程体系的完善。课程设置涵盖中药学、中药化学、中药药剂学、中药鉴定学、中药资源学、中药炮制学等多个领域,形成了全面、系统的中药学课程体系。同时,课程内容与时俱进,不断融入前沿知识和研究成果,以满足中药现代化和产业化发展的需求。

其次,中药学一流课程建设强调教学方法的创新。在教学过程中,采用了案例教学、实践教学、线上线下混合式教学等多种方法,旨在激发学生的学习兴趣,提高学生的实践能力和创新能力。此外,还积极推行"理论 – 仿真 – 实践 – 科研"的 TETS 全链条教学模式,提高教学质量。

再次,中药学一流课程建设注重师资队伍的培养。通过引进、培养等措施,建立了一支具备高学历、丰富实践经验和教育教学能力的师资队伍。同时,加强教师队伍建设,鼓励教

师参加各类教育培训和学术交流活动,提高教师的专业素养和教育教学水平。

中药学一流课程建设还关注教学资源的建设。充分利用现代信息技术,搭建了在线开放课程、虚拟仿真实验教学等平台,为学生提供丰富的教学资源和便捷的学习途径。同时,还注重教材的编写和更新,确保教材内容与课程体系相匹配,满足学生的学习需求。

最后,中药学一流课程建设还积极参与国内外合作与交流。与国内外知名高校、企业和研究机构建立了紧密的合作关系,通过联合培养、学术交流、科研项目合作等方式,提高了课程的国际影响力和竞争力。

中药学一流课程建设在培养高素质中药学人才、推动中药学教育发展方面发挥了重要作用。在今后的发展中,中药学一流课程建设将继续坚持以立德树人为根本,以学生为中心,以岗位胜任力为重点,不断优化课程体系、创新教学方法、提升师资队伍素质,为中药学教育的发展贡献力量。

北京中医药大学国家级一流本科课程见表 2-2-3。

表 2-2-3　北京中医药大学国家级一流本科课程汇总表

课程名称	获批时间
中药学	2023 年
中药不良反应与警戒概论	2021 年
中药鉴定学	2021 年
中药安全用药导论	2020 年

二、中药学拔尖创新人才培养的探索

(一)基础拔尖创新(学科交叉)人才培养模式

通过对各高校的拔尖创新人才培养方案的调研,总结如下:天津中医药大学、中国药科大学、成都中医药大学、南京中医药大学等中医药类院校基础拔尖创新基地,均采用本博贯通式培养模式,将本科和研究生教育有机结合并强调通识教育和素质教育,注重学生的全面发展,同时重视实践能力培养,设置实践课程和实习环节。各高校均采取导师制,实行个性化培养方案,注重国际交流,开展国际合作与联合培养,拓宽学生视野,从而培养更具有国际胜任力的人才。

其中天津中医药大学、中国药科大学等高校采用学分制、书院制,力求以多元化的评价标准对学生进行更科学、更准确的评估,并以科学的方式进行选拔和分流,使学生获得更多的学习资源,更好地激发学生的学习积极性,从而进一步保障培养质量。

结合各高校拔尖学生培养模式,北京中医药大学采用书院制、导师制、学分制的培养模式,着力小班化、国际化、个性化的育人办法。使学生获得最好的学习资源,在个性化的学习中提升能力、开拓视野。就整体而言,中药学基础拔尖创新基地培养模式尚处于起步和探索阶段,各中医药院校都在积极探索科学、有效和符合中医药发展的培养模式。

(二)"三制三化"设计与实施情况

学校中药学拔尖学生培养基地实施"三制"(导师制、学分制、书院制)、"三化"(国际化、小班化、个性化)育人改革,打造具有中医药特色的拔尖人才创新培养模式。

1."三制三化"的设计

(1)"三制"

1)导师制:为促进拔尖学生传承精华,推动中药学学科高水平发展,加强大师对拔尖学生培养全过程的精神感召和引领指导,使学生受到榜样引领和熏陶,结合中医药师徒传承的传统,实施"一对一"全方位导师体系。在拔尖学生第二学年末开始为每位学生配备导师,对学生的学习和生活进行全方位、全过程的陪伴与指导。一是聘请学术造诣深厚、教学经验丰富、具有国际视野的专家教授和知名学者担任学术导师,为学生提供科学研究、学术规划等指导;二是聘请责任感强、专业素养高的优秀青年教师担任学业导师,负责学生的课程学习和职业生涯指导;三是结合专业特点,联合校外行业专家担任指导老师,发挥联合培养导师的职业和专业优势,为学生提供全方位指导。

2)学分制:为提升学生学习自主性,提高学生的综合素养,使学生学的"自由",拔尖基地采用完全学分制改革。即在原有中药学专业课程基础上,针对拔尖学生提升课程难度与要求,注重跨学科交叉,加强模块课程教育。基地落实高阶性,提高学习难度与挑战度,为拔尖学生提供国内外知名院校的基础学科课程,对高等数学、无机化学、有机化学等课程开放国内外知名院校的慕课供学生学习;对拔尖学生进行课程整合改革,例如将生物化学、分子生物学和细胞生物学整合为生命科学基础,将中药鉴定学、中药资源学整合为中药材学;加强经典学习,提高中医药思维,在本科阶段开设中医药经典选读Ⅰ,在研究生阶段开设中医药经典选读Ⅱ等;开设跨学科课程。通过落实完全学分制教学模式,满足学生个性化自主选课空间和学习需求。搭建与其他高校和科研院所深度合作战略平台,互认学分与课程,鼓励学生跨学科、跨专业和跨学校学习,提供与北京理工大学共建的人工智能、制药工程等微专业供拔尖学生选择。以此给予拔尖学生充裕自主学习空间,营造创新环境,厚植成长沃土。

3)书院制:拔尖基地通过建立"时珍书院"实施全过程育人,建设学习生活社区,注重环境浸润熏陶,加强师生心灵沟通,促进拔尖学生的价值塑造和人格养成,探索"医药圆融"特色书院建设。以学生共享空间等师生互动区域为依托,贯穿学术生活社区理念,基地配备自修研讨室、智慧教室、书院活动室、公益工坊、心灵成长室等学习空间,向拔尖基地学生开放。通过创设一流的讨论空间,开展研讨式教学;通过举办"师生午餐会""学术下午茶"等活动,促进师生交流学习、密切沟通;通过安排学术导师和学业导师定期值班,指导学生学术和科研,解答学生学习生活疑惑;通过开展"时珍阅读"计划、"身心健康"计划、"创新创业"计划、"社会实践"计划、"学术拓展"计划、"朋辈帮扶"计划、"师生共创"计划等,推进德、智、体、美、劳"五育"均衡发展,培养具有创新意识与创新创业能力的中药学拔尖创新人才。

（2）"三化"

1）国际化：为拓宽拔尖学生国际视野，提升科学研究水平，推动实现中医药研究现代化，拔尖基地开展多渠道的国际交流。一方面，定期邀请国内外知名教授和行业精英开展国际课程学习；另一方面，通过联合培养、短期交流、科研实践、游学等方式与国外一流大学（如哈佛大学、加州大学、宾夕法尼亚大学、剑桥大学、贝尔法斯特女王大学、东京大学等）进行交流学习。要求拔尖学生在"强化"阶段，参加国内外学术会议至少两次，在国内外学术会议上作学术报告至少 1 次，具有国内外优质平台的联合培养经历（3 个月以上）。使拔尖学生接触世界科学文化前沿，为学生提供融入国际一流研究群体的机会，帮助学生形成"立足国内、面向国际"的研究视野。

2）小班化：为使拔尖学生得到个性化的发展，使每位学生得到足够的培养和关注，基地实施小班化教学，人数不超过 30 人。拔尖基地学生享有全校乃至国内最优质教学资源，拥有全国高校黄大年式教师团队，同时针对学科特点组建模块课程组教学，形成以全国模范教师、北京市教学名师等各层次人才组成的一流师资队伍。专业教师全部具有博士学位，70%以上任课教师具有 1 年以上海外留学经历，职称结构、学历结构、知识结构组成合理，教授为拔尖学生授课率达 100%。同时邀请国内外具有广泛影响力和知名度的专家教授及行业精英为拔尖学生授课交流，创新协同育人模式，深化学生行业认知和创新创业理念，培养适应学科交叉渗透和应对世界新技术革命挑战的中药高水平拔尖创新人才。

3）个性化：为满足拔尖学生的个性化学习需求，尊重每个学生的差异与兴趣，实施个性化、灵活化培养。基地为拔尖学生制定个性化培养方案，设计基础兼顾个性的教学计划，为拔尖学生提供授课教师或课程选择，既保证专业基础的培养，也给予学生更大的自主选课和个性化发展空间。通过开展导师组与学生的一对一个性化指导，为学生提供学业指导和学习规划，开展小班研讨和项目化学习，使学生与学生、学生与教师之间密切连接，完成拔尖学生的个性化培养。拔尖基地构筑本博贯通的培养模式，学生基于个人发展兴趣和学习能力在 7~9 年完成学业后取得博士学位。

2 "三制三化"实施情况

（1）导师制

依托高水平科研平台和强大导师团队，引导学生早进平台、早进项目、早跟师、早科研，培养学生的创新思维能力和科研能力。现阶段我们开展了"药苑师说－时珍导师宣讲论坛"和"药苑大讲堂－交叉学科学术讲座"等学术学习活动，旨在引导学生了解学科前沿研究现状以及提前接触科研导师。这些活动与学院制交叉融合，由学院主导邀请来自不同专业背景和学术阅历的导师与学生面对面交流，形成学习、生活和成长的共同体，学生能够更深入地了解学科前沿动态，接触到最新的科研成果，还能在与导师的交流中，学习到更多的科研方法和经验。这种互动式的学习方式，有助于激发学生的学习兴趣和动力，培养学生创新思维和科研能力，拓宽学生前沿视野，提升学生的综合能力。

（2）学分制

1）初步实施完全学分制改革：学校整体设置为学年学分制，完全学分制改革需要全新的师资队伍、教学方法、评价体系和信息系统等，需要组织各学科带头人、教研室主任、教务处进行统筹推进。目前实施困难较大，但通过学院、基地积极探索，已在原有中药学专业课程基础上,针对拔尖学生提升课程难度与要求,注重跨学科交叉,提供更自由的专业选修课,尊重学生兴趣,弥补了学生学习自主性的提升。后续我们也将持续在"学分制"工作上探索更加适应学生发展的方式方法。

2)初步探索课程高阶性改革:学院、基地积极落实课程高阶性改革,提高学习难度与挑战度,为拔尖学生提供了国内外知名院校的基础学科课程,对高等数学、无机化学、有机化学等基础课程开放国内外知名院校的慕课供学生学习;对课程进行整合改革,将生物化学、分子生物学、分子遗传学和细胞生物学整合为生命科学基础。但学校作为中医药类特色院校,需考虑课时、难度等要求,目前基础学科课程较为薄弱,亟待加强;因拔尖基地建设仍处在基础阶段,目前课程教学安排更多是借鉴以往经验,还需要形成一批专为拔尖学生培养定制的基础学科教材、师资,学院、基地也将积极配合"101"计划,持续开展相关工作。

3)初步实施跨学科、跨专业、跨学院、跨学校改革:学院、基地着力完善跨学科、跨专业、跨学院、跨学校改革,邀请来自剑桥大学、伦敦国王学院、贝尔法斯特女王学院、清华大学、中国科学院化学研究所、国家纳米科学中心等机构的知名学者开展讲座、交流,统筹中医学院、生命科学学院等老师开设课程。搭建与其他高校和科研院所深度合作战略平台,互认学分与课程,鼓励学生跨学科、跨专业、跨学院和跨学校学习,提供与北京理工大学共建的人工智能、生物医学工程、光电信息科学与工程和制药工程等专业供拔尖学生选择。

(3)书院制

学院初步建立"时珍书院"为拔尖学生的浸润式社区,书院内设学生自修自习研讨室,通过创建师生共享平台,建立师生互联学习空间,促进沟通交流学习,激发学生学习兴趣。虽然目前仍在一定程度上缺乏书院物理空间,但线上书院已呈现共享共学共建。书院不仅关注学生的专业知识,还注重培养学生的科研能力、创新思维和跨学科交流能力,定期邀请国内外不同领域的知名专家、学者做学术讲座,学生们可以了解到最新的科研进展和前沿技术,从而更好地把握科研方向,实现多维度前沿化科研教育,拓宽学生视野,提升科研素养。

(4)国际化

学院、基地积极为学生提供国际交流机会,邀请了多位国内外知名教授和行业精英举办讲座和交流。例如,邀请了剑桥大学的樊台平教授、伦敦国王学院的徐启河教授以及贝尔法斯特女王大学的陈天豹教授来校进行学术交流。他们分享了最新的研究成果和学术观点,激发了学生们的学习热情和创新思维。此外,还组织学生参加了中国亚太经合组织合作基金第二届"传统药物科技创新的监管科学与国际共享"国际研讨会和2023国际产学研用合作会议中药学分会场。这些会议为学生们提供了一个了解国内外学科发展动向的平台,使他们能够与来自不同国家和地区的专家学者进行深入交流和学习。除了学术会议,还开展了2023年北京中医药大学中药学国际暑期学校,邀请天津中医药大学的基地班学生来京参观学习,两校基地班进行了深入的交流,同学们结下了深厚的友谊。

(5)小班化

目前拔尖基地,包括2022级时珍国药班19人,2023级时珍国药班20人,共计39人。拔尖基地设立提前跟师制度,通过双向选择,每位学生从大学二年级末开始,着力选择自己的学业导师。

为了增进导师对拔尖基地学生的了解,增强学生与导师建立培养关系的意识,尽快培养学生的科研思维,拔尖基地每周开展至少一次导师宣讲会。校内邀请学院院长、各系部主任及学科带头人为学生做宣讲。导师宣讲涉及中药资源、中药鉴定、中药炮制、中药化学、中药药理、中药药剂、中药分析、临床中药学等中药二级学科,导师邀请学生积极加入课题组,亲身参与中药科研。各宣讲导师就中药药效物质基础与质量评价研究、中药新剂型与新技术、中药防治代谢性疾病研究等不同研究方向进行讲授。不仅使学生深刻认识科学实践的重要性,而且让学生体验到科研的乐趣。宣讲期间,教师的话题也会围绕着学生的生活与心理。不论是开导同学们培养兴趣爱好,还是高屋建瓴地引导学生,"志存高远,始于足下",都让学生感受到理性的温暖。

(6) 个性化

学校多次邀请国内外具有广泛影响力和知名度的专家教授及行业精英为拔尖学生授课交流,个性化开展"药苑大讲堂"活动,创新协同育人模式,深化学生行业认知和创新创业理念,培养适应学科交叉渗透和应对世界新技术革命挑战的中药高水平拔尖创新人才。通过授课交流,学生不断培养学科交叉思维,关注中药学领域前沿科技,努力培养成为具有家国情怀,热爱中医药事业,思想品德、人文素质、科学素养、创新思维、实践能力全面发展的国际化、高素质、创新型领军人才。

3. 基础拔尖创新(学科交叉)人才培养效果

北京中医药大学中药学拔尖学生培养基地秉持求真务实、敢为人先的首创精神、发展"医药圆融重传承,药教协同求创新"的培养特色,以培养具有家国情怀,热爱中医药事业,思想品德、人文素质、科学素养、创新思维、实践能力全面发展的国际化、高素质、创新型中药学拔尖人才为目标,加快复合型高层次中药学拔尖创新人才培养,力求培养面向中医药传承创新与中医药产业升级的新型人才。

(1) 思想品德

拔尖基地在培养中药学拔尖人才方面,重视学生的思想品德教育,培养学生以家国情怀为根基,热爱中医药事业的思想意识。同时,注重学生的道德品质提升,积极引导学生坚定正确的世界观、人生观和价值观,培养学生良好的行为习惯和职业道德。在这些思想教育的引领下,基地班的学生在大一学年便积极参与校内学生会、学生社团、志愿者协会等学生组织以及班级工作中,贡献自己的价值。

拔尖基地也鼓励同学们积极参与志愿服务与支教等活动,这为学生提供了更广阔的视野,让他们更深刻地认识到自己身为中药学子的责任和使命,加深对中华文化和中医药事业的理解和认识。

(2) 科学素养

致力于提升基地班学生科学素养。鼓励引导学生深入了解校内各课题组,参与实验室学习,培养了其扎实的科学思维和创新意识,在学科竞赛和创新创业比赛中取得显著成绩。例如,有 11 名基地班学生成功申报了学校 6 项本博贯通学生科学研究课题。学生不仅在第四届全国大学生化学实验创新设计大赛"微瑞杯"华北赛区竞赛中获得了二等奖和三等奖各 1 项,也在其他学科竞赛中多次获奖。

(3) 创新思维

学生在培养创新意识和提升个人能力方面表现积极,踊跃参加各类创新创业比赛。在第九届中国国际互联网＋大学生创新创业赛市级比赛、"青创北京"2023年"挑战杯"北京市市级赛、北京中医药大学第六届"杏林杯"大学生创新创业大赛等比赛中,同学们共获得20余个奖项,获奖人次超过30次。

（4）实践能力

拔尖基地注重学生的实践能力锻炼。鼓励学生参与各种实践活动和大型社会调研项目,帮助他们培养实践能力、拓宽视野、培养创新思维和团队合作精神。基地班同学利用假期实践深入祖国大地,有的学生参与"青山林下,药生不息"暑期社会实践团,前往云南省了解当地基层各民族同胞的生活情况以及当地林下中药材种植产业发展现状,助力当地实现乡村振兴。有的学生参与中国健康与养老追踪调查项目、参与协和医学院主办的人生队列研究房山中心试点调查,通过实地调研和问卷调查等方式,深入了解中国老年人的健康状况和养老需求。通过这些实践活动获得经验和知识,不仅提升了自身能力,也为中医药传承与发展作出了积极贡献。

三、中药学专业人才需求

1. 就业情况分析（2020—2022年）

近3年,中药学专业本科毕业生升学率分别为64.80%、53.40%、53.27%,相当数量毕业生升学前往北京协和医学院、北京大学、中国中医科学院大学、浙江大学、香港中文大学、澳门大学、昆士兰大学、伦敦大学国王学院等国内外顶尖名校继续学习升造。

在就业去向方面,相当数量毕业生签约各地医疗卫生单位及国内外优质医药企业,并在实际工作过程中获得用人单位的肯定。同时部分毕业生积极响应党和国家的号召,以志愿服务西部计划、选调生、参军入伍等形式到国家和人民最需要的地方就业（表2-2-4）。

表2-2-4　北京中医药大学中药学专业近3年升学及就业情况

毕业年份	毕业生人数	升学率/%	就业率/%	签约率/%
2020年	196	64.80	90.82	74.49
2021年	206	53.40	90.78	69.90
2022年	199	53.27	82.91	69.35

2. 毕业生职业能力自评

中药学院积极组织辅导员、班主任开展深度辅导和"一生一策"相关工作,了解毕业生对自身职业能力的评价。毕业生对自身专业知识和技能掌握情况评价,85%的学生反馈为满意、非常满意;求职应聘技能方面,70%的学生反馈为满意、非常满意;生涯规划能力方面,67%的学生反馈为满意、非常满意;职场通用能力方面,82%的学生反馈为满意、非常满意（表2-2-5）。

3. 用人单位对毕业生职业能力评价

学院通过第三方机构调研、"访企拓岗"深度交流及院企座谈会等形式了解用人单位对中药学专业毕业生的评价。近3年来,用人单位对毕业生的总体满意度均在99%以上。其

表 2-2-5　北京中医药大学中药学专业毕业生职业能力自评(2021—2022)

能力类别	满意度 /%			
	非常满意	满意	基本满意	不满意
专业知识和技能	50	35	14	1
求职应聘技能	30	40	25	5
生涯规划能力	32	45	15	8
职场通用能力	32	50	10	8

中对学生专业知识和技能以及学生职业能力的满意度方面都保持在 99% 以上,但也有用人单位指出,学生的写作能力、自我管理能力及职业规划能力仍有较大的提升空间。

中国药科大学

一、中药学学科专业布局

（一）中药学历史沿革与办学特色

中国药科大学中药学专业设置于 1959 年，是我国首批设立的中药学本科专业之一。作为学校的主体专业之一，学校发展为中药学专业的建设提供坚实的基础，中药学专业的建设亦为学校的发展提供有力的支撑。经过 65 年几代师生的辛勤耕耘，中药学专业在师资队伍、办学条件、教学及科学研究、人才培养等各方面都取得了较大的建设成绩，在国内同类专业中享有较高声誉。中药学专业先后获首批江苏省品牌专业(2003)，"质量工程"——国家特色专业建设点(2008)，江苏省高等教育人才培养模式创新实验基地(2010)，江苏省重点专业类(2012)，江苏省 A 类品牌专业(2015)；2019 年中药学专业入选国家一流专业建设点。中国科教评价中心中国大学学科专业评价报告显示中国药科大学中药学排名一直名列前茅。

中国药科大学中药学专业坚持应用现代科学技术研究传统中药的办学理念和特色，形成"守正创新、中西融合"的专业特色发展体系，2022—2023 中国大学学科专业排名第一。中药学专业主要优势特色：①以中医药文化为载体开拓文化育人新路径，构建"守正创新，中西融合"的中药学人才培养体系，按照"双思维、三能力、五育素养"要求，实施"培本草根、启精业智、铸济群魂、润中华心"的培养方案；②坚守本草经典，传承特色，以现代科学技术优化传统中药课程，形成中医药学与现代药学、化学、生物学交叉的中西融合现代中药课程群；③创建一流学科创新链与一流专业教育链的双螺旋协同机制，构建综合性实践教学基地，立足科学研究和乡村振兴开展双创实践，以"中药研发、行业实践、创新创业"保障"中药新药研究开发、现代中药制造生产"能力，提升中药学专业学生综合实践创新能力。

（二）中药学学科点设置与在校生规模

中国药科大学于 1990 年设立中药学硕士点，1998 年设立中药学博士点，2007 年设立中药学博士后流动站，2009 年为江苏省"国家一级学科重点学科培育点"，2011 年设立中药学专业硕士点。2010—2018 年先后入选"江苏省高校优势学科"一期、二期建设项目。2017 年中药学学科入选教育部"双一流学科建设学科"名单，2021 年通过双一流首轮周期评估并继续得到新一轮一流学科建设支持。

截至 2023 年 11 月，中国药科大学中药学一级学科下，共有在校本科生 1 657 人、在校研究生共 1 252 人,其中硕士生 996 人,博士生 256 人。

(三) 中药学类本科专业布局与在校生规模

中国药科大学中药学专业教学计划课程见表 2-3-1,中药学专业本科生在校生数量见表 2-3-2。

表 2-3-1　中国药科大学中药学专业教学计划课程情况

校内专业名称	项目	学时		学分	
		数量	占总学时比例 /%	数量	占总学分比例 /%
中药学(四年制)	必修课	3 845	82.1	146	86.4
中药学(四年制)	选修课	837	17.9	23	13.6
中药学(创新班)	必修课	3 711	93.2	138.5	89.6
中药学(创新班)	选修课	272	≥6.8	≥16	10.4

表 2-3-2　中国药科大学中药学专业本科生在校生数量(截至 2023 年 11 月)

年级	人数
一年级	431
二年级	257
三年级	195
四年级	213
其他	–
合计	1 096

(四) 中药学一流专业与一流课程建设情况

1. 中药学一流专业建设情况

中药学专业建设整体带动中药类专业集群高质量发展。中药资源与开发专业 2020 年获批国家一流专业建设点,中药制药专业 2022 年获批江苏省产教融合型品牌专业建设点。国钧国药拔尖班人才培养模式辐射到中药饮片与功能产品开发实验班和卓越中药制药工程师实验班的建设,持续加强中药学专业内涵建设,提升师资队伍水平,建立健全人才培养质量保障体系,形成"兼顾中西,培养具有引领中药发展潜质的创新拔尖型中药人才"的办学特色,发挥国内中药学专业领域标杆的作用。依托中药学学科和一流专业建设,加强与境外高校、科研院所交流合作,搭建"中西融会"的海内外交流平台,开阔学生国际视野,增强本专业的国际影响力。获国家级教学成果奖二等奖 1 项,获省教学成果奖特等奖 1 项。

2. 中药学一流课程建设情况

依托中药学"双一流"学科优势,以国家一流专业建设为契机,注重中药学专业课程建设,优化课程内容、教学方式,课程资源多元出新,打造专业和通识等五类金课。获批国家级一流课程 4 门(表 2-3-3)、国家精品资源共享课 2 门、国家思政示范课程 1 门。荣获江苏省在线开放课程 4 门、江苏省一流本科课程 8 门、江苏省一流本科课程培育虚拟仿真实验项目 1 项。建设 17 门中药学类 MOOC,上线 12 门,使用量达到 40 万人次;其中 3 门课程上线"学习强国",播放量达 450 余万次,《药用植物学》获批全国药学类高校首例"慕课西行"课程。主持编著和修订规划教材 16 本,其中《中药化学》获全国优秀教材(高等教育类)一等奖,《中药分析学》《中药制剂学实验与指导》获 2021 年江苏省高等学校重点教材立项,《天然药物化学》获 2020 年江苏省高等学校重点教材立项,《生药学》获江苏省首批本科优秀培育教材。

表 2-3-3　中国药科大学国家级中药学一流本科课程汇总表

课程名称	获批时间
天然药物化学(线下)	2023 年
药用植物学(线上线下混合)	2020 年
药用植物学(线上)	2018 年
中药与美容(线上)	2017 年

二、中药学拔尖创新人才培养的探索

(一) 基础拔尖创新(学科交叉)人才培养模式

作为国内最早开展中药学高等教育的院校之一,中国药科大学 86 年来坚持"中西融通、守正创新"的教学理念,培养以享誉国际"东方草药之王"徐国钧院士为代表的院士、国家杰青等几十位中药学拔尖创新人才,成为我国中药现代化、国际化事业发展的脊梁。中国药科大学中药学学科连续二次入选国家一流学科建设行列,2022—2023 年中药学类专业排行榜第一。

党的十八大以来,中国药科大学按照"科教协同、中西融合",构建中药创新链与教育链"双螺旋"协同育人机制,探索"以本为本,衔接硕博,学科联动"的中药学拔尖创新人才培养体系,开展"兼具中医药思维和现代科学思维,能够引领国际中药学发展"为培养目标的拔尖创新人才培养改革。2013 年首次实施中药学拔尖计划导师组,2017 年中药学(弘景国钧实验班)选拔建班,2022 年中药学(国钧国药拔尖班)单独招生,2023 年实施中药学(拔尖创新班)招生。

瞄准中医药创新的基础科学问题,按照"领跑的理想担当者、内生的真理追求者、杰出的守正创新者"的高标准,研究符合高层次中医药人才培养特点和拔尖创新人才成长规律的人才培养模式,以"兼具中西药融通知识体系和思维方式、科研能力水平突出、人文素养深厚和国际视野宽阔的中药学拔尖创新人才"为培养目标,实施"强化使命、研究驱动、大师指引、跨界学习、完全学分、国际交流"的本博贯通一体化特色人才培养体系改革。

(二)"三制三化"设计与实施情况

1. 紧密围绕中医药创新的基础科学问题,构建原创理论研究师生团队

将解决"中药创新链"关键问题作为拔尖创新人才培养的能力导向,打破过去跟从导师松散化本科生科研制度,按照"有组织中药学基础科学问题研究"设立 6 个中药学国钧国药拔尖班导师组(表 2-3-4),针对"制约中医药走向国际的科学原理阐释不明"的源头问题,由领军导师带领中青年教师和拔尖班学生联合攻关中医药基础理论研究,发挥拔尖班本博连读优势和创造力活跃的智力优势,形成"届届接着干"的深耕细作团队,实现拔尖学生在科研实践中成长历练的模式。

表 2-3-4　中药学基础科学问题研究攻关

序号	内容	领军导师
问题 1	解析植物次生代谢产物生物合成与调控的关键酶促体系,构建中药克级标准物质实体库,解决中药资源可及性和克级标准物质制备的世界难题	谭宁华
问题 2	构建"中药等效成分群"研究理论与技术体系,阐释哪些成分群可表征中药复方的整体疗效	李萍
问题 3	以分子生物学为突破口,整合"药理学"与"理药学",揭示中药复方多成分间的协同作用模式和分子机制	孔令义
问题 4	以中药与肠道菌群作为切入点,阐明"中药复方 – 关键菌株 – 代谢物 – 靶标"发挥远程 / 间接调控作用的科学内涵	郝海平
问题 5	通过 AI 技术和算法创新,深度预测和解析中药"多成分 – 多靶点 – 多疾病"的关系	齐炼文
问题 6	针对心血管病、脂肪肝、类风湿关节炎等重大代谢性疾病,开展中药复方新药研究	王广基

2. 探索本博贯通长周期培养模式,完善中药学拔尖创新人才培养体系

创新学程体系,重构"中西融合、底宽顶尖"整合式课程体系。探索"4+5"中药学国钧国药拔尖班学制,释放空间开展自主跨学科学习和科研训练。按照"课程学分 + 科研训练学分 + 荣誉项目学分"设计本博贯通总学分。课程学分由"数理 / 化学 / 生物学 / 中医药课程 +X 课程"构成,"X 课程"为导师指导下的跨学科选课、个性化选课。科研训练学分由开放实验、双创项目、企业实践、科研实践等组成。荣誉项目学分由国际课、项目制教学课程、高级研讨课、学术研究课构成。深度融合中医药临床、基础和专业课,加强中医药与生物学、化学、数据科学的交叉融合(图 2-3-1)。

改革评价体系,引导优秀学生投身中药学基础创新研究。设计"高考 + 选拔"双招生通道和"动态进出、分流引导"路径,通过长周期、多维度选拔"志向服务人类健康、热爱中药

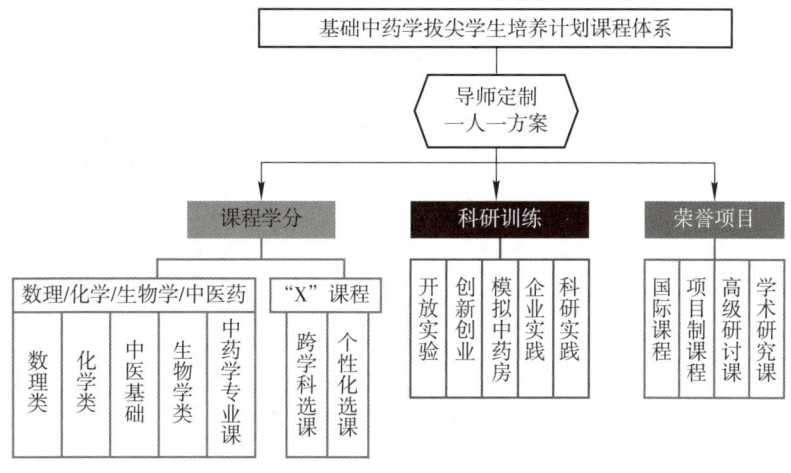

图 2-3-1　中国药科大学基础中药学拔尖学生培养计划课程体系

学基础科学、科研潜质和思辨实践综合能力突出、心理素质优良"的优秀学生。制定《"中药学拔尖学生培养计划"评价实施办法》,建立毕业生跟踪调查机制和人才成长数据库,对就业单位、实习基地、社会媒体及学生自身专业能力、综合素养、社会适应性和认可程度等跟踪调研,分析拔尖人才培养和成长情况;定期组织国内外教育和行业专家对拔尖人才实施效果、达成度等进行评估,梳理工作重点难点痛点、突出问题,及时动态改进,完善人才遴选和评价机制(图 2-3-2)。

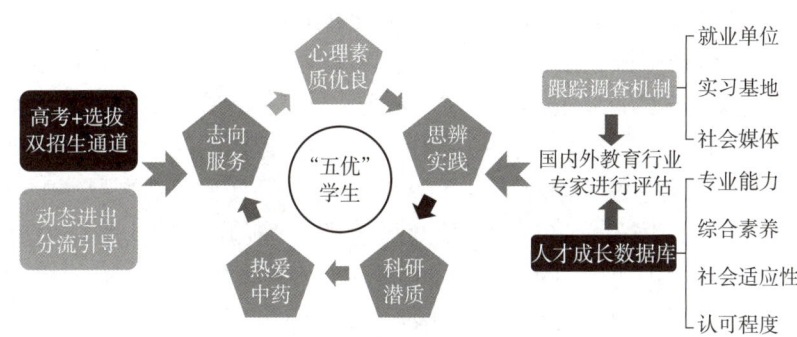

图 2-3-2　中国药科大学基础中药学拔尖学生培养计划评价体系

　　强化协同育人,重塑"医工理文融合"多学科交叉的育人机制。在新医科教育理念引导下,开展"中医药 +X"的选修学习经历、实践经历和交流经历。打造中西融通、交叉融合,以中药学一流学科建设带动的医工理文学科群协同育人载体,聘请"医工""医理""医文"的交叉研究团队开发项目制教学的跨学科选修课和一流双创教育实践项目。注重中医药教育和研究的文化属性,培养拔尖人才掌握国际通用的话语体系讲好中医药科学故事(图 2-3-3)。

　　3. 量身打造中药学本博贯通人才培养的一流课程和教材

　　将中药学一流学科在人才、平台、科研方面的聚能优势转化为拔尖创新人才培养的课程优势、教材资源优势、教学团队优势和创新实践优势。根据"4+5"本博一贯制学程,设计大

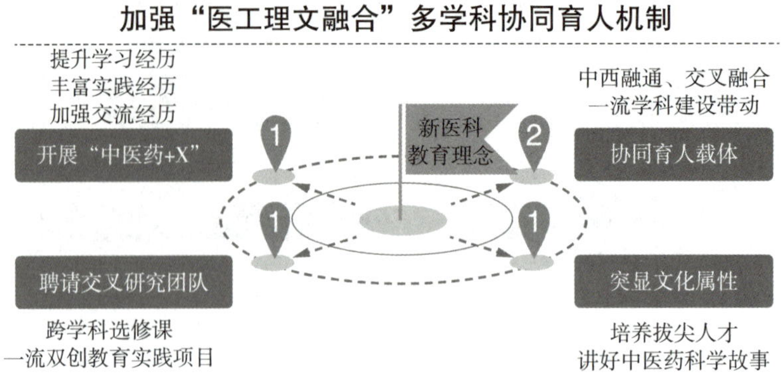

加强"医工理文融合"多学科协同育人机制

提升学习经历
丰富实践经历
加强交流经历

开展"中医药+X"

聘请交叉研究团队

跨学科选修课
一流双创教育实践项目

新医科
教育理念

中西融通、交叉融合
一流学科建设带动

协同育人载体

突显文化属性

培养拔尖人才
讲好中医药科学故事

图 2-3-3　多学科协同育人机制

学分整合式课程,由知名教授领衔主编拔尖计划学生使用的一体化教材,将本科教育的夯实基础、研究生教育的科研探索、科学研究的最新进展和中药产业的实际应用相融合。

4. 构建"医 – 研 – 教 – 产"四方协同的全链条创新实践机制

与省中医院 / 中西医结合医院 / 中医药研究院等及长江教育创新带人才培养与科技创新合作体"高校和企业成员单位共建"医 – 研 – 教 – 产"合作体,形成"临床发现 – 基础研究 – 产业转化"全链条的跨界创新导师组和拔尖创新人才培养实践载体。临床中医药师、研究员、高校和产业教授合作编写教材、制作课程,将中医药传承和创新融入团队文化和培养过程,为学生提供全面的多行业实践经历。

5. 融入国际创新研究网络,主动拓展国际交流合作新渠道

积极推进与美国密歇根大学、日本九州 / 横滨大学、韩国庆熙大学等合作,构建中医药为主体、多学科交叉结合的创新型和国际化中医药人才培养平台和联合培养方案,建立涵盖国际课程共享、暑期国际交流、交换学生、合作办学、学分互认的联合培养长效机制,建设国际教学"云平台"。探索中医药国际化科教融合机制,建立具有国际视野、高水平中医药师资 / 科研、专兼结合的跨国 / 校 / 院导师组和教学团队。实施"一带一路"沿线国家药典研究计划,带领学生用《中国药典》的中药质量标准制定经验指导帮助其他国家完善天然药物药典标准,提升拔尖学生全球事务认知力和国际对话能力。

6. 构筑新时代中药学拔尖学生精神谱系和文化谱系,当好中医药故事讲述人(图 2-3-4)

(1) 三制三化,熏染育人

依托中国药科大学已建的拔尖人才培养的"孟目的书院",革新拔尖创新学生育人方式和学习方式,跨越物理空间实施"三制三化",提供学习管理和交流发展平台。以书院制为载体,实施导师制、学分制,注重环境浸润熏陶,开展中药学拔尖人才个性化培养。

(2) 大师引领,以研促人

通过第二课堂与第一课堂配套建设,注重培养拔尖人才的科学精神和人文情怀并重,文化自信与对外交流并重,自觉担负文化传承与传播的责任使命。完善三导师(学术、学业和生涯导师)全过程全方位培养,加强师生学业学术生涯规划和心灵沟通,一人一方案,注重强化"做中学、学中思、思中研",培育勇创新、敢担当的未来科学家。

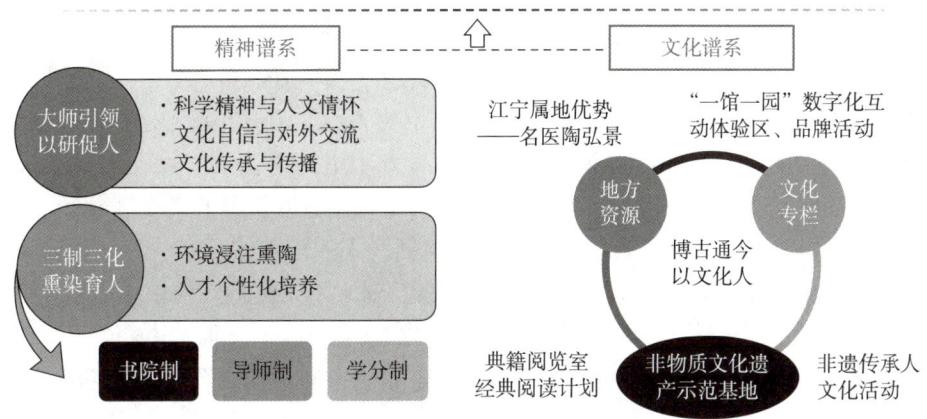

图 2-3-4　中国药科大学中药学拔尖学生精神文化培养

（3）博古通今，以文化人

建设中医药典籍阅览室，推进"中医药经典阅读计划"，引进非物质文化遗产传承人，开展雕版印刷与中医药古籍学习结合活动，创建中医药类非物质文化遗产示范基地；利用属地优势，挖掘以江宁名医陶弘景为代表的中医药文化资源。以药学博物馆和植物园为抓手，推动建设"一馆一园"数字化互动体验区和品牌活动，传播中医药文化。整合学院现有新媒体平台，开设中医药文化专栏，二十四节气中医养生栏目，推广应用中医药文化。

（三）基础拔尖创新（学科交叉）人才培养效果

1. 培育"使命驱动、五育并举"全面发展的中药学拔尖创新人才（图 2-3-5）

（1）塑造心怀"国之大者"使命情怀的中药学拔尖创新人才

以徐国钧先生命名中药学拔尖班，以先生"不畏艰难困苦""勇攀科学高峰"的精神感化激励年轻学子，依托中药学国家一流学科，培养心怀"传承精华、守正创新"之志，掌握"学贯中西、古剂改良"之技，具有引领中药发展潜质的拔尖创新人才。

（2）构建"树德、增智、强体、育美、尚劳"综合育人模式

以德为先构建五育载体，强化使命担当，促进中药学专业学生全面发展。包括远志计划

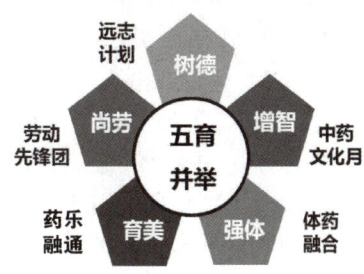

图 2-3-5　中国药科大学"使命驱动、五育并举"的人才培养模式

育德、中药文化月育智、体药融合育体、药乐融通育美、劳动先锋团育劳。成立中药学院思政协同育人中心，打造厚朴讲堂、远志计划、中药文化月、劳动先锋团等品牌项目，学生在徐国钧院士学术传承室中学习科学精神，在野外采药实践中做李时珍传人，在"樱花树下的植物课堂"中体验自然之美，在中药企业实践中坚定"传承精华、守正创新"的事业信念，在药用植物园推进"我在药大有片田"五课合一的劳动教育。中药学弘景国钧班荣获江苏省先进班集体、五四红旗党支部、校运动会团体总分第一，44% 的学生获得国家奖学金。

2. 探索"底宽顶尖、守正创新"的中药学拔尖创新人才培养体系

按照"根植于'中'保障发展有源，聚焦于'药'体现中西融合，精钻于'研'实现传承与创新"的培养理念，设计"中医药思维和现代科学思维"的双思维，"中药新药研究开发、中药质量保障提升和现代中药制造生产"的三种核心能力的培养方案(图 2-3-6)。

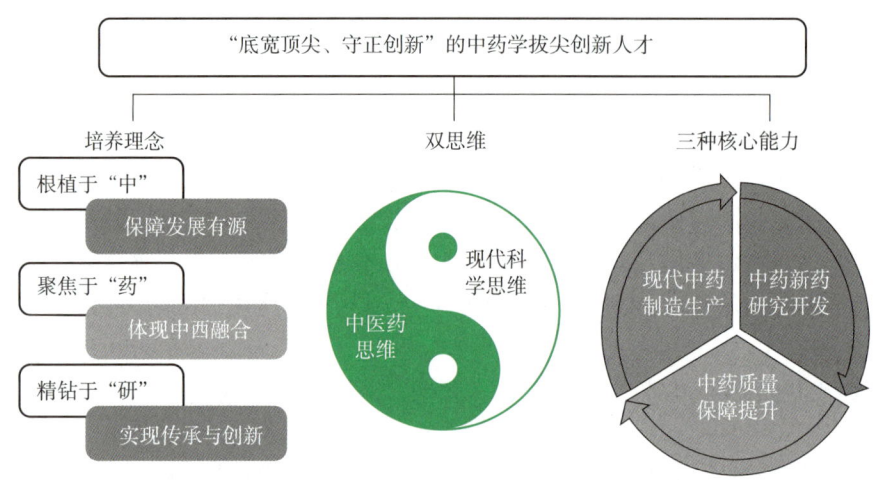

图 2-3-6　中国药科大学"底宽顶尖、守正创新"人才培养体系

（1）名师金课团队引领中西药教育交叉融合的课程体系改革

将中药学一流学科在人才、平台、科研方面的聚能优势转化为拔尖创新人才培养的课程教材、教学团队、创新实践和国际交流优势。以"天然药物发现与新药创制"和"中药等效成分群研究"领跑团队为代表的天然药物化学、生药学一流课程教学团队，获"教育部首批虚拟教研室"和"全国高校黄大年式教师团队"，天然药物化学、生药学是全国精品课程 / 资源共享课、江苏省一流课程。

1）立足经典传承：打造"校内外 - 课内外 - 云上下"中草药认知教育体系，设立中药饮片鉴定、基源、功效、组方于一体的"中药学综合能力考核"，提升学生对中药真伪优劣的品质评价和质控能力。

2）瞄准新药创制：构建中药"质量控制 - 创新研究 - 制药新技术"三类课程群，实施线上线下混合式教学改革。将创新中药研究的新理论、新技术、新标准、新应用融入中药学核心课教学和实验，如将注射用益气复脉上市再评价研究成果转化为中药药理学授课内容，将中国药典"金银花质量标准研究"开发为"金银花类药材化学特征成分导向的贯通性课程实验"。

3）注重学科交叉：充分发挥中药学一流学科和药学 A+ 学科交叉融合优势，新增天然药物的生物合成途径、中药临床药学等 68 门中药学与药学、生物学、化学交叉融合的跨学科选修课。

4）拓宽国际视野：聘请海外师资开设 5 门国际课程，实施中药药理学、中药药剂学等 8 门双语教学实验课。

（2）构建"三种经历、五药实训"的中药学创新人才实践体系

保障每个实验班学生本科阶段实现"中药研发经历、行业实践经历、创新创业经历"全覆盖。

以"顶石课程"设计理念开发 7 门多学科贯通性实验课程，采用"做中学"的"资源选取－药材鉴定－炮制加工－提取分离－质量分析－活性验证－剂型设计－制造生产"于一体的"中药材－中成药"的纵贯式课程教学新模式，综合提升学生的中药研发能力。

围绕"认药－研药－制药－用药－管药"中药现代化全链条能力设计"五药实训体系"。建立 21 家中医药校外实践基地，虚实结合开展中药企业实践必修课，学生在饮片加工、现代中药制造、健康品研发、临床应用等多岗位体验式学习和虚拟仿真沉浸式学习。

构建"国家－省级－校级－院级"四阶创新创业项目和竞赛，拔尖计划学生全员参加，并立足"药食同源"原理开发如金丝黄菊凉茶等中药特色大健康创业产品。

3. 构筑"科教协同、中西融通"的中药学拔尖创新人才成长生态

（1）落实导师制，实现言传身教的从优育人模式

依托中药学一流学科，引培并举厚植"师资"沃土，形成以院士领衔，国家教学名师／杰青／千人、省教学名师／青蓝工程中青年学术带头人等为核心，潜心科研、德才兼备、学科交叉、中西融通的学术大师参与拔尖人才培养。导师组为学生定制个性化培养方案和修读计划，指导大二学生"新分子－新组分－新配伍"创新中药研究，潜移默化接受导师组的科研思维和科学家精神，树立中医药创新发展的事业理想，国钧班 85% 毕业生攻读研究生。

（2）推进合作体，实现产教融合的协同育人机制

构建长江教育创新带"'中药创制和转化技术研究'人才培养与科技创新合作体"。与制药企业合作开发虚拟仿真实验项目，与 23 家单位共建中药学专业硕士培养基地或工作站。举办 2 次以"中医药创新与传承"为主题的江苏省研究生学术创新论坛。

（3）融入全球化，拓宽拔尖人才的国际创新路径

依托国家留学基金委"中日高校中药学创新型人才国际合作培养项目"和"天然药物活性组分与药效""天然活性分子发现与新药创制"教育部高等学校学科创新引智基地，推动拔尖创新人才参与中药国际化研究，参与起草《美国药典》《欧洲药典》中药材标准。与南澳大学、日本九州大学等联合培养中药学人才。

三、中药学专业人才需求

1. 就业情况分析（2020—2022 年）

学校以社会需求为导向，组织毕业生调研就业市场，了解市场需求，积极开拓毕业生就业市场，每年委托第三方机构形成毕业生就业质量年度报告，对毕业生就业质量进行客观评

估。学校和学院都高度重视毕业生就业质量,形成了"学校主导,学院推动,两级管理,相互配合"的就业工作机制。

中药学院积极开拓毕业生就业市场,将就业与教学实习基地结合,充分整合资源,发挥学校学科、专业和行业优势,为毕业生就业创造更多的机会。在学生入校入院后,中药学院就着力推进学生就业指导。加强对学生的就业思想引导,促进学生较早确立毕业和就业目标。每年组织应届毕业生参加学校的专场招聘会,还积极依托校友资源,开展就业培训等,积极搭建平台,拓宽毕业生升学和就业渠道,提供更多就业咨询信息。

2020 届本专业年终就业率为 82.63%,初次就业率为 80.28%;

2021 届本专业年终就业率为 93.36%,初次就业率为 85.40%;

2022 届本专业年终就业率为 94.88%,初次就业率为 84.65%。

2020 届毕业生对学校学习环境和课程教学的评价均达到 90% 以上。对学习环境的满意度为 97.36%,对母校课程教学的满意度为 95.10%,对母校创新创业指导服务的满意度为 94.93%,对创新创业实践训练的满意度为 94.41%,对创新创业教育教学的满意度为 92.99%,对母校就业指导服务工作的满意度为 95.85%。

2021 届毕业生对母校的认同度整体较高,总体满意度均在 95% 以上。本科生对母校的推荐度为 68.15%;对学校学习环境和课程教学的满意度均达到 90% 以上,其中对学习环境的满意度为 96.07%,对课程教学的满意度为 93.45%;对母校创新创业指导服务的满意度为 93.58%,对创新创业实践训练的满意度为 92.26%,对创新创业教育教学的满意度为 90.45%;对母校就业指导服务工作的满意度为 94.15%。

2022 届毕业生对母校的认同度整体较高,总体满意度均在 95% 以上。本科生对母校的推荐度为 97.17%;对学习环境的满意度为 95.48%,对母校课程教学的满意度为 94.46%;对母校创新创业指导服务的满意度为 92.55%,对创新创业实践训练的满意度为 91.77%,对创新创业教育教学的满意度为 90.17%;对母校就业指导服务工作的满意度为 94.08%。

2. 毕业生职业能力自评

(1) 知识结构

1) 掌握与中药学相关的自然科学、生命科学、人文社会科学基本知识和科学方法,并能用于指导未来的学习和实践。

2) 掌握中医基础理论、中药药性理论和中药用药基本规律。

3) 掌握与用药相关的正常人体各系统和器官的形态结构、位置及相互关系;掌握微生物的基本知识和在药物生产中的应用;掌握中药对于人体的基本作用。

4) 掌握中药药效物质的提取、分离和结构鉴定的基本原理、基础知识和技能。

5) 掌握中药材品种鉴定、真伪优劣辨别、质量分析的基本理论与方法;掌握中药材炮制加工、中药饮片生产和质量评价、中药制剂和制剂分析的基本理论与技能。

6) 掌握中药药理学与毒理学的基本理论与实验技能;掌握中药作用机制的基本知识。

7) 掌握中药学有关文献检索、资料查询和综述的基本方法。

8) 熟悉药事管理的法规、政策与营销的基本知识,熟悉国家医药行业的发展方针、政策。

9) 熟悉中药学科的学术发展动态,熟悉药学服务的基本知识。

10) 热爱中医药事业、弘扬中医药文化,熟悉中医药传统文化中有关哲学、文学、史学等内容,熟悉中药在预防、治疗、康复、保健等大健康医疗模式中的地位。

(2) 能力结构

1) 具有应用现代科学技术与方法研究中药,并解决中药实际问题的能力。

2) 具有应用中医药思维,表达和传承中药学理论与技术的能力。

3) 具备中药品种鉴定、真伪优劣鉴别和品质评价的基本能力和技能。

4) 具备中药成分的提取分离、结构测定和分析评价的基本能力和技能。

5) 具备中药饮片炮制加工、制剂生产的基本能力和技能。

6) 具有进行中药有效性和安全性评价的基本能力和技能。

7) 具有从事中药生产、新产品研发和经营管理等工作的基本能力和技能。

8) 具有与用药对象、医药行业人员进行交流沟通的能力。

9) 具有较好的英语综合运用能力和中药文献阅读、分析归纳和应用的能力。

10) 具有一定自主学习和终身学习的能力。

(3) 素质结构

1) 具有正确的世界观、人生观和价值观,具有爱国主义、集体主义精神,身心健康,诚实守信,志愿为人类的健康工作服务。

2) 热爱中医药事业,弘扬中医药文化,熟知中药在"预防、治疗、康复、保健"一体化大健康医疗模式中的重要地位。养成依法工作的观念,能以国家各项医药管理法规和行业准则规范自己的职业行为。

3) 具有良好的人文素养、社会责任感、职业道德,以及良好的思想素质、道德素养、心理素质和健康体质。

4) 具有良好的科学素养,对复杂中药类问题进行科学合理分析逻辑推理、系统论证及判断,并有一定批判性思维、创新精神和创业意识。

5) 尊重他人,具有良好的团队合作精神,好奇心、进取心、责任心,诚实、认真、勤奋,树立终身学习的理念,具备自主学习能力。

3. 用人单位对毕业生职业能力评价

开展毕业生跟踪调查;利用招聘会、就业推介会、就业工作研讨会等,对用人单位进行调查,进一步了解毕业生就业状况和用人单位对学校人才培养的建议;学校建立了毕业生质量反馈调查制度,建有历届毕业生信息数据库,开展经常性的毕业生质量跟踪调查,通过采取问卷调查、座谈会等形式,走访、回访用人单位,了解用人单位对毕业生的工作表现、业务能力、职业素质等方面的信息。

目前中国药科大学中药学专业毕业生大部分从事中药新药研发、药品服务、流通、教育及行政管理等工作。毕业生跟踪调查反馈显示,用人单位对中国药科大学中药学专业毕业生的工作表现、业务能力和职业素质都给予了较高的评价,普遍反映该专业学生理论知识扎实、动手能力较强、吃苦精神和进取精神强。用人单位对中药学专业毕业生普遍认为:中药学专业学生专业及综合知识储备充足,能迅速胜任岗位工作;熟练掌握中药学专业的相关基本操作技能和理论知识;做事认真主动;有较强的学习欲望;劳动纪律比较好。中药学专业毕业生就业率较高,就业竞争力较强,就业落实较好。

上海中医药大学

一、中药学学科专业布局

（一）中药学历史沿革与办学特色

上海中医药大学成立于1956年,是中华人民共和国成立后国家建立的首批中医药高等院校之一,是教育部与地方政府"部市共建"的中医药院校,也是上海市重点建设的高水平大学。上海中医药大学共设有本科专业16个。学校共有全日制在校生9 072人,全校教职工1 408人,其中专任教师754人(截至2023年9月)。上海中医药大学中药学一级学科具有硕士、博士学位授予点及博士后流动站,为国内最早开展中药学研究生教育的学校之一,也是国内中药学研究生教育的重要基地。

上海中医学院中药系建立于1972年,1996年改名为上海中医药大学中药学院(图2-4-1)。中药学院以培养德、智、体、美、劳全面发展的高级中医药专门人才和管理人才为宗旨,坚持以教学科研为中心,实施产学研一体化的办学模式。建院以来为国家培养了各

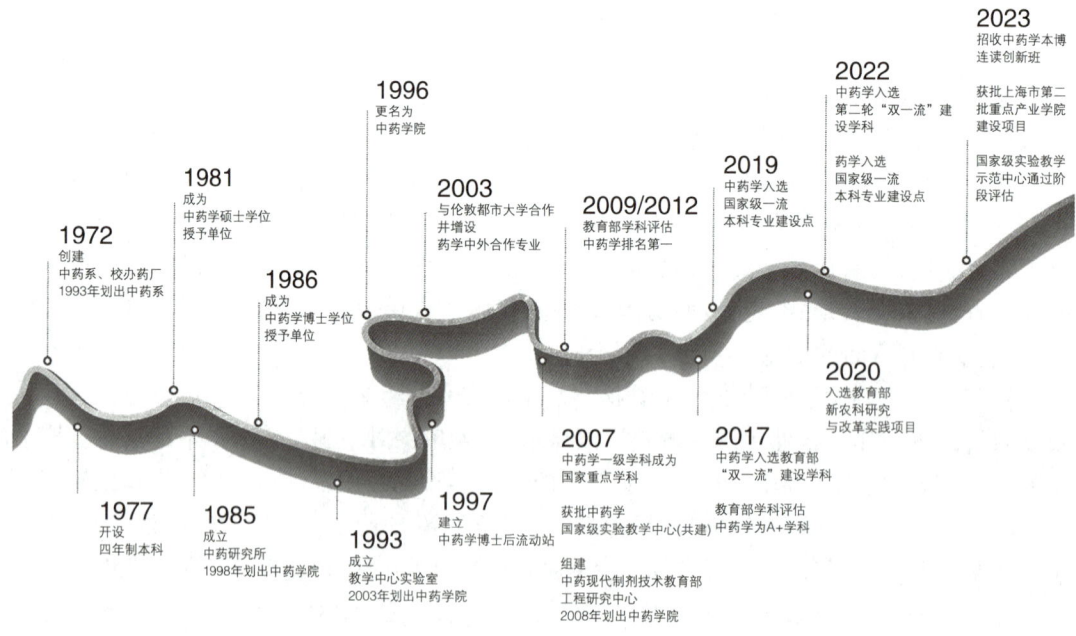

图2-4-1 上海中医药大学中药学学科和专业发展历程

层次中药专门人才,其中许多人已成为各级各类医药企事业单位的骨干力量。

学院下设中药创新药物研发上海高校工程研究中心、"中药药效物质"E-研究院,以及8个教研室,9个实验室,现有教学科研人员近百人,其中硕士以上学历教师超过全院教职员工总人数的90%。

中药学院分别于1981年和1986年被国务院学位委员会确定为中药学硕士和博士学位授予单位,为全国首批授予点之一。在教育部第四次学科评估中,中药学学科列"A+"档,彰显学科建设基础和实力。学院现有中药学一级学科博士和硕士学位授予点,生药学、药理学、药剂学二级学科硕士学位授予点,以及中药学专业学位硕士授予点。设置本科专业有四年制中药学专业、四年制中英合作办学药学专业、九年制中药学创新班(4+5)。一方面,学院依托全国一流学科的优势资源,陆续建设了天目山野外见习基地、益大本草园实践基地等野外见习基地,8家中药饮片公司教学实践基地及3家中药制药企业实践教学基地,以及包括上海中医药大学附属龙华医院、复旦大学附属中山医院、上海交通大学医学院附属瑞金医院等多家医院药学实习基地,并建设了包括中国科学院上海药物研究所、上海食品药品检验所等在内的多个高水平科研机构定点合作的毕业专题实习基地。另一方面,学院不断推进各层次国际合作项目,与英国伦敦都市大学、加拿大英属哥伦比亚大学、巴黎笛卡尔大学、新西兰奥克兰大学等进行合作,大力支持教师出国进修、学生交流访学项目,提高师生跨文化交流能力。

根据学校发展规划,中药学院将紧密围绕学校高水平大学、双一流大学建设目标,进一步加强内涵建设,推进产学研结合,提高办学质量,发挥学科优势,为国家医药事业的繁荣发展作出贡献。

(二) 中药学学科点设置与在校生规模

上海中医药大学是教育部"人才培养模式创新实验区"和"特色专业点"建设高校,包括中药学一级学科硕士和博士点、3个二级学科(药剂学、生药学、药理学)硕士点及中药学专业学位硕士点,并设有中药学博士后科研流动站。

截至2023年9月,上海中医药大学中药学一级学科下,共有在校本科生800余人。在校研究生共有近1 000人,其中硕士研究生700余人(外籍硕士研究生4名),博士研究生200余人(外籍博士研究生3名)。

(三) 中药学类本科专业布局与在校生规模

上海中医药大学中药学院设有中药学、药学、中药学创新班3个本科专业,是国内最早开设中药学本科专业的学校之一,也是国内中药学本科教育的重要基地。中药学专业始建于1972年,是一门以中药为主要研究对象,培养具有中药基础理论、基本知识和基本技能,能够从事中药科研、教学、生产、管理等工作的高级专门人才的专业。

中药学专业本科教学计划课程情况,详见表2-4-1;中药学专业本科生在校情况,详见表2-4-2。

表 2-4-1 上海中医药大学中药学专业本科教学计划课程情况

校内专业名称	项目	学时		学分	
		数量	占总学时比例 /%	数量	占总学分比例 /%
中药学（四年制）	必修课	3 262.0	83.21	183.0	65.36
中药学（四年制）	选修课	658.0	16.79	47.0	16.79
中药学（创新班）	必修课	3 318.0	84.64	200.0	71.43
中药学（创新班）	选修课	602.0	15.36	43.0	15.36
中药学（四年制留学生）	必修课	2 548.0	75.83	132.0	55.00
中药学（四年制留学生）	选修课	812.0	24.17	58.0	24.17

表 2-4-2 上海中医药大学中药学专业本科生在校生情况（截至 2023 年 9 月）

年级	人数
一年级	114
二年级	115
三年级	121
四年级	119
其他	1
合计	470

（四）中药学一流专业与一流课程建设情况

1. 中药学一流专业建设情况

2017 年，上海中医药大学通过教育部本科中药学专业认证，2019 年入选国家级一流本科专业建设"双万计划"。专业以传承与创新交融，培养服务中药事业发展和顺应国家战略需求的新型中药专业人才为目标，建成国内一流、国际知名的中药学专业。

2. 中药学一流课程建设情况

上海中医药大学中药学专业以课程思政为抓手，打造高质量"品牌金课"。学院目前有国家级一流本科课程 6 门，上海市一流本科课程 1 门；上海市课程思政示范课程 2 门，上海市教委重点课程建设项目 5 项；校级课程建设项目及预算内项目 16 项。中药学专业还开发了慕课课程 7 门，主编了"十四五"规划教材 5 本，构建了多层次、多形式的课程体系。在实验实训条件建设方面，持续建设中药学国家级实验教学示范中心及国家级虚拟仿真实验教学平台，升级中药特色技能培训中心，建设在线学习共享平台，打造一流的中药智慧学习环境（表 2-4-3）。

表 2-4-3　上海中医药大学国家级一流本科课程汇总表

课程名称	获批时间
药用植物学见习(社会实践类)	2023 年
中药分析学(线下类)	2023 年
中药新药研究虚拟综合性实验(虚拟仿真实验教学类)	2020 年
中药药用植物解剖与检索虚拟仿真实验(虚拟仿真实验教学类)	2020 年
中药学(线上类、线上线下混合式类)	2020 年

二、中药学拔尖人才培养的探索

1. 基础拔尖创新(学科交叉)人才培养模式

2023 年上海中医药大学探索了"本科博士贯通培养、传统与现代汇聚交融、理论与实践相互结合、品德与才能全面塑造"的人才培养新模式,以"新医科"背景下复合型中药拔尖人才培养模式探索为基础,依托中药学"双一流"建设学科和国家一流专业建设点,开设"中药学(创新班)"专业,实施"4+5"本博贯通的培养模式。

将"培养德才兼备、基础知识厚、实践能力优、科学素质高、创新意识强,面向世界、面向未来的中药学拔尖创新人才"作为培养目标,并深化与中国科学院上海药物研究所、中国中医科学院、康缘药业等合作,通过合作人才培养平台,大力推进产教研深度融合、协同育人。

该专业的培养特色在于"守正创新,探索中药学拔尖人才培养新模式"。遵循高层次中药人才培养特点和拔尖创新人才成长规律,围绕长学制人才"多学科、大视野"能力目标,加强培养方案的整体化、序贯式、系统化设计。

2. "三制三化"设计与实施情况

(1)"三制"设计

1)学分制:按学校学分制管理要求,"中药学创新班"本科阶段需修完本专业教学计划规定的各环节学分,毕业学分达到 280 学分,准予毕业。其中必修课 207 学分,含理论教学课程 134 分,实验教学课程 35 分,实践环节 38 分;毕业实习 30 分;限选专业课 16 分;通识选修课 19 分,任选课 8 分。

2)导师制:"中药学创新班"采用本博贯通式培养模式,本科四年经考核合格,顺利毕业并取得学士学位后可直接进入博士学位的学习。实行全程学术导师制,学生在本科第二、三学年通过校内游学等形式在各博士生导师团队了解中药学专业二级方向的研究内容。在大三学年结束后,经考核通过,成功转段后通过双向选择选定博士生导师。

3)书院制:上海中医药大学暂未实行书院制人才培养模式。

(2)"三化"设计

1)小班化:"中药学创新班"每年招收不超过 20 名学生,2023 年招生数为 15 人,均已报到。实行小班化教学,注重学生的个性化培养,提供更多的师生互动和学生间的交流合作机会。

2) 个性化：中药学创新班根据学生的兴趣和特长，设置多种专业选修课程，包括新医科、产教融合、中药制药等模块。同时，鼓励学生自主完成英语、计算机等课程的学习，参与科创项目的开题和中期，撰写学术论文和产业调研报告，策划和组织学术沙龙等，培养学生的自主学习能力和创新能力。

3) 国际化：中药学创新班注重培养学生的国际视野和跨文化交流能力，加强多层级英语课程的设置以及中西方文化的交流融合，达到文化自信与国际交流能力的同步提升。完善学生校际交流平台，拓展校际交流与合作。遴选优秀学生赴境外合作高校考察和交流，激发学生学习的积极性，为强化学生国际交流能力提供更多机会。

（3）实施情况

2023 年 9 月，上海中医药大学迎来了第一批"中药创新班"新生，15 位来自上海、浙江、安徽、山西四地的青春少年，成为"4+5"本博贯通中药学"创新班"的首届新生。"中药创新班"的设立，是上海中医药大学推进中药学拔尖创新人才培养模式改革的重要举措。

3. 基础拔尖创新（学科交叉）人才培养效果

中药学创新班在培养系统扎实的"品、质、制、性、效、用"中药学知识体系基础上，以培养"个性化、能力型、创新型"中药人才为原则，实施全程学术导师制和"六个一科研创新能力培养计划"，培养思想品德优良、中药学科基础扎实、综合素质高，具有中医药思维、国际化视野、创新能力强的拔尖创新人才。该班学生在本科阶段学业完成后，需达到攻读博士学位的素质、知识和能力要求。

此外，中药学创新班在专业必修课的基础上，通过导师团优质科研资源供给，组织科创训练、文献精读、学术讲座，以及各类教学科研实践活动相结合的方式早期参与科学研究，帮助学生拓展多学科交叉融通的思维和能力。开设全方位、多层次的科研方法研究课程，配套主题性科学创新项目，提高学生参与科研、学习科研的热情。

三、中药学专业人才需求

1. 就业情况分析（2020—2022 年）

近 3 年中药学专业学生毕业率高于 95%，学位授予率接近 100%，均高于学校平均水平；中药学专业学生的去向落实率为 92.56%，接近学校平均水平 93.24%。

中药学专业毕业就业方向多样，主要从事中药研究、开发、生产、质量控制、管理、教学等工作，也有部分毕业生选择继续深造或出国留学；就业地区分布广泛，就业地区涵盖全国，以华东、华南、华北地区为主，也有部分毕业生就业于港澳台地区和国外。

2. 毕业生职业能力自评

（1）专业知识和技能掌握较好

中药学专业的毕业生对中药学的基本理论、基本知识和基本技能有较扎实的掌握，能够运用中药学的原理和方法解决实际问题。

（2）创新能力和科研能力较强

中药学专业的毕业生在校期间积极参与大学生创新创业训练计划、教师科研项目、各类竞赛等活动，获得了多项省级以上的奖励，发表了学术论文，申请了专利（著作权）。

（3）综合素质和沟通能力较强

中药学专业的毕业生具有良好的职业道德、社会责任感和团队合作精神，能够适应不同的工作环境和岗位要求，与同事、领导、客户等能有效沟通和协作。

3. 用人单位对毕业生职业能力评价

（1）专业素养和工作态度受到认可

用人单位普遍认为中药学专业的毕业生具有扎实的专业基础，能够胜任中药相关工作，同时表现出积极的工作态度和较强的学习能力。

（2）创新能力和科研能力有待提高

用人单位指出中药学专业的毕业生在创新能力和科研能力方面还有一定的差距，需要在实践中不断提升创新意识和科研水平。

（3）综合素质和沟通能力有待加强

用人单位建议中药学专业的毕业生在综合素质和沟通能力方面应进一步加强，提高人际交往能力和协调能力，增强职业竞争力。

南京中医药大学

一、中药学学科专业布局

(一) 中药学历史沿革与办学特色

南京中医药大学药学院始建于 1960 年,其前身为南京中医学院中药系,是全国创建最早的中药高等教育学院(系)之一,学院秉承"尚德务实、精诚卓越"的院训,以立德树人为根本,历经几代中药学/药学人的辛勤耕耘,已经成为实力雄厚、教学科研水平名列前茅的高等中药学教育基地。

学院由五系(中药资源与鉴定系、中药炮制与制剂系、药理学系、药物化学与分析系、生物制药与食品科学系)、两中心(实验教学中心、分析测试中心)和两共建学院(新中药学院、康缘中药学院)组成。学院与中国科学院上海药物研究所合作共建"新中药学院"、与中国中医科学院合作开办中药学"屠呦呦班"("4+5"本博贯通培养),探索培养卓越科学家;与附属康缘药业合作共建"康缘中药学院",探索培养卓越工程师。学院下设三个委员会:学术委员会、学位委员会、教学委员会。

(二) 中药学学科点设置与在校生规模

南京中医药大学中药学学科为国家"双一流"建设学科、国家重点学科、江苏省优势学科,在教育部第五轮学科评估中位于前列,作为主干学科支撑学校药理学与毒理学、临床医学、化学、生物学与生物化学、神经科学与行为学、分子生物学与遗传学、农业科学等 7 个学科进入 ESI 全球前 1%。其中药理学与毒理学进入 ESI 全球排名前 1‰。中药资源化学、中药炮制学、中药药理学、中药药剂学、中药化学和药用植物学 6 个学科为国家中医药管理局重点学科。

博士学位点有中药学一级学科博士学位授权点,硕士学位点有药学、中药学一级学科科学学位硕士点和专业学位硕士点,形成了本科、硕士、博士完整的教学层次和人才培养体系。中药学学科设有博士后流动站。

中药学专业现有在校学生 903 人,其中博士研究生 133 人、硕士研究生 333 人。

（三）中药学类本科专业布局与在校生规模

南京中医药大学中药学类本科专业布局与在校生规模见表 2-5-1、表 2-5-2。

表 2-5-1　中药学类本科专业必修课学时与学分情况

校内专业名称	项目	学时		学分	
		数量	占总学时比例 /%	数量	占总学分比例 /%
中药学（四年制）	必修课	2 640	35	136.5	31.3
中药学（四年制）	选修课	4 908	65	299.5	68.7
中药学（创新班）	必修课	2 795	36.5	144	32.8
中药学（创新班）	选修课	4 868	63.5	295	67.2
中药学（四年制留学生）	必修课	2 640	35	136.5	31.3
中药学（四年制留学生）	选修课	4 908	65	299.5	68.7

表 2-5-2　中药学专业本科生在校生规模

项目	人数
一年级	284
二年级	214
三年级	168
四年级	237
总人数	903

（四）中药学一流本科专业与一流本科课程建设情况

1. 中药学一流本科专业建设情况

南京中医药大学药学院本科专业有中药学、中药资源与开发、中药制药 3 个，其中中药学、中药资源与开发 2 个专业入选国家级一流本科专业建设点，中药学、中药资源与开发为国家特色专业，中药制药入选省级一流本科专业建设点。中药学为江苏省国际化品牌专业、中药制药为江苏省产教融合品牌专业，中药学拔尖学生培养基地入选 2022 年省级基础学科拔尖学生培养计划 2.0 基地。

2. 中药学一流课程建设情况

南京中医药大学中药学一流本科课程建设情况见表 2-5-3。

表 2-5-3　南京中医药大学国家级一流本科课程汇总表

课程名称	获批时间
药剂学(混合)	2023 年
中药药剂学(线下)	2023 年
药用植物学(线下)	2020 年
中药鉴定 3D-MR 虚拟仿真实验(虚拟仿真实验教学)	2020 年
中药炮制学(线上)	2020 年

二、中药学拔尖人才培养的探索

1. 基础拔尖创新(学科交叉)人才培养模式

在新医科建设背景下,南京中医药大学中药学专业依托中药学国家 "双一流" 建设学科,适应中药行业高质量发展的国家战略和中医药事业发展需求,率先在全国探索中药学本 - 博贯通制拔尖创新人才培养模式改革,与中国科学院上海药物研究所、中国中医科学院等科研院所联合,旨在培养中医药基础理论扎实、传统文化底蕴深厚、创新意识和实践能力突出、社会责任感和职业素养高,具备中医药原创思维和现代科学思维,人文素养和国际视野宽广,熟练掌握中药资源学、中药鉴定学、中药化学、中药炮制学、中药药剂学、中药药理学等学科理论知识和基本技能,在中医药教育、科研、生产、管理、国际交流及文化传播等领域具备突出潜能,能够胜任中药学传承创新的高层次拔尖中药学专业人才。

2. 产教研三方面发力,共育新医科人才

学院以学分制、书院制、导师制和国际化、个性化、精英化 "三制三化" 为核心,不断完善新型协同育人体系,大力培养具有 "家国情怀、全球视野、综合素养、创新能力" 的拔尖创新人才。

习近平总书记多次强调 "创新",指出 "教育、科技、人才,是全面建设社会主义现代化国家的基础性、战略性支撑"。创新驱动的实质是人才驱动,如何把时代新人培养成为德才兼备的创新型人才,是教育领域的关键问题。

南京中医药大学药学院面向健康中国和中药产业高质量发展的战略需求,坚持立德树人根本任务,在产、教、研三方面发力突破,实现人才培养、科技创新与成果转化有机结合,为满足中药产业发展解决重大关键问题奠定了创新人才基础。

(1) 以 "产" 为牵引,布局人才培养全链条

"药渣炼金术" 项目负责人李国庆是南京中医药大学药学院的一名本科生,他和项目成员在南京中医药大学 "全国高校黄大年式教师团队" 中药资源学团队的指导下参与科研实训。历经 4 年、3 万多次试验,他们成功从中药药渣中筛选出高抗逆性产纤维素酶菌种,通过组合生物转化技术将药渣转化为高值产品。项目得到了地方科技部门的高度重视和资金支持,相关成果已在有关企业得到应用,产、教、研交织融合,产生出一系列 "反应"。

近年来,学校以产业需求为牵引,深化产教研融合,先后创建新中药学院、康缘中药学

院,省基础学科(中药学)拔尖学生培养计划 2.0 基地,在全国率先开展"4+5"本博连读中药学人才培养模式改革,引领中药创新人才培养方向。药学院还依托重组共建的全国重点实验室高标准建设江苏省本科高校产教融合重点基地——现代中药产业产教融合基地,以智能制造为特色打造创新实践以及产业引领的人才培养高地。

结合产业需求,药学院在人才培养"全链条"上发力。重构教学课程体系,强化实践能力培养,增加综合性及拓展性实验,增设融入先进制造元素的实践实训内容;深化产教融合机制,强化"双师双能型"师资培养,以项目课题合作研究为载体,共建高水平科研平台,集聚优质教学资源,学生可以接受产业一线专家指导,接触优质科研平台和产业一线,接受创新实践锻炼。

(2) 以"教"为基础,在"教学资源"上做文章

一流的教学,必须有一流的教师队伍。近年来,药学院着力打造产教深度融合的双师型教学团队。2021 年,省重点产业学院——康缘中药学院院长肖伟当选中国工程院院士,执行院长曹鹏获得国家自然科学基金杰出青年基金。最近三年,药学院有国家杰青等高层次师资 10 余人,产业教授 22 人。高水平的教学团队,为学院培养高质量人才提供了坚强的基石。

依托雄厚的师资力量,药学院目前在课程建设上取得了丰硕的成果。"中药炮制学"等4 门课程获评国家一流课程,"中药鉴定 3D-MR 虚拟仿真实验"获批国家虚拟仿真实验教学项目,中药药剂学等 2 门课程入选国家基础学科"101"计划牵头课程,"中药制药工艺学"等获国家卫健委"十四五"规划教材立项,"药用菌物灵芝发酵生产虚拟仿真实验"等9 门课程获评省级一流课程,"中药制药分离技术"获评江苏省产教融合一流课程。2016 年以来药学院定期开展优秀本科生国际交流项目,中药学专业获批省"十四五"高校国际化人才培养品牌专业,疫情期间与海外高校开设学分互认实验课程。

在校园外,药学院也搭建了丰富的实境课堂,众多知名药企成为学生的实践实训基地,药学院学生有机会走进国内一线企业进行实习,学校附属中医院、药品食品监督检验研究院等单位也是他们学习实践的平台。在参观制药企业车间的运作之后,书本上的知识才开始展现出它们最初的形象,学生们站在诸多仪器间,无论是提取罐中的轰鸣声,还是逆流萃取中液体流动带来的气泡,都让学生们觉得无比新鲜;在这里,学生们见识到了科学理论与实际操作之间的碰撞,也感受到来自华夏儿女上下五千年的民族智慧;在这里,学生们见识到了现代技术与传统制药之间的碰撞,也感受到属于自己肩上的这份传承的重量。暑假,药学院学子远赴浙江台州实习,在当地学习中药资源,服务当地药材经济发展,受到当地政企的广泛好评。

产教融合发展之路上,药学院得到了广泛的社会支持。康缘药业捐资 300 万元成立"康缘中医药教学基金",捐资 1 000 万元成立"易才教育基金",鼓励教师从事教学改革研究,目前已经组织实施了近 40 个教改项目,有力促进了学校教学改革的发展;此外,还捐资1 600 万元成立"康缘中医药科技创新与奖励基金",鼓励学校科研人员从事中医药基础研究,目前已经组织实施了近 40 个项目,有力促进了基础研究成果向产业的转化。

(3) 以"研"为突破,在创新实践上放光彩

药学院高标准建设"中药学类国家实验教学示范中心"(2015 年)、"中药学类国家虚拟仿真实验中心"(2016 年)、中药制药过程控制与智能制造技术全国重点实验室(2023 年)、中

药资源产业化与方剂创新药物国家地方联合工程研究中心(2013 年)、中成药智能制造国家地方联合工程研究中心(2015 年)、中药制药过程新技术国家重点实验室(2010 年)等国家级教学科研平台,有力支撑了中药学专业的创新实践需求,构建起校企共建、产学研一体化服务平台。

产、教、研深度融合,优势互补,共育"新医科人才"。近年来,药学院学子在各类科研竞赛上披荆斩棘,屡获佳绩。药学院学生主创的《药渣炼金术——组合生物转化开拓药渣高值化循环利用》获第十二届"挑战杯"中国大学生创业计划竞赛全国银奖;第六届中国国际互联网 + 创新创业大赛上,《膜鲜森智能保鲜检测一体喷雾膜》项目获全国银奖。

近 3 年来,药学院入围国家级大学生创新创业年会展示项目 3 项,获省级以上大学生创新训练计划项目 81 项,发表论文 17 篇,获省优秀本科毕业论文(设计)9 篇,设立校企共建创新创业计划 12 项。以赛促学、以赛促教,学生获"挑战杯"全国大学生课外学术科技作品竞赛、"互联网 +"创新创业大赛、中药学教指委学生竞赛等各类奖项 53 项(特等奖 4 项,一等奖 / 金奖 13 项),助力学校成为迄今为止全国中医药类院校唯一"优胜杯"获奖学校。

3. 基础拔尖创新(学科交叉)人才培养效果

学院坚持"以本为本",把本科教育放在人才培养的核心地位,扎实推进"四个回归",强化育人导向,深化教育教学改革,提升本科生培养质量,着力打造一流本科教育。2018 年起首批探索中药学本研贯通统筹本科教育与研究生教育,培养高水平、研究型学术人才的教育模式。当前,越来越多知名高校将其作为培养拔尖创新人才的重要途径。

(1)"以本为本"建设一流本科教育

以高质量发展为主线,以全面提高人才培养能力为核心,以改革创新为动力,厚植优势,追求卓越,打造一流专业、一流课程、一流师资、一流平台、一流人才,构建全员全程全方位"三全育人"体系,培养德智体美劳全面发展的高素质应用型创新人才。

更新教育教学理念,强化本科教育主体地位。用新的高教发展观、人才质量观、教学质量观、质量文化观创新推动本科教育高质量发展。要坚持本科教育主体地位不动摇,着力构建立体化、全方位的教学工作责任体系,汇聚"三全育人"合力,形成人人重视教学、人人关心教学、人人支持教学、人人服务教学的良好局面。

加强内涵特色建设,打造一流本科专业。坚持需求驱动、特色发展,聚焦国家区域重大战略需求,完善专业动态调整机制,坚持分层分类推进,灵活设置专业特色方向,全面提升专业建设水平。

推动课堂质量改革,构建一流课程体系。坚持德智体美劳"五育并举",协同推进思政课程和课程思政改革,突出课程应用性,打造一批有创新性、高阶性和挑战性的"示范课"。一体推进"教"和"学"的改革,加快推进翻转课堂、PBL、CBL 等以学生为中心的教学模式,打造师生学习共同体。推动行业企业全方位参与办学,联合开发教材,共建高水平课程中心、虚拟仿真中心、实验室和教学资源库,把最优质资源聚集在本科教育。

聚焦教学能力提升,建设一流师资队伍。落实师德师风第一标准,完善师德建设、考核、管理制度体系。实施教师能力提升计划,强化新聘教师、青年骨干教师、专业带头人培训制度。实施教学名师和优秀指导教师培育计划,实现国家级教学名师突破。打造"双师双能型"教师。充实加强实验教学队伍和教学管理人员。全面落实教授为本科生上课制度。构建科学评价体系,完善立德树人落实机制,建立以育人为导向的教师荣誉体系。

健全共建共享机制,打造协同育人平台。完善政产学研用协同育人机制,推进产教融合、校地融合,共建实践教学示范基地、实训示范基地。健全"以赛促教、以赛促学"机制,打造"师生共创、校企协同"创新创业训练与实践项目。

深化对外合作交流,提升教育国际化水平。完善学生中外联合培养机制,探索本科生双学位联合培养。依托学院学科专业优势,积极拓展合作伙伴,完善课程衔接、学分互认、学位联授等机制,建设全英文课程教学模式,培养具有国际视野的应用型复合型人才。与国外高校实行课程资源共享、学科专业平台共建,集聚一流教育资源。

坚持质量标准先行,完善教育质量保障体系。突出"学生中心、产出导向、持续改进"三大理念,统筹各专业前后期教学质量监控,完善与国家平台数据相衔接的常态化监测机制,做好"教与学"质量调查分析报告。

(2) 推动"四个回归",把人才培养的质量和效果作为检验一切工作的根本标准

1) 回归常识,推进学生励心求学:①加强学风建设,树立"以学生为中心"的教学理念。以班级学风建设为核心加强班级管理,实施班主任+辅导员双轨制。其中,班主任聘请各专业优秀专职教师担任,专门负责学生的学业指导与学风建设,从专业思想教育、课程学习方略、创新创业、就业与升学等全方位指导学生学业,使学生明确专业方向及学业规划,激发学生学习动力,使学生从"被动学习"向"主动学习"转变;辅导员由学工办老师担任,负责班级日常管理,以"严管就是厚爱"管理理念,制定完善"请销假制度""课堂考勤制度""学业困难帮扶制度""学业预警制度"等规章制度,做到日常管理有章可依,确保各项规章制度执行到位。组织先进集体和个人开展主题宣讲、经验交流会等活动,形成"比、学、赶、帮、超"的良好氛围。②以课程教学改革为突破点,合理"增负提效"。转变课堂教学理念,将知识传授转为能力培养;改革课堂教学方式,全面推行"案例式讲授、互动式交流和探究式讨论",采用混合式教学、翻转课堂、问题导向、讨论学习等多种教学方法,提升课程教学效果。进一步提升课程实践学时,规定专业课程中实践课比例不得少于40%;加大过程考核比重,以课堂讨论、课后作业、课程设计、虚拟仿真、实验实践等多种形式开展课程学习,实施形成性评价,改变"期末一考定成绩",引导学生全过程、全身心投入学习,努力改变学业评价"重结果、轻过程"的状况,激发学生创新思维,培养学生独立思考及实践能力。③依托本科生导师制,积极引导学生参与创新创业。依托省级重点产业,学院通过产教融合,将校内外专家老师评聘为本科生导师,学生利用校企共享的教学、科研平台,在本科生导师的引导下积极参与各级各类科研项目,促进学生认知产业技术发展,提升学生的实践技能,锻炼学生的科研思路及创新性思维,培养学生发现问题及解决问题的能力。实施"创新创业+社会实践"计划,各专业设置了创新创业2学分要求(实践创新训练项目学生竞赛等)、社会实践2学分要求,开设了专业综合实验设计性实验,将专业实践能力与创新创业能力相结合,创新创业成果显著。

学生主创作品全国大学生"挑战杯"课外科技作品共获得特等奖1项、一等奖1项、二等奖5项、创新奖银奖1项,为获得迄今为止全国中医药类院校唯一"优胜杯"获奖学校发挥主体性贡献;全国大学生"创青春"创新创业大赛学院学生主创的作品获金奖2项,银奖1项、省银奖1项、铜奖1项;省"互联网+"大学生创新创业二等奖2项、三等奖1项;中药学教指委学生竞赛一等奖2项、三等奖3项,团体三等奖1项;国家级大学生创新创业实训

计划 14 项；省优秀本科设计论文 9 篇；省级各类学生竞赛奖项 11 项。

2) 回归本分, 引导教师潜心治学: ①构建教学培训与激励体系, 健全教师考核评价制度。建立课程团队遴选制度, 形成稳定的教学团队; 制定教授参与本科生教学制度, 确保高质量师资的引领作用; 通过青年导师制、全国名老中医传承人选拔等工作做好青年教师的传帮带, 引导学院教师弘扬精益求精、爱岗敬业、持续专注、勇于创新的中药工匠精神。②通过制度建设, 保障本科教育教学工作的优先发展地位。克服唯学历、唯项目、唯论文倾向, 将教学改革项目、课程建设、教材建设、创新创业项目指导和学科竞赛指导等多种形式内容作为教书育人成果, 提升教书育人在业绩评定、年终考核、职称评聘中的显示度, 尤其在职称评聘中专设 "教学为主" 岗位的评定通道。建立 "学校主导、学院主体" 的教学工作评价机制, 加大校院两级督导队伍建设力度, 通过校院领导听课制度、集体备课制度、教学督导制度, 充分发挥督导职能, 实现督导、同行教学评价结果全覆盖, 及时获取每位教师的教学质量信息并形成有效反馈。③重视师德师风建设, 坚持将教书和育人相统一。开展药学院最美教师评选活动, 健全师德师风评价体系, 引导广大教师自觉做到 "四个相统一", 注重表彰优秀和帮扶指导相结合, 充分发挥优秀教师示范引领作用。

3) 回归初心, 专注倾心培养建设者和接班人: ①厚植 "爱国、创新、求实、奉献、协同、育人" 精神, 引导学生潜心钻研, 追求真理, 培养社会主义现代化建设者和接班人。依托学院科技创新平台, 搭建具有广泛影响力、号召力的师生科研交流互动平台, 开展 "药学院大学生科技文化节", 举办中药传统技能大赛, 提升师生科学精神和创新意识; 制定产学研合作协同育人计划, 推动科研成果转化, 将科研服务于社会需求与地方经济, 形成理论与实践相结合、学习与社会实践相结合、科研与社会需求相结合的科研育人模式。②坚持育心与育德相结合, 加强人文关怀和心理疏导, 深入实施 "育心" "健心" "暖心" "润心" "护心" "筑心" 六大工程, 着力培育学生理性平和、向上向善的健康心态。依托学校大学生心理健康中心, 定期开展心理筛查、知识普及和宣传, 培育学生理性平和、乐观向上的健康心态; 强化心理健康协会药学院分会组织作用, 注重朋辈帮扶人员心理素养提升与帮扶技能培训, 利用心理健康月系列活动不断提升大学生的心理健康水平, 营造和谐、幸福校园生态。通过主题文化活动、微信公众号、APP 等途径传播心理健康知识。健全学生心理危机预防干预办法, 发挥学院心理气象站工作实效, 保障本科学生积极健康成长。③以 "课程思政" 改革为导向, 采取新教师上岗培训、师德培训、改革专题培训等形式, 切实增强教师 "育德意识", 提升教师 "育德能力"。通过内容建设、教学方法改革、师资团队组建等多途径进行 "课程思政" 改革, 强化教师探索专业课程育人内涵, 将专业知识背后的家国责任、情怀与初心通过课堂讲授、讨论与实践, 促使本科教育回归初心。

4) 回归梦想, 倾力实现教育报国、教育强国梦: 学院以国家战略需求和经济社会发展需要为导向, 面向人民生命健康需求, 根据《"健康中国 2030" 规划纲要》《中医药发展 "十四五" 规划》《中医药振兴发展重大工程实施方案》等系列医药政策, 按照 "适应、引领、交叉、促进" 原则, 结合 "新工科" 与 "新医科" 融合发展理念, 进一步优化专业结构, 形成学院专业特色。

依托区域产业发展优势, 积极探索产教融合育人新模式, 建成优势明显、富有特色的中药学/药学专业群。以中药学类专业为主导, 促进新工科与新医科融合发展, 将智能制造与江苏省中医药优势产业相结合,聚焦中药资源、中药智能制造和中医药健康产业,创新产教融合教学新模式,构建校企贯通实践实训平台,促进课程内容与产业技术发展衔接,着力提升学生综合能力素质,成效显著。推进计算机信息科学、智能制造、工业大数据等新技术与专业的融合,对接"健康中国 2030",促进医药与理、工、文科融合发展。

通过系列举措实施,以"服务战略需求"为导向,把握跨学科拔尖创新人才培养方向;以"交叉能力塑造"为重点,筑牢跨学科拔尖创新人才培养根基;以"一流师资引领"为支撑,培植跨学科拔尖创新人才培养沃土;以"资源要素融合"为抓手,凝聚跨学科拔尖创新人才培养合力;以"数字技术赋能"为保障,激发跨学科拔尖创新人才培养活力。

三、中药学专业人才需求

1. 就业情况分析(2020—2022 年)

2020—2022 年中药学平均就业率 95.47%,升学、出国率 67.24%。

2. 毕业生职业能力自评

南京中医药大学药学院建立毕业生质量跟踪调查制度,了解药学院毕业生在走上工作岗位后的思想品德状况、专业技能情况、专业知识运用以及各方面能力培养的发挥情况,适应工作程度等内容,了解药学院教学质量水平,及时调整专业设置和开设课程,有针对性地改进药学院教育教学工作。注意总结经验,采取有效措施整改教育和教学中存在的不足和问题,逐步改进教育和教学工作中的难点和弱点问题,培养出更多更好适应社会需求的人才。药学院根据学校统一部署和安排,配合学校完成毕业生调查,定期开展"毕业生社会需求与人才培养质量综合报告解读会"。毕业生职业能力自评总体满意度较高。

3. 用人单位对毕业生职业能力评价

结合实习、见习和社会实践活动,对重点单位、重点对象,开展毕业生跟踪调查;利用招聘会、就业推介会、就业工作研讨会等机会,对用人单位进行调查,进一步了解毕业生就业状况和用人单位对学校人才培养的建议;通过问卷调查、座谈会等形式,走访、回访用人单位,了解用人单位对毕业生的工作表现、业务能力、职业素质等方面的信息,形成毕业生就业质量调查报告,为学校调整教育计划和改进教学工作提供依据,进一步预测人才市场需求走向,为学校就业指导提供参考。

以 2019 届中药学专业毕业生为例:学生专业相关度达到 95%,对就职工作基本满意的占 91%;学生认为大学阶段所受教育对职业适应有用的占 89.47%;大学阶段所学专业知识对现在所从事职业有用的占 78.95%;专业设置、课程安排与社会需求适应性良好的占 73.68%。部分学生建议专业实践能力需要进一步加强,多开设综合性实验。借助第三方咨询公司、校院各层面本科质量调查,结果显示:中药学专业学生在专业学习成绩方面较好的占 93.5%;自我调控能力较好的占 94%;与他人相处能力较好的占 92.6%;沟通与合作能力较好的占 91%;工作责任心较好的占 91.7%。

用人单位普遍认为南京中医药大学药学院毕业生:专业及综合知识储备比较充足,能迅速胜任岗位工作;熟练掌握专业的相关基本操作技能和理论知识;勇于承担,做事比较认真主动;有较强的学习欲望;劳动纪律比较好。

成都中医药大学

一、中药学学科专业布局

（一）中药学历史沿革与办学特色

成都中医药大学中药学专业是全国最早建立的中药学专业之一，拥有厚重的历史积淀和思想底蕴。1936 年在成都中医药大学前身四川国医学院内初步形成中药学专业雏形；1959 年成都中医药大学率先开设中药学本科专业，开创了我国中药学本科专业教学之先河；1960 年，成都中医药大学开创性编写了《中药学讲义》，本书由人民卫生出版社出版，奠定了中药学教材的模式。当代中药学学科创始人、著名中药学家凌一揆教授创造性提出"大中药"概念，成为全国中药学高等教育的奠基者和开创者，并经过雷载权、万德光、谢秀琼、沈映君、贾敏如、李祖伦、张廷模等一批知名专家不断充实发展，形成了"大中药"的理论和技术体系。成都中医药大学培养出了我国第一批中药学本科毕业生和硕士研究生、我国第一位中药学博士、我国第一位中药学博士后，被誉为"国内外中药学人才培养的摇篮"。中药学连续 3 次获国家重点学科，2017 年入选国家"双一流"学科，2022 年再次入选国家"双一流"学科。

成都中医药大学中药学的发展离不开独特的学科建设和人才培养理念。专业奠基人凌一揆教授创造性提出"大中药"概念和系统中药学思想，以彭成教授为负责人的教学团队对当代中医药产业发展全面评估，精准定位多方位的人才需求，在实践中对系统中药学思想进行传承创新，提出将中药"品、质、制、性、效、用"六要素融会贯通的"医药结合，系统中药"高素质复合型人才培养理念，将理论知识体系构建与实践创新能力培养齐头并重的"医药结合，实践创新"创新型人才培养理念，将高校基础教育和产业链能力需求无缝衔接的"医药结合，明理致用"应用型人才培养理念，形成了"复合型－创新型－应用型"中药学三类型人才培养模式，即医药融合，培养基于系统中药特色的中药学复合型人才；科教融合，培养基于科研创新能力的中药学基地班创新型人才；产教融合，培养基于上岗胜任能力的"中药学太极班"应用型人才。通过培育多元化中药人才，全面指导现代中药学高等教育人才培养体系的构建，满足中医药产业发展需求。

（二）中药学学科点设置与在校生规模

成都中医药大学目前拥有中药学博士后流动站 1 个，中药学一级学科博士授位点 1 个，一级学科硕士授位点 1 个,招生方向包括中药药剂与炮制、中药化学与分析、中药资源与鉴定、中药药理、临床中药学 5 个方向。目前在校生为 1 193 人。

(三) 中药学类本科专业布局与在校生规模

成都中医药大学药学院目前拥有中药学(含基地班)、中药资源与开发 2 个中药学类本科专业,在校学生 1 379 人。其中,中药学专业本科生在校生 1 136 人。中药学专业教学计划课程情况见表 2-6-1,中药学专业本科生在校生数量见表 2-6-2。

表 2-6-1　成都中医药大学中药学专业教学计划课程情况

校内专业名称	项目	学时		学分	
		数量	占总学时比例 /%	数量	占总学分比例 /%
中药学(四年制)	必修课	2 446	79.99	146	81.11
	选修课	612	20.01	34	18.89
中药学(基地班)	必修课	2 541	81.29	152.5	82.43
	选修课	585	18.71	32.5	17.57

表 2-6-2　成都中医药大学中药学专业本科生在校生数量(截至 2024 年 6 月)

年级	人数
一年级	297
二年级	293
三年级	298
四年级	248
总人数	1 136

(四) 中药学一流专业与一流课程建设情况

1. 中药学一流专业建设情况

中药学专业作为成都中医药大学"双一流"建设专业,受到校、院的大力支持和重点建设,以优化资源配置、拓宽专业口径为基本原则,对中药学专业建设中涉及的人才培养模式、培养方案、教学计划、师资队伍、教学改革、教材建设、实习实训基地、评价考核及管理服务等持续改进,不断优化专业结构布局。突出创新能力的培养,为培养未来中医药领域的拔尖人才和专业人才奠定了坚实的基础。为稳妥推进中药学专业建设与保障中药学专业的建设,成都中医药大学出台系列文件对该过程进行机制保障,包括《成都中医药大学"金课"建设标准及管理办法》《成都中医药大学本科教学工作指导委员会章程》等,系列文件从培养目标与培养方案、教育教学改革、教学资源、师资队伍、培养质量、特色与辐射情况等方面进行了规定。

(1) 党建引领,立德树人,打通中医药思政育人新渠道

中药学思政育人体系以立德树人为中心,教师为育人主体,学生为成才主体,强调教师和学生交流互动的全方位育人过程,构建师生平等的"双主体"创新性思政教育模式,激发师生主观能动性,积极参与思政活动全程。通过思政与教学相融合、思政与科研相融合、思政与管理相融合的"三融合"策略,创新全方位、全过程育人方法。选树一批以十九大代表、岐黄学者为代表的课程思政教学名师,打造一批课程思政教学团队,其中中药炮制与制剂系党支部入选全国高校党建样板支部。在此基础上取得了高质量理论实践转化成果,形成了中医药文化特色思政教材及教案群,建设中药药剂学、中药提取工艺学省级课程思政示范课程,获批"中药学"省级课程思政示范专业,学院荣获全国教育系统先进集体,学院党委入选教育部第三批全国党建工作标杆院系。

(2) 医药结合,系统中药,构建中医药人才培养新模式

医药融合以"医药结合,系统中药"为核心理念,传承系统中药思想,在 60 多年中药学高等教育实践中逐步搭建了"厚基础－精专业－强素质"的教学构架,凝练了"一中心两阶段三层次"本科教学模式和"3.3.3"实践教学体系,形成了成都中医药大学独具特色的中药学复合型人才培养体系,该教学成果于 2018 年获"高等教育国家级教学成果二等奖"。

(3) 夯实基础,激励创新,培养中药学拔尖创新型人才

秉承"医药结合、系统中药、实践创新、明理致用"专业办学理念,以"系统中药学"思想为指导,以中药学基地班为核心,坚持医教融合与科教融合,创新中药学"一中心三层次七阶段"本－硕－博一体化人才培养模式,打造中药学拔尖人才培养基地。"一中心"是以中药学拔尖创新人才培养为中心。"三层次"是指中药学本科、硕士、博士三层次有序衔接、序贯培养。"七阶段"是指第 1 学年为基础通识教育阶段、第 2—3 学年为专业素质教育阶段、第 4 学年为实践能力教育阶段、第 5 学年为集中培训科研素养阶段、第 6—7 学年为分散培养专业方向素养阶段、第 8 学年为交叉前沿创新素养阶段、第 9 学年为游学访学论道阶段。通过本科层次基础通识教育、专业素质教育、实践能力教育,着重实现了中药学创新人才具有宽厚的基础知识、专业素质和实践能力;通过硕士层次集中培训、分散培养两阶段,锻炼了掌握系统中药学思想、中药专业精髓和具备科学研究素养的品格,实现了中药学创新人才培养过程中强干的作用;通过博士层次交叉学科、前沿技术、创新方法的培养和国内游学、国际访学、交流论道的锤炼,聚焦综合创新能力,达到中药学拔尖创新人才的水平,相关成果获 2022 年高等教育(研究生)国家级教学成果奖二等奖。

(4) 平台齐聚,集中优势,打造中医药科学研究新高地

专业依托省部共建西南特色中药资源国家重点实验室、西南道地药材省部共建协同创新中心、中药材标准化教育部重点实验室等国家级科研平台,中药学国家理科基础科学研究与教学人才培养基地、国家级实验教学示范中心——中药学实验教学中心、国家级虚拟仿真实验教学中心——中医药虚拟仿真实验教学中心等国家级教学平台,以及教育部创新创业教育实践基地、科技部中药学创新人才培养示范基地、教育部全国高校实践育人创新创业基地等高端实践创新平台,为中药学实践育人提供了三位一体的支持。

(5) 精准扶贫,服务社会,助力中医药地方产业新升级

成都中医药大学牵头编写《十四个集中连片特困区中药材生产加工适宜技术丛书》,厘

清了全国不同贫困区的中药资源分布和适宜品种。响应省委号召,先后选派一众扶贫干部挂职,赴得荣、盐源、旺苍、宣汉等贫困县,因地制宜制定中药产业精准扶贫方案。积极与各级政府、中医药企业和相关医疗机构对接,建成附子、冬虫夏草、厚朴、灵芝、黄连、黄柏、益母草、川芎、花椒等标准化种植示范区 20 个,联合 17 家中药生产企业,参与举办中医药大健康产业博览会、产销用对接洽谈会等,建立"中药企业 + 专业合作社 + 农户"的利益链接机制,使中药材种植产业成为脱贫增收主要来源之一。牵头省决策咨询委员会《推进四川省健康扶贫攻坚的建议》研究,制定《四川省中药材产业扶贫行动方案(2017—2020 年)》,结合四川脱贫攻坚实际,产业帮扶布拖、昭觉、苍溪等 15 个贫困县,为决战决胜脱贫攻坚提供中医药方案、贡献成中医力量。

(6) 传承为根,创新为要,薪火相传擘画发展蓝图

成都中医药大学中药学本科专业创办之初,中药学专业创始人凌一揆教授在全国率先提出了"系统中药学"的思想,并经过雷载权、万德光、谢秀琼、沈映君、贾敏如、李祖伦、张廷模等一批知名专家不断充实发展,形成了完整的理论和技术体系。同时,中药学专业不断改革创新,1996 年获批国家理科基础科学研究与教学人才培养基地——中药基础基地,2006年获批国家自然科学基金人才培养基金专项"成都中医药大学中药基础基地",中药基础基地 2011 年更名为"凌一揆"中药学基地班,2014 年又获得国家自然科学基金委人才培养专项"中药基础基地科研训练及科研能力提高项目",实施科教融合的全程导师制培养,提出了中药创新型人才"集中培训,分散培养"的模式,一直以来被教育部誉为中药创新人才培养的"试验田、排头兵、辐射源"。

2. 中药学一流课程建设情况

优质教学资源是教育创新、人才培养的重要基础。中药学专业课程经过多年的建设,取得了丰硕的成果,不断深化教学改革,以国家级特色专业中药学复合型人才培养为核心,学院围绕中药学本科"三层次三类型"人才培养模式,在教学理念、教学模式、教学内容、教学管理及教学方法、手段、方式等各方面进行深入改革,获得国家级教学成果奖 2 项,省级教学成果奖 9 项,校级教学成果奖 11 项;国家自然科学基金国家基础人才培养基金等国家级、四川省专业综合改革等省部级教改项目资助 40 余项;在《中国卫生事业管理》等期刊发表高水平教学改革论文 50 余篇;教师教学能力显著提升,获得"高等学校中药学类专业青年教师教学设计大赛一等奖"等各级教学竞赛奖励 12 项;主编、副主编国家级规划教材《中药药理学》《中医药学概论》《药用植物学》等 60 余部。为推动优质课程资源建设,深化人才培养模式、课程体系、教学内容和教学方法的改革,我校积极鼓励一流课程的申报,目前我校中药学一流课程共有 6 门,分别为中药药理学、中医药创新创业、中药学、药用植物学、中药药剂学、药事管理学(表 2-6-3),以一流课程为基础,形成全国一流的平台资源,促进了教学资源融合和课程体系建设,充分体现我校中药学学科在课程资源建设方面的重视和深厚积累。

表 2-6-3　成都中医药大学国家级一流本科课程汇总表

课程名称	获批时间
中药药剂学	2023 年
药事管理学	2023 年
中药药理学	2020 年
中医药创新创业	2020 年
中药学	2020 年
药用植物学	2020 年

二、中药学拔尖人才培养的探索

1. 基础拔尖创新(学科交叉)人才培养模式

成都中医药大学贯彻落实"促进中医药传承创新发展"和"科教兴国"战略,主动对接国家新时代科技革命和产业革命对拔尖创新高层次人才的需要,根据国家"双一流"中药学学科建设,为满足中医药事业高质量发展对中药创新人才培养的需求,结合多年来成都中医药大学对中药学拔尖创新人才培养的改革探索情况,以育人理念 – 育人模式 – 育人机制多维度创新,依托 4 个国家一流专业、国家理科基础科学研究与教学人才培养基地(中药基础基地)、西南特色中药资源国家重点实验室等平台优势,国内外校校联合 – 校企协同 – 多学科交叉高水平导师团队,国家一流专业、一流金课、优质教材等教学资源,全面实施研究生教育综合改革,将立德树人和创新培养贯通本科生、硕士生、博士生培养全过程,推动中药学人才培养综合改革逐步完善、总结、凝练而形成新的人才培养模式。

(1)凝练了"医药结合、系统中药、创新前沿、卓越实践、交叉融合"的中药学"本硕博"贯通式拔尖创新人才育人理念,即:培养懂医精药,具有中医药思维、系统中药思想、国际科技前沿视野、卓越工匠实践能力、多学科交叉融合素质的中药学拔尖创新人才,引领我国中药学高等教育高质量发展,为我国中药学拔尖创新人才培养提供示范。

(2)重构了本硕博贯通式培养"基础厚 – 专业精 – 能力强"中药学拔尖创新人才教学改革体系。基于"分类培养、因材施教"核心育人理念,按照中药学"本硕博"贯通式拔尖创新人才培养目标,重构课程体系与教学模块,形成纵向深入递进、横向交叉融通、前沿与时俱进的培养体系,培养未来的科学家、卓越工程师和国际化创新人才。

(3)改革了"八位一体"的协同育人新机制,保障创新人才培养模式的实践,包括生源选拔与淘汰分流制、学科交叉与学分转换制、名师执教与全程导师制、纵向层次阶段递进制、横向交叉前沿融通制、能力跃迁与卓越实践制、游学访学论道结合制、党建领航人才培养保障措施。

2. "三制三化"设计与实施情况

成都中医药大学通过以学分制、导师制、书院制("三制")为基础,以人才培养的个性化、精英化、国际化("三化")为特色,完善立德树人的思政教育体系,深化创新引领的科教育人体系,构建综合评价的质量保障体系,从思想政治教育、资源配置优化、课程体系建设、导师队伍建设、学科交叉培养、国际合作培养、分流选择机制、分类评价机制等方面，多措并举推进中药学研究生教育改革，构筑了"八位一体"拔尖创新人才培养机制，从而实现了"本硕博"贯通式创新人才培养方式的系统性和连续性，培养内容的交叉性和前沿性，实现中药学创新人才培养过程的扎基、强干、造尖。

"八位一体"拔尖创新人才培养机制实施情况：①深化贯通式培养招生制度，实施优秀本科生"推免硕士研究生"、选拔"直博生"、博士研究生"申请－考核"制等招生制度，实行分阶段分流淘汰制，保障优质生源；②开展跨校、跨学院、跨专业联合培养模式，促进与其他相关学科交叉融合培养，实现与境外高校联合培养学生；③搭建国内外联合、校企协同、多学科融合的导师制，构建以诺贝尔奖得主、院士、高层次人才、优秀企业家为引领的高水平导师队伍，师承教育融合院校教育，实施本科生全程学术导师制；④本科阶段开展基础通识知识－专业素质教育－实践能力培养，硕士阶段开展集中培训－分散培养，博士阶段开展交叉前沿课程－创新能力培养－游学访学交流；⑤本科阶段实行"五个一"等科研培养计划，硕士阶段集中训练科研思维、知识、技能，博士阶段注重前沿交叉技术应用和创新；⑥依托国家级实验教学示范中心、国家重点实验室等国家级实训实践平台，以及与知名中药企业联合构建的产教研融合传承创新实践基地，通过实验－实训－实习－实践多环节培养学生创新实践能力；⑦依托省部共建协同创新中心，与6所著名境内外高校、7所科研院所、12家品牌药企、2家三甲医院组建"产－学－研－用"多元协同育人模式；⑧思想政治教育贯穿人才培养体系，高水平党建领航中药学拔尖创新人才培养，荣获全国高校党建工作标杆院系、样板支部，全国教育系统先进集体、四川省先进党组织等荣誉，博士研究生党支部入选全省党建工作"对标争先"样板党支部。

3. 基础拔尖创新（学科交叉）人才培养效果

经过多年实践，该模式不断完善，受到境内外同行专家的高度评价和赞誉，获得同行院校广泛应用推广，引领了我国中药学创新人才高等教育改革，为境内外10余所高校实践提供了范例和借鉴。

（1）显著提升了学生创新实践能力，培养了三类型人才，助力行业发展

培养学生"大爱、大德、大情怀"。扎实推进研究生党建与思想政治教育工作，落实研究生课程思政建设，开设研究生思政大讲堂，研究生思政教育改革成效刊登在《中国中医药报》。学生创新创业实践屡获佳绩。深入推进研究生实践育人创新创业教育改革，不断激发和培养研究生的创新实践能力与水平，在各类创新实践竞赛中屡创佳绩。学生创新科研能力不断提高。近五年本科生发表SCI论文近100篇，研究生发表学术论文近1 000篇，其中SCI论文450余篇，高水平论文/高被引论文近200篇，影响因子（IF）>10的论文20篇，最高IF=60.615。第三方评价高度认可人才培养质量。近三年成都中医药大学毕业生平均就业率超92%；用人单位包括全球500强等知名医药企业，对毕业生的综合素质评价较高，总体满意度均超过94%。学生积极参与服务地方发展。我校近90%毕业生服务于中国卫生健康事业；逾三分之一的研究生参与乌蒙山区、秦巴山区、四省藏区的70余县/区"脱贫攻坚"和全国第四次中药资源普查；部分研究生毕业后深耕扶贫一线，对三州贫困地区的川产道地药材进行系统研究，指导产品开发和生产；培养了大批卓越的企业家，为社会和母校的事业发展贡献力量。

（2）整合创新教学资源,夯实中药学拔尖创新人才培养

打造国家一流专业群。我校中药学、中药资源与开发、药学、制药工程专业先后入选国家级一流专业,中药学成功入选国家"双一流"建设学科和四川省一流建设学科,中药学获批省级"课程思政"示范专业。打造国家一流金课群。中药药理学课程思政示范案例入选中药学教指委汇编,通识课程医学伦理学获教育部课程思政示范课程;获批国家级、省级一流课程(金课)10 余门,建成中药学类专业线上课程 87 门。担任中药学教指委中药药理学课程联盟的理事长,引领中药学拔尖创新人才培养的核心课程建设。主导行业规划教材编写。编写第一版研究生教材《中药药理学专论》《中药药剂学专论》,成为中药学创新人才培养的主导教材。主导编写中药学首套实验系列教材,主导编写规划教材,主导编写首版中药专业双语教材,供全国 30 余所中医药院校使用,行业影响力大。《中药药理学》获得首届国家教材建设奖优秀教材奖(高等教育类)二等奖。国家级人才培养基地和优势平台保障创新人才培养。中药学创新人才培养依托西南特色中药资源国家重点实验室等国家级平台,国家重大、重点项目(课题)等 100 余项国家级项目 / 课题,协同著名境内外高校、科研院所、品牌药企、三甲医院等 27 家单位,为拔尖创新人才培养提供支撑。

（3）媒体关注育人实践,社会影响日益彰显

成都中医药大学中药学拔尖创新人才培养模式得到教育部、省党政领导和国内主流媒体的广泛关注和肯定。2016 年《中国中医药报》以题为"精英模式托起中医药人才高地"专题报道成都中医药大学中药学人才培养先进模式。2018 年,新华社连续报道成都中医药大学中药学基地班建设和本硕博一体化拔尖创新人才培养模式。2019 年,四川省教育厅报道成都中医药大学成立中药全球化联盟西南区域联盟,2021 年中国教育在线、中国中医药网报道"西南特色中药资源国家重点实验室"的获批,助力创新人才培养,行业和社会影响力进一步扩大。

三、中药学专业人才需求

1. 就业情况分析(2020—2022 年)

（1）中药学专业 2020 届毕业生就业情况

成都中医药大学中药学专业 2020 届毕业生 289 人,就业 261 人,毕业去向落实率90.31%。其中,升学 130 人(44.98%),签就业协议 105 人(36.33%),签劳动合同 7 人,出国、出境 1 人,其他录用就业 5 人,科研助理 9 人,应征义务兵 2 人,自主创业 2 人。

1）地区流向情况:在就业的 261 人中,除升学、出国出境、应征义务兵外,在四川省内就业人数最多,比例为 67.19%,其次是江苏省(10.16%)(表 2-6-4)。

表 2-6-4　成都中医药大学 2020 届中药学专业毕业生地区流向

地区	人数	比例 /%
四川省	86	67.19
北京市	11	8.59

续表

地区	人数	比例 /%
重庆市	4	3.13
新疆维吾尔自治区	1	0.78
吉林省	1	0.78
辽宁省	1	0.78
浙江省	1	0.78
上海市	5	3.91
山东省	1	0.78
江苏省	13	10.16
陕西省	1	0.78
海南省	1	0.78
河南省	1	0.78
贵州省	1	0.78
合计	128	100.00

2）考研录取情况：在 130 名升学去向毕业生中，升学至双一流高校有 103 人，占比 79.23%。录取人数排前三位的院校为成都中医药大学、南京中医药大学、上海中医药大学（表 2-6-5）。

表 2-6-5 成都中医药大学 2020 届中药学专业学生升学情况

序号	高校名称	录取人数	比例 /%	是否双一流院校
1	澳门大学	1	0.77	
2	北京大学	1	0.77	是
3	北京中医药大学	2	1.54	是
4	成都大学	1	0.77	
5	成都中医药大学	73	56.15	是
6	广东药科大学	2	1.54	
7	广州中医药大学	1	0.77	是
8	贵州中医药大学	1	0.77	
9	哈尔滨医科大学	1	0.77	
10	华侨大学	1	0.77	
11	暨南大学	1	0.77	是
12	江苏海洋大学	1	0.77	
13	江西中医药大学	4	3.08	

续表

序号	高校名称	录取人数	比例 /%	是否双一流院校
14	辽宁中医药大学	1	0.77	
15	南京中医药大学	9	6.92	是
16	山西中医药大学	2	1.54	
17	上海中医药大学	6	4.62	是
18	沈阳药科大学	1	0.77	
19	四川大学	4	3.08	是
20	温州大学	1	0.77	
21	温州医科大学	1	0.77	
22	西南医科大学	1	0.77	
23	宜春学院	1	0.77	
24	浙江财经大学	1	0.77	
25	浙江中医药大学	2	1.54	
26	郑州大学	1	0.77	是
27	中国计量大学	1	0.77	
28	中国科学院	2	1.54	
29	中国药科大学	5	3.85	是
30	中国中医科学院	1	0.77	
	合计	130	100.00	

（2）中药学专业 2021 届毕业生就业情况

成都中医药大学中药学专业 2021 届毕业生 291 人，就业 265 人，毕业去向落实率91.07%。其中，升学 151 人（51.89%），签就业协议就业 98 人（33.56%），签劳动合同就业 7 人（2.40%），出国、出境 1 人，其他录用就业 1 人，科研助理、管理助理 3 人，选调生 1 人，"三支一扶" 计划 2 人，西部计划 1 人。

1）地区流向情况：就业的 265 人中，除升学及出国出境外，在四川省内就业人数最多，比例为 68.14%，其次是江苏省（11.50%）（表 2-6-6）。

表 2-6-6　成都中医药大学 2021 届中药学专业毕业生地区流向

地区	人数	比例 /%
四川省	77	68.14
北京市	1	0.88
重庆市	3	2.65
新疆维吾尔自治区	3	2.65
吉林省	2	1.77

续表

地区	人数	比例 /%
广东省	1	0.88
浙江省	1	0.88
上海市	7	6.19
山东省	1	0.88
江苏省	13	11.50
天津市	1	0.88
海南省	1	0.88
河南省	1	0.88
西藏自治区	1	0.88
合计	113	100.00

2）考研录取情况：在 151 名升学去向毕业生中，升学至双一流高校有 123 人，占比 81.46%。录取人数排前三位的院校为成都中医药大学、上海中医药大学、中国药科大学（表 2-6-7）。

表 2-6-7　成都中医药大学 2021 届中药学专业学生升学情况

序号	高校名称	录取人数	比例 /%
1	安徽医科大学	1	0.66
2	北京中医药大学	4	2.65
3	成都中医药大学	85	56.29
4	广东药科大学	1	0.66
5	广西医科大学	1	0.66
6	哈尔滨商业大学	1	0.66
7	江苏大学	1	0.66
8	江西中医药大学	2	1.32
9	昆明理工大学	1	0.66
10	南方医科大学	1	0.66
11	南京中医药大学	2	1.32
12	山东大学	1	0.66
13	山西中医药大学	1	0.66
14	陕西中医药大学	2	1.32
15	上海中医药大学	10	6.62
16	深圳大学	4	2.65
17	沈阳药科大学	3	1.99

续表

序号	高校名称	录取人数	比例 /%
18	四川大学	4	2.65
19	苏州大学	1	0.66
20	西南交通大学	1	0.66
21	西北农林科技大学	1	0.66
22	西南大学	1	0.66
23	西南医科大学	1	0.66
24	扬州大学	1	0.66
25	云南中医药大学	1	0.66
26	中国科学院	3	1.99
27	中国科学院大学	1	0.66
28	中国药科大学	9	5.96
29	中国中医科学院	3	1.99
30	中山大学	1	0.66
31	中央民族大学	1	0.66
32	重庆大学	1	0.66
	合计	151	100.00

（3）中药学专业 2022 届毕业生就业情况

成都中医药大学中药学专业 2022 届毕业生 292 人，就业 268 人，毕业去向落实率 91.78%。其中，升学 149 人（51.03%），签就业协议就业 95 人（32.53%），签劳动合同就业 14 人（4.79%），出国、出境 3 人，其他录用就业 5 人，其他地方基层项目 1 人，选调生 1 人。

1）地区流向情况：就业的 268 人中，除升学及出国出境外，在四川省内就业人数最多，比例为 75.86%，其次是重庆市（5.17%）（表 2-6-8）。

表 2-6-8　成都中医药大学 2022 届中药学专业毕业生地区流向

地区	人数	比例 /%
四川省	88	75.86
北京市	3	2.59
重庆市	6	5.17
新疆维吾尔自治区	2	1.72
黑龙江省	1	0.86
广东省	1	0.86
浙江省	1	0.86
上海市	2	1.72

地区	人数	比例 /%
广西壮族自治区	1	0.86
云南省	2	1.72
山东省	4	3.45
江苏省	2	1.72
天津市	1	0.86
湖北省	1	0.86
福建省	1	0.86
合计	116	100.00

2）考研录取情况：在 149 名升学去向毕业生中，升学至双一流高校有 128 人，占比 85.91%。录取人数排前三位的院校为成都中医药大学、中国药科大学、上海中医药大学（表 2-6-9）。

表 2-6-9　成都中医药大学 2022 届中药学专业学生升学情况

序号	高校名称	录取人数	比例 /%
1	安徽医科大学	2	1.34
2	北京中医药大学	4	2.68
3	成都中医药大学	73	48.99
4	对外经济贸易大学	1	0.67
5	广西中医药大学	1	0.67
6	广州中医药大学	1	0.67
7	桂林医学院	1	0.67
8	河南大学	1	0.67
9	湖南师范大学	1	0.67
10	江西中医药大学	2	1.34
11	兰州大学	1	0.67
12	南京中医药大学	7	4.70
13	山西中医药大学	1	0.67
14	上海中医药大学	10	6.71
15	四川大学	5	3.36
16	天津大学	1	0.67
17	天津中医药大学	1	0.67
18	温州医科大学	1	0.67
19	西北农林科技大学	1	0.67
20	西南财经大学	1	0.67

序号	高校名称	录取人数	比例 /%
21	西南交通大学	3	2.01
22	西南医科大学	1	0.67
23	扬州大学	1	0.67
24	云南中医药大学	1	0.67
25	浙江中医药大学	4	2.68
26	中国药科大学	16	10.74
27	中国医科大学	1	0.67
28	中国中医科学院	2	1.34
29	中山大学	1	0.67
30	重庆师范大学	1	0.67
31	重庆医科大学	1	0.67
32	遵义医科大学	1	0.67
	合计	149	100.00

2. 毕业生职业能力自评

（1）毕业生能力目标达成度评价

以 2019—2021 届中药学专业本科毕业生为例，各项能力目标要求符合情况如表 2-6-10 所示。

表 2-6-10　成都中医药大学中药学专业本科毕业生毕业要求能力目标符合评价

能力目标	很符合 /%	符合 /%	基本符合 /%	不符合 /%	符合度 /%
具备文献检索、资料收集、社会调查、计算机网络和数据库应用的能力	48.04	34.22	16.33	1.42	98.58
具有运用中医药思维，表达、传承中药学理论与技术的能力。能掌握中药资源、品质、鉴定分析；中药化学成分的提取、分离和检测的基本理论与技能；中药炮制加工、制剂制备和制剂分析；中药药理学与毒理学的实践能力	47.72	32.13	18.11	2.05	97.95
具有与用药对象、医药行业人员进行交流沟通的能力；具有团结协作的能力	48.19	34.85	14.60	2.36	97.64
具有从事药学服务工作的基本能力	47.88	32.97	16.64	2.51	97.49
具有运用现代科学技术与方法进行中药学科学研究的基本能力，具有分析创新能力，独立获取知识以及较强的社会适应性和自我发展能力	47.96	33.81	15.09	3.14	96.86
具有正确评价中药质量的基本能力	47.57	31.24	17.27	3.92	96.08

续表

能力目标	很符合 /%	符合 /%	基本符合 /%	不符合 /%	符合度 /%
具有从事中药的研究与开发、剂型的设计与改进和中药生产工艺设计的基本能力	46.78	31.40	16.80	5.03	94.97
具有较强的英语听、说、读、写、译能力	39.78	32.86	21.70	5.66	94.34

（2）学生发展工作满意度

以 2019—2021 届中药学专业本科毕业生为例，学生发展工作相关描述满意情况具体如表 2-6-11 所示。

表 2-6-11　成都中医药大学中药学专业本科毕业生对学生发展工作满意度

学生发展工作评价	很满意 /%	满意 /%	基本满意 /%	不满意 /%	满意度 /%
学习指导	52.17	33.39	13 80	0.64	99.36
就业指导 / 服务	48.07	31.51	17.85	2.57	97.43
"奖助勤补免"工作	47.50	31.56	18.36	2.57	97.43
心理健康咨询与辅导	47.18	31.72	18.20	2.90	97.10
创业指导与服务	45.41	32.53	19.00	3.06	96.94
职业规划指导	47.67	31.62	17.50	3.21	96.79

3. 用人单位对毕业生职业能力评价

（1）毕业生总体满意度

用人单位对成都中医药大学 2019—2021 届中药学专业本科毕业生总体满意度为 100%（满意度 = "很满意" + "满意" + "基本满意"占比，后同），其中"很满意""满意"占比共 88.57%（图 2-6-1）。

（2）毕业生工作表现满意度

用人单位对成都中医药大学 2019—2021 届中药学专业本科毕业生工作表现评价较高，满意度为 100%，其中"很满意""满意"占比共 88.57%（图 2-6-2）。

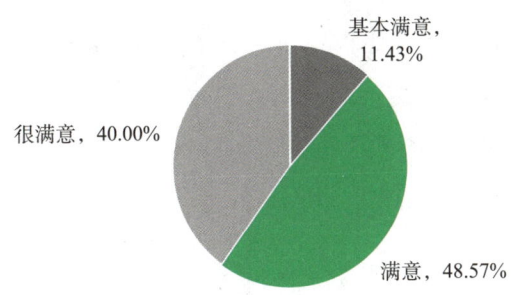

图 2-6-1　用人单位对毕业生总体满意度评价

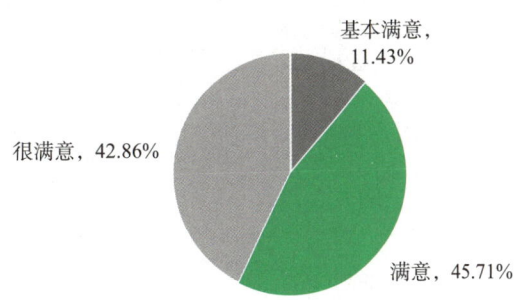

图 2-6-2　用人单位对毕业生工作表现评价

（3）毕业生业务能力满意度

用人单位对成都中医药大学 2019—2021 届中药学专业本科毕业生业务能力评价较高，满意度为 100%，其中 "很满意" "满意" 占比共 85.71%（图 2-6-3）。

（4）毕业生职业素质满意度

用人单位对成都中医药大学 2019—2021 届中药学专业本科毕业生职业素质评价较高，满意度为 100%，其中 "很满意" "满意" 占比共 94.29%（图 2-6-4）。

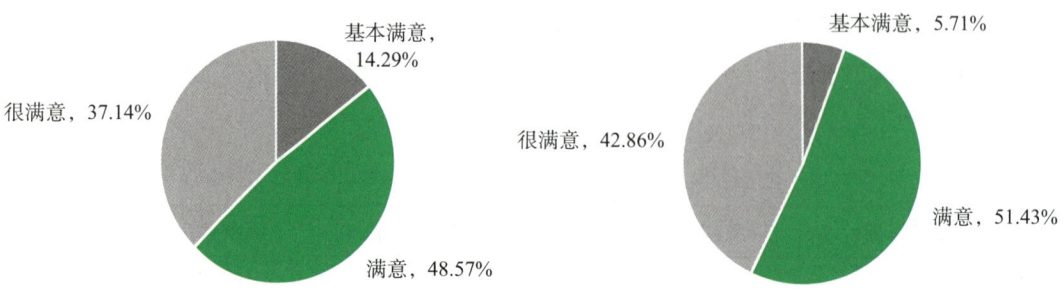

图 2-6-3　用人单位对毕业生业务能力评价　　　图 2-6-4　用人单位对毕业生职业素质评价

黑龙江中医药大学

一、中药学学科专业布局

（一）中药学历史沿革与办学特色

为了适应黑龙江省发展中药事业的需要，挖掘中药学瑰宝，1972年3月，黑龙江中医学院正式成立中药系，开始招收中药学专业学生，成为全国较早开设中药学专业的院校之一。1972—1976年，中药学专业学制定为三年制。1977年，学制调整为四年制。1990年以来，国家把发展中医药教育放在中医药事业突出的战略位置，提出了发展中医药事业必须以教育为本的指导思想。

"十五"期间，随着中医药事业的蓬勃发展，国内外对中医药人才的需求日益增长，黑龙江中医药大学中药学招生规模稳定在138～212人/年。"十一五"期间，中医药院校在体制改革中走上了快速发展的道路。2006年8月，黑龙江中医药大学论证并修订了中药学专业教学计划，重新设计了课程体系，增加了特色课程，加大了实践实验课学时比例，更充分体现了以人为本，创新型人才培养的宗旨。"十二五"期间，为实施卓越人才计划，2011年起，黑龙江中医药大学成为开展中药学创新人才培养的改革试点，开设中药学专业实验班，以目标管理为手段进行要求和评价，突出创新精神和实践能力培养，注重思维能力和动手能力训练。"十三五"期间，依据国家和地方经济社会发展及医药卫生与健康事业改革需要，通过社会调研和广泛征求意见和建议，黑龙江中医药大学2017年修订了中药学人才培养方案，更加注重学生创新思维和实践能力的培养。

经过50多年的建设发展，黑龙江中医药大学中药学人才培养现已形成学士、硕士、博士及博士后多层次的人才培养体系。中药学专业于"十一五"期间被确定为黑龙江省重点专业；2007年被认定为国家级中药学类人才培养模式创新实验区，同年被评为国家级一类特色专业建设点；2011年被确定为省级重点支持专业；2012年被确定为省级综合改革试点专业；2019年入选国家级一流本科专业建设点。2017年教育部公布的全国第四轮学科评估结果中，黑龙江中医药大学中药学学科荣获"A+"评级，并列全国第一，是黑龙江省属高校中唯一获评"A+"的学科，同时也入选黑龙江省"国际一流"学科建设名单。黑龙江中医药大学中药学专业人才培养质量得到社会及用人单位普遍认可，专业办学水平位于国内同类专业的领先地位。

黑龙江中医药大学中药学专业，始终坚持传承创新中医药学术的初心、牢记振兴中医药事业、服务中药健康产业之使命，在人才培养过程中形成了"以重点学科支撑专业教育，着力培养具备中医药思维和科学思维,传承有特色、创新有基础、服务有能力的高素质中药学人才"的专业特色,培养出一大批优秀的中药学本科人才,为地方乃至全国中医药事业及中药行业的发展做出了重要贡献。

(1) 学科支撑专业,科教融合一体共进

学校注重一流学科、一流专业的"同频共振",持续将学科的人才优势、科研优势和资源优势转化为人才培养的教学优势,培养能够将中医药基础理论与现代科学技术有机融合,运用现代科技手段,创新推动中医药事业、中药产业发展的高层次专业人才。首先,学科梯队为达成人才培养目标奠定人才基础。按照"以稳为先,以培为主,以引为辅"的思路,建成了包括国家级教学团队、黑龙江省"头雁"团队、黑龙江省优秀研究生导师团在内的等高质量人才队伍,并通过国家级教学名师、全国中医药高等学校教学名师、973 项目首席科学家和岐黄学者等高水平领军人才,引领带动专业教师队伍教学水平、育人能力以及科研能力与水平的全面提升。学科教师除参与科学研究外,均坚守教学主阵地,承担本科及研究生课程的教学任务,为优质科研思路融入本科教学提供保障。其次,研究成果为丰富本科课程资源提供科学依据。按照"科教融合、协同育人"的思路,持续凝练学科方向、开展科学研究、产出科研成果。近五年,先后主持国家 973 计划项目、国家科技重大专项、国家自然科学基金重点项目等国家级科研项目 31 项,并创新形成了中药性味新理论、"中药血清药物化学""中医方证代谢组学"等中药研究的新理论和新方法,通过研究成果进课堂、进教材和全培养过程渗透的方式深入反哺教学。最后,研究平台为学生创新能力培养提供坚实保障。按照"开放、流动、联合、竞争"的思路,将教育部重点实验室、国际科技合作基地、国家中医药管理局研究中心等高层次科研平台和依托学科与企业建立的中药新药研发、名优产品二次改造等战略合作平台面向全体师生开放,持续推进高端资源的共享应用,科研设备的开放共享率达到 100%,为专业建设、课程建设、培养学生的双思维和创新意识、创新能力及动手实践能力提供坚实保障。

(2) 坚持"双思维"并重,素质与能力并行提升

首先,实施卓越人才培养计划,开设中药学(实验班),开辟了卓越中药学人才培养的先河。围绕国家大健康战略需求,适时调整人才培养方案,明确了中药学专业以创新型、学术研究型为培养目标,总结提出的"中医药思维与科研思维并重"的人才培养思路,为全国多所中医药院校认可、借鉴和推广,改革成果辐射国内同行中药学专业教育。其次,丰富教学资源,深化课堂内涵。坚持科教互哺,中药学专任教师均开展中药相关科研课题,在授课过程中注重科研思路方法与教学内容相结合;以课程思政建设为契机,将中医药哲学思维和中医药文化有机融入 11 门中药学专业核心课程中,潜移默化影响学生在中医药理论指导下,学习、思考和探索;中药学专业核心课程采用翻转课堂、PBL 等多种先进的教学方法,以"导"代"教",以"论"代"学",打造了兼具"中药味"和"科技感"的专业课堂,实现了中医药思维与科研思维的并行培养。再次,实施本科生导师制,强化价值引领。全面推行中药学专业本科生导师制,本科生入学即配备导师,实现了导师对学生"一对一"全成长过程"学业 + 专业"的精细指导,导师更精准地传授现代科学技术与方法,更全面地指导科学研究思路的架构和科学问题的分析,与自身学术融合度更高地熏染学生,将中医药思维的培养贯穿在科研思维形成过程中。最后,开展科研实践,推动能力建设。以练促教,在持续推进大学

生创新创业项目申报的基础上,2019年起,以中药学专业为试点,投入专款设立"本科生科研实习专项基金项目",以在核心期刊、学校认定的本专业一类学术期刊发表文章为验收条件,以成果为导向,引导学生主动辨析、发现。以赛促学,组织开展三届药学专业知识技能竞赛,选育的学生在全国中药学类学生专业知识技能大赛中荣获一等奖2名、二等奖及三等奖6名,在校内四大经典知识竞赛中,取得优秀个人奖励8名。以行促知,以中药学专业为主体的龙江现代中药产业学院,成功获批省级首批现代产业学院,将打造融人才培养、科学研究、技术创新、成果转化、企业服务、学生创业"六位一体"的示范性中药学类人才培养基地。

(3) 坚持"三有"培养原则,内涵与质量共融共建

首先,以传承求特色,坚持中医药理论与技术的传承。依托国家"中西部高校基础能力建设工程"重点项目,建设了占地22 000 m² 的实训平台,实现虚拟空间下中药材炮制、制剂过程的真实还原与模拟;与20余所中医医疗机构建立合作,学生自主申请进行课间实习,根植发展中医药学术的初心,促进理论与技术的传承。其次,以创新求提升,坚持创新能力培养的核心要求。加速创新能力培养与专业教学的深入融合,通过课堂教学筑牢创新实践的基础,引领创新实践的方向。最后,以服务求发展,坚持以提高岗位胜任力为导向。对接现代中医药产业发展对人才的需求,以中药学专业为主体,延展设立中药资源与开发、中药制药等2个中药学类专业,并开展临床中药学(长学制)专业的论证;搭建"校企、院企、院所"立体化的实践教学体系与平台,聘请了130名以中药企业高管和工程师为主体的校外兼职导师参与实践教学,加强教育与行业的紧密结合,精准对接社会需求;构建了"一体两翼四平台"的实践教学体系。

(二) 中药学学科点设置与在校生规模

黑龙江中医药大学中药学学科点设置与在校生规模见表2-7-1。

表2-7-1 黑龙江中医药大学中药学学科点设置与在校生规模(截至2023年12月)

学科	硕士			博士		
	2021级	2022级	2023级	2021级	2022级	2023级
中药化学	26	30	35	8	9	10
中药药剂学	32	31	32	0	2	2
中药药理学	4	7	6	0	0	0
中药炮制学	5	11	13	3	3	3
临床中药学	17	18	19	4	4	4
中药资源学	10	13	9	3	3	4
中药鉴定学	8	11	12	5	5	6
中药学(专硕)	11	15	12	0	0	0

(三)中药学类本科专业布局与在校生规模

黑龙江中医药大学中药学专业教学计划课程情况见表 2-7-2。

表 2-7-2　黑龙江中医药大学中药学专业教学计划课程情况

专业名称	项目	学时		学分	
		数量	占总学时比例 /%	数量	占总学分比例 /%
中药学(四年制)	必修课	2 264	79.72	128.5	67.10
	选修课	480	16.90	30	15.67
中药学(创新班)	必修课	2 408	80.70	137	68.50
	选修课	480	16.09	30	15.00

黑龙江中医药大学中药学专业在校本科生数量见表 2-7-3。

表 2-7-3　黑龙江中医药大学中药学专业在校本科生数量(截至 2023 年 12 月)

年级	人数
一年级	120
二年级	112
三年级	110
四年级	106
总人数	448

(四)中药学一流专业与一流课程建设情况

1. 中药学一流专业建设情况

2019 年黑龙江中医药大学中药学专业入选国家一流本科专业建设名单。

2. 中药学一流课程建设情况

黑龙江中医药大学国家级一流本科课程获批情况见表 2-7-4。

表 2-7-4　黑龙江中医药大学国家级一流本科课程汇总表

课程名称	获批时间
中药化学	2023 年
中药药剂学	2023 年
方剂学	2020 年

二、中药学拔尖人才培养的探索

1. 基础拔尖创新(学科交叉)人才培养模式

(1) 创新培养理念,培养拔尖创新中药学人才

复合型中药学拔尖创新人才在培养理念方面应加强跨专业交叉培养,重视多学科交叉观念的推广,激发学生学习的主观能动性,从课程体系设置、学籍管理等环节着手,推进落实跨专业培养的模式。注重学生创新性、科研性及实践性的培养,为学生尽可能多地提供进入科研机构和中药领域相关行业学习的机会,并为理论课程学习与动手实验的教学实践深度融合创设保障条件,在教育教学实践过程中夯实中药学科学研究的基本能力和中医药思维。

(2) 遵循人才成长规律,制定个性化培养方案

持续完善基础学科拔尖学生培养方案,进一步构建具有中医药特色的个性化人才培养体系,增加课程"含金量",探索学科"交叉性",提高选择"自由度",突出发展"进阶性",打破学习"天花板",构建具有中医药特色、世界一流中药学学科拔尖人才培养体系。

(3) 突出学生的主体地位,开展多元化授课方式

建立"以学生为主体,全员导师制,全方位引导式"的教学体系,学生的创新思维得到了充分培养。在理论课程中实施探究式、研讨式和开放式教学模式,以小班化为依托,以引导科学兴趣、培养科学素养、熏陶科学情操为目标,以小组内学习研讨、小组间答疑交流、教师解惑的教学方式,调动学生学习的主动性和积极性,鼓励学生提出自己的想法。通过书院式课堂给予学生充分展示运用学科知识剖析科学问题的机会,从而达到深刻理解理论知识,提高发现问题、分析问题和解决问题能力的目的。

(4) 坚持多学科交叉融合,提升中药学科平台立体化建设

培养中药拔尖创新人才需要通过培养平台实践属性及育人作用,建立适应"健康中国"国家战略需要的中医药多学科交叉体系,以培养具有创新思维的中药特色人才为目标,分层次、多靶点构建多学科集群体系,精细学科内部结构,打破学科专业壁垒,整合学科专业资源,拓宽学科方向,在坚持中药主体地位的前提下,坚持中医药思维与现代科学思维培养并重,注重中医药理论与现代科学理论、技术和思维方式的相互渗透,在传承守正的基础上,实现改革创新。

(5) 强化价值引领,配备高水平导师

为培养学生的科学思维、科学方法及科学精神,基地采取分阶段导师制。学业导师侧重进行学生专业思想教育及"三基"(基本知识、基本理论、基本技能)综合能力培养;专业导师侧重培养学生科学素养与创新精神,始终贯穿科研训练,持续不断地培养科研创新能力。

(6) 以兴趣培养为导向,提升学生的创新实践能力

以高水平学科竞赛为依托,促进拔尖创新中药学人才培养;鼓励学生大二开始参与大学生创新训练项目,进入专业实验中心参与科技创新实践,在教师的指导下,自主开展各类创新性实验,尝试自由科研探索;不定期组织"拔尖计划"研讨会,加强学生之间的学术交流,搭建高校与科研院所深度合作的拔尖人才培养高端平台。

（7）创新国际化人才培养理念，开展国际交流

借鉴国内、国际先进的培养理念和科研培养经验，努力在条件许可的情况下，在本科阶段组织学生短期赴国内、国际知名院校访学；积极拓宽渠道，支持学生参加国际学术会议交流、研讨等，通过加强国际合作交流，有效拓宽学生的国际视野并增强学术自信。

2. "三制三化"设计与实施情况

（1）开展"小班化"教学，培养自主学习能力

实验班积极推进小班化教学，培养学生的创新精神、创业意识和实践能力。中药学实验班将"精讲、讨论、指导、启发"等方式融入教学，将教师在研究领域的新观点、新视角、新发现引入教学，坚持课内与课外、科研与教学、理论与实践、动脑与动手相结合，培养学生自主学习和独立思考的能力，激发学生的兴趣和潜能。中药学（实验班）专业通过为部分课程设置指导自学学时，鼓励学生自主学习，以及导师点对点的指导，引导学生在内在兴趣的驱动下，由被动学习转变为主动学习，由接受性学习转变为研究性学习。

（2）实行"导师制"指导，实现全方位育人

导师制的执行，推动了中药学拔尖人才的个性化培养。"十二五"期间，为实施卓越人才计划，2011 年起开展中药学创新人才培养的改革试点，开设中药学专业实验班。为切实发挥专业教师在育人中的重要作用，学院积极探索，从 2017 年开始施行导师制，制定了《药学院本科生导师制实施办法（试行）》，对导师的聘任条件、工作职责做出了明确要求。中药学实验班施行"2+2"阶段指导，第一个阶段设置学业导师，对学生进行专业思想教育及"三基"综合能力培养；第二个阶段设置专业导师，为本科生提供科研实践场所，悉心指导其参与科学研究，注重对学生进行专业素养、实验技能、"双思维"的培养。导师与学生互选并进行一对一指导，导师既要做学生思想上的引路人，促进学生综合能力协调发展，又要做学生科研上的启蒙人，对学生培养方案制订、学业发展规划、科研训练、毕业论文等方面进行全方位的指导。学院对导师的资格进行了严格限定，并对导师的工作提供了待遇保障。

3. 基础拔尖创新（学科交叉）人才培养效果

（1）推进教育教学改革，创新高素质人才培养模式

根据中医药事业发展需要，学校不断深化人才培养模式改革。荣获国家级教学成果奖一等奖 2 项、二等奖 5 项。近五年，学校获得省级教育教学成果奖特等奖 3 项、一等奖 6 项、二等奖 8 项。

（2）深化课堂内涵，搭建高水平课程建设平台

学校紧密围绕中药类专业人才培养需求，结合"四新"和"五类金课"建设标准，建构科学合理的课程体系。中药学类专业建设有国家一流本科课程 4 门和省级一流本科课程 14 门。

（3）强化能力培养，输送高质量中药学专业人才

学院注重学生综合素质培养，根据第三方机构对"本科毕业生培养质量"的调研结果显示：中药学专业毕业生工作与专业相关度平均 80%，就业岗位适应性平均 90%，母校满意度等平均达 95%。近三年，考研升学率平均为 59.7%。

三、中药学专业人才需求

1. 就业情况分析

黑龙江中医药大学中药学专业学生 2020—2022 年就业情况见表 2-7-5。

表 2-7-5　2020—2022 年黑龙江中医药大学中药学专业学生就业情况

项目	2020 届	2021 届	2022 届
总人数	110	124	125
升学	51	49	47
医药企业	35	52	51
医疗单位	5	4	5
其他企业	9	5	6
基层就业	2	3	4
灵活就业	3	3	4
未就业	5	8	8
升学率(%)	46.36	39.52	37.60
毕业去向落实率(%)	95.45	93.55	93.60

据统计,2020—2022 年黑龙江中医药大学中药学专业毕业生毕业去向落实率分别为 95.45%、93.55%、93.60%,均值 94.20%,其中升学人数所占比例分别为 46.36%、39.52%、37.60%,均值 41.16%。其他就业方向主要为医药相关企业、医疗事业单位等单位就业。

2. 毕业生职业能力自评

(1) 素质能力

1) 学习能力:在中药学专业核心课程中采用翻转课堂、PBL 等多种教学方法,以"导"代"教"过程中,学生在逐步深入学习专业知识的同时,提高了自我学习的能力,懂得了合理安排学习时间,能运用各种学习方式来提高学习水平,具备对自己的学习过程和学习结果进行反思的习惯。在各学科知识的系统学习中,学生能结合所学不同学科知识,运用已有的经验和技能,独立分析并解决问题。

2) 表达能力:以"论"代"学",在教学过程中,鼓励学生自我讨论,上台展示,因此学生的语言表达能力较强,能口齿清晰、逻辑清明地表达自己的观点,具备一定传达与总结的能力,积累了上台演讲经验,能较好地应对突发状况。

3) 社会适应能力:以练促教,学校倡导学生在实际问题中自我成长,产教结合、创新训练,在进入社会后,学生普遍反映,能较快地完成学习到工作状态的转变。并且在面对新环境和新任务带来的困难时,有较强的上进心和团结意识,具备分析问题、结合实际、调整自我的能力。

4) 信息分析能力:在理解信息和利用信息上,学生对分析信息内容和来源,以及有目的地将信息用于解决实际问题或用于科学研究之中的能力较强,但对信息的真假辨别、价值评价及对信息潜在价值的挖掘不够成熟。在获取信息的途径上也有待扩宽。

（2）专业能力

1）知识转换能力：实践求真，通过科研实践的开展，大部分学生在进入工作后，都具备了运用所学中药学知识于实际生产、科研等工作中的能力，并通过实践不断积累经验，进行总结反思，让自己得到能力上的提升。同时基于创新能力的培养，学生能在应用知识时做到灵活思考，通过将知识应用于不同的场景与情境中，发现新的解决方案与方法，从而实现自我能力的增强。

2）专业操作能力：学校培养与产业接轨，在众多专业实验课程学习及"校企、院企、院所"立体化的实践教学体系下，学生能熟练掌握化学、药理、分析、药剂等多种专业操作技能，理解操作流程，具备相应的技术能力和技术知识。

3）技能提升能力：注重学习思维建立，学生在毕业后，大多具备长期学习的心态及较强的自我学习能力，善于通过学习进修、请教他人、利用数媒、参与项目、总结反思等方式方法实现在学或在岗的各项技能提升。

（3）核心能力

1）创新能力：通过在校期间大量创新创业训练，毕业后，学生能结合所学中药学理论，进行独立思考，对出现的问题提出质疑与见解。积极思考、储备知识、勇于尝试、善于反思，多方面的能力搭建了学生以创新成就自我价值的高楼。

2）团队协作能力：通过各项集体活动与项目合作增强团队意识后，学生在工作岗位或科研课题中，愿意合作与交流。在与他人合作学习和探究活动中，能选择自己擅长的方式表述研究过程和结果；主动提供自己的资料和想法，与他人分享智慧，体验合作的愉快。尊重他人的劳动成果，倾听和尊重其他同学的不同观点和评议，对研究过程和结果进行评议，并能与他人交换意见。

3. 用人单位对毕业生职业能力的评价

2020—2022 年，黑龙江中医药大学药学院开展了用人单位对本校中药学专业毕业生职业能力评价的意见收集，收集了 64 余家用人单位的反馈意见，为学院人才培养模式改革提供具体参考的优化意见。评价主要针对毕业生的学生综合素养、学生专业知识、学生实践经验、学生团队协作能力、学生适应环境及心理承受能力、学生创新能力等方面，向用人单位进行电子问卷调查。从调查的统计数据情况来看，黑龙江中医药大学中药学专业毕业生用人单位普遍反映，本校中药学专业学生政治素质高、业务强，工作中吃苦耐劳、勤学好问、上进心强。从调查总体可以看出用人单位对本校中药学专业毕业生给予了很高的评价。

（1）素质能力

1）社会适应能力：用人单位对黑龙江中医药大学中药学专业毕业生的社会适应能力评价较高，这说明本校学生在工作中能够尽快融入新环境，具有和谐的社交能力、处事能力和人际关系能力。

2）组织沟通能力：在组织协调与沟通能力方面，本校中药学专业毕业生赢得了用人单位的一致好评，他们认为本校学生在日常工作及各项活动中展现了良好的组织协调能力，具备市场开拓能力及团队协作精神。

3）心理抗压能力：虽初入职场，有不同程度的不适应，在企业运营等方面都需要学习和摸索，但本校中药学专业毕业生情绪稳定、知难而进、可塑性较强，用人单位表示更愿意培养这样具有一定抗压能力的人才,同时也提议学校可以适当增加职场成长心态相关训练。

4)创新能力:用人单位表示在工作创新中,本校中药学专业毕业生对不同领域的项目研究意愿强烈,积极参与讨论并分享观点,但缺乏对新的工作方法和流程的主动探索。

(2)专业能力

1)学习能力:被调查单位对本校中药学专业毕业生学习能力评价较高,他们认为本校中药学专业毕业生能从多渠道获取信息,快速运用各学科知识分析问题,同时对新知识接受程度较快、较好,学习效率较高。

2)专业知识能力:专业技能是多数用人单位招聘时最重视的能力之一,对其有较高需求,用人单位表示本校中药学专业毕业生较好地掌握了中药研制的基本技能及现代医药学相关知识,具备一定的中药饮片或制剂生产、中药质量检验、中药保管与养护等能力。

3)实践操作能力:用人单位表示本校中药学专业毕业生运用科学理论和方法解决实际问题的能力尚可,仍有提升的空间,提议增强校企合作,将校内学习与实践应用有机结合,提前体验工作中遇到的实际问题,有针对性地学习和锻炼,进一步提升实践技能。

第 3 部分

中药学 "101 计划" 工作方案

一、工作目标

中药学 "101 计划" 是探索培养未来能够成为中药学科基础研究和应用创新领军人才的突破口与试验区。通过该计划集合国内外中药学科专业领域优势力量,科学阐述中药学拔尖人才本科培养阶段的知识目标、能力目标与素质目标,系统性重构核心课程(群)体系、教材体系与实践教学体系,打造一批 "讲金课、懂育人" 的高水平师资队伍,切实提升中药学拔尖创新人才培养质量。

二、专家队伍建设

1. 专家组建设方案

(1) 主要职能

专家组是在教育部领导下,对中药学拔尖创新人才培养改革进行研究、咨询、指导、评估、服务的专家组织。专家组的主要职责是贯彻党和国家的方针政策,对中药学拔尖创新人才培养改革进行宏观指导,推动中药学高等教育教学改革向纵深发展,引导中药学高等教育健康、科学、规范、可持续发展,全面提高人才培养质量。

(2) 组建原则

专家组设组长 1 名、成员数名。专家组工作由组长主持。

组长:张伯礼　院士　　　　　　天津中医药大学

成员:陈凯先　院士　　　　　　中国科学院上海药物研究所

　　　王广基　院士　　　　　　中国药科大学

　　　匡海学　教授　　　　　　黑龙江中医药大学

　　　段金廒　教授　　　　　　南京中医药大学

　　　谷晓红　教授　　　　　　北京中医药大学

　　　果德安　教授　　　　　　中国科学院上海药物研究所

　　　程翼宇　教授　　　　　　浙江大学

　　　屠鹏飞　教授　　　　　　北京大学

　　　Rudolf Bauer　教授　　　格拉茨大学(奥地利)

2. 工作组建设方案

(1) 主要职能

工作组是在专家组指导下,组织实施中药学 "101 计划" 建设方案各项目标任务的工作组织。主要负责组织开展中药学拔尖创新人才培养目标、人才成长规律研究,指导开展核心课程(群)体系、实践教学项目建设,指导开展课堂形式与教学方法改革,组织师资队伍培训与教材编写出版,研究制定中药学基础拔尖人才评价体系等工作。

(2) 组建原则

工作组组长、执行组长由牵头单位专家担任,副组长由中药学基础学科拔尖学生培养计划 2.0 基地单位专家担任,成员由项目参与高校、高水平科研院所、领军企业相关专家担任。

组长所在单位设秘书处,秘书长 2 人,协助组长处理日常工作。

组　　长:	张伯礼	天津中医药大学
执行组长:	邱　峰	天津中医药大学
副 组 长:	闫永红	北京中医药大学
成　　员:	殷志琦	中国药科大学
	张　彤	上海中医药大学
	曹　鹏	南京中医药大学
	韩　波	成都中医药大学
	谢海龙	黑龙江中医药大学
秘 书 长:	王小莹	天津中医药大学
	阚湘苓	天津中医药大学

3. 核心师资团队建设方案

(1) 主要职能

在工作组的指导下,组建核心课程、教材和实践项目师资团队,构建共建、共享、共研的平台与机制,参与虚拟教研室建设;完成中药学基础学科核心课程知识点和知识图谱的梳理工作;完成 13 门核心课程建设标准、课程大纲、教案的编写;完成 13 部核心教材编写;完成 13 个实践项目及相关平台建设。

(2) 组建原则

以参与高校的高水平师资为主体。核心师资应在相关课程建设方面具有较高的造诣,并在本课程领域具有较高的影响力。

三、参与高校

中药学基础学科拔尖学生培养计划 2.0 基地:天津中医药大学、北京中医药大学。

中药学国家一流学科建设高校:天津中医药大学、北京中医药大学、上海中医药大学、南京中医药大学、成都中医药大学、中国药科大学。

教育部高等学校中药学类专业教学指导委员会主任委员单位:黑龙江中医药大学。

本项目参与高校共以上 7 所。

四、重点任务

拟定本学科领域在一流核心课程建设(13 门)、一流核心教材建设(13 部)、一流核心实践项目建设(13 个)、一流师资队伍建设等四方面的重点任务。

(一)核心课程建设基本原则

以基础课程、整合课程、创新课程建设为重点。

1. 课程内容要全面、系统,保证学生三基(基本理论、基本知识和基本技能)结构完整。

2. 课程内容力求整合,旨在构建支撑拔尖创新人才可持续发展宽口径、厚基础的自然科学基础整合课程(如生命科学基础等)。

3. 课程内容力求创新,要体现深度广度、学科交叉与学科前沿,拓宽学生专业视野,提高学生对科技前沿的敏感性。

4. 课程内容力求体现高阶性、创新性与挑战度,培养学生解决复杂问题的综合能力和高级思维能力。

(二)核心教材建设基本原则

整体性原则、基础性原则、思想性原则、时代性原则、科学性原则、发展性原则、开放性原则。

1. 符合新课程标准精神,具有前瞻性与实用性。
2. 注重学科交叉融合。
3. 注重语言与文化的有机结合。
4. 注重培养学生的自主学习能力与创新精神。
5. 注重新形态数字化教材建设。

(三)核心实践项目建设基本原则

以培养学生科研思维与创新能力为基本原则。

1. 深化科教融合、产教融合。
2. 依托国家实验室、国家重点实验室、科研院所、领军企业科研所等。
3. 支持学生根据兴趣自主选题,进行创新性、探索性实验。
4. 开展好奇心驱动的基础研究和非共识创新研究。
5. 实践项目学时可根据需求自行设定,可穿插在正常课程中,也可独立成课。

(四)师资团队建设基本原则

每门核心课程第一牵头单位负责组织建立核心师资团队,核心师资团队负责人、教研室主任须具有正高级职称,具有较高科研能力。师资团队其他教师须具有副高级或以上职称,具备较高科研能力。可根据课程和实践项目需要积极引入高水平国内外及港澳台高校、科研院所、企业导师,相关人员应具有正高级职称,具备较高科研能力。

每门核心课程第一牵头单位组织打造精品教学资源库、优秀教学案例库、优质教师培训资源库等,并将优质资源共享到虚拟教研室平台,加强跨专业、跨校、跨地域的教研交流,推动互联互通、共建共享。全面提高教师教书育人能力,重点增强教师将现代信息技术与教育教学深度融合的能力,推动教师加强对专业建设、课程实施、教学内容、教学方法、教学手段、教学评价等方面的研究探索,提升其教学研究意识,大力推广研究成果。建设高水平核心师资团队,为提高中药学拔尖人才培养质量筑牢基础。

五、进度安排

计划实施总体周期为 2 年,以季度为单位拟定进度安排,明确质量监测有关标准及措施(表 3-1-1)。

表 3-1-1　计划进度安排及质量监测

季度	工作安排	质量监测
一季度	开展拔尖创新人才培养现状调研;完成工作组、核心师资团队成员遴选;召开启动会	调研报告
二季度	完成 13 门课程虚拟教研室组建;完成中药学基础拔尖人才成长、培养规律研究	研究报告
三季度	完成专业知识点和知识图谱的构建;完成核心课程、核心教材和核心实践项目的确定	知识图谱手册,核心课程、核心教材、核心实践项目目录
四季度	完成 13 门核心课程设计、核心实践项目设计	课程大纲、教案论证
五季度	完成 13 本核心教材编写大纲、编写体例设计	核心教材编写大纲、编写体例
六季度	在参与高校进行核心课程建设与核心实践项目试运行	课程与项目运行手册
七季度	完成核心教材编写	教材定稿
八季度	完成项目的总结	总结报告

六、保障措施

作为项目牵头单位,天津中医药大学设立工作组秘书处,安排专人负责项目的实施管理工作,投入专门经费保障项目的实施;项目参与单位也安排专人和专款支持项目的运行。

建立联席工作机制,定期召开专家组、工作组会议,研究中药学 "101 计划" 实施情况;定期组织核心师资团队进行教研交流,保证课程改革有效实施。

各参与单位承担相应建设任务,加强各参与单位之间的协作;参与出版社为教材出版提供政策与经费支持,优先出版相关教材;参与科研院所和企业为项目实施提供实验室、生产线等平台资源。

第 4 部分

核心课程与核心
实践项目大纲

核心课程

"临床中药学"教学大纲

先修课程	中医学基础	学分	5
后修课程	方剂学、中药药理学、中药炮制学、中药药剂学、中药不良反应与药物警戒、中药治疗学、临床中药学服务		
课程英文名称	Science of Clinical Chinese Materia Medica		

一、课程简介

临床中药学是在中医药理论指导下,研究中药性能、功效与临床应用等的专业基础课程,是中药学专业拔尖创新人才培养的基石性课程,也是中医药专业学生的必修课。

依据中药学"101 计划"拔尖创新人才培养要求、中药行业传承创新发展需求与"大健康"发展战略,本课程秉承"培中药学术之根、铸专业自信之魂、启中药创新之智"理念,培养学生掌握中药的基本理论,以及常用中药的性味、功效、主治、用法用量、使用注意等临床应用规律,奠定其中药临床治疗、新药创制与药学服务实践技能基础,激发其中医药传承创新发展的归属感与使命感。

根据教学需求,本课程设计分为 3 篇 28 个知识单元,分别是理论篇、效用篇、拓展实训篇。理论篇包括中药学发展历程、中药药性理论、中药应用理论等;效用篇以执业中药师考试大纲为蓝本,按功效分类介绍 400 余味常用中药的性效特点、主治病证及使用注意等,以数字化教材形式追踪中药现代化研发、制剂、应用特点;拓展实训篇包括药性理论现代化阐释、民族医药发展、临床中药学服务实训等内容,奠定新药创制、智能制造、药学服务等综合技能与实践能力基础。

本课程计划 90 学时,包括线下 72 学时和线上 18 学时。通过线上线下混合式教学、翻转课堂"项目式"教学、知识图谱分析及传统讲授法、PBL "带入式"教学、药学服务"情景式"实训、"药厂沉浸式"实践等综合手段,达到培养目标。

92

二、课程目标

【知识】

通过学习本课程,使学生掌握中药学的基本理论、知识与技能,夯实中药学拔尖创新人才的专业基础。

掌握中药药性理论、应用理论及影响中药临床应用的因素等中药学基本理论知识,约149味常用(或有代表性)中药的功效分类、药性特点、功效、主治、配伍及某些特殊方法,某些特殊的炮制意义、用量、用法及使用注意。

熟悉中药药性理论的研究进展、民族药的基本理论、药学服务实训的基本知识和技能,约189味药物的功效分类、功效和主要应用、某些特殊用法及使用注意。

了解中药学科的发展概况,中药的起源、产地、采集,以及约63味药物的功效、特殊用法和使用注意。同时,在各药、常用药及经典方的论述中引用本草典籍,提高学生对本草典籍的重视程度。

【能力】

建立中医药思维及科学思维,掌握中药以功效为核心,上推性能、下联主治的学习方法。

掌握中药学基本理论,能够理解和认知中药药性、功效主治、使用注意等知识和技能,具备合理使用中药,开展中药研发及中药制造等能力。

掌握本草典籍的阅读技巧,具备基于本草文献的研究能力,能够充分利用各种资源获取中药学相关资料,综合分析中药研究与临床应用。

综合运用所学的课程知识,奠定开展中药临床药学服务、新药创制、智能制造的基本能力。

【素养】

1. 掌握传统中药学理论知识,通晓中药历代本草的发展与现代研究前沿,具备发展视角的中医药思维与科学创新思维。

2. 熟悉线上线下混合式教学,具备自主学习的能力,能自主探索中药药性理论、中药功能主治等知识。

3. 熟悉小组讨论、课堂展示与实训等学习形式,培养学生相互团结、互帮互助的团队协作意识,全方面提高学生个人专业素养与人文素养。

4. 了解中药学课程蕴含的文化底蕴,具备正确的世界观、人生观和价值观,自觉践行"大医精诚、大药仁信"人文精神,能够尊重生命,诚信做药,积极投身健康中国战略服务。

三、考核与评价

综合改革课程评价体系,突破传统考试为主的单一成绩评定方式,增大平时成绩比例至40%。平时成绩中突出创新作业、课堂活跃度占比,运用形成性成绩考核体系,以成效和实际表现作为评价学生的重要指标。占总成绩60%的期末考试中,加强高级思维题目的比例至20%~25%,提升对学生综合分析能力的培养。

"方剂学"教学大纲

先修课程	中医基础理论、中医诊断学、临床中药学	学分	4
后修课程	中药炮制学、中药药理学、中药化学		
课程英文名称	Formulas of Traditional Chinese Medicine		

一、课程简介

　　方剂学是研究治法与方剂组方原理、配伍规律(特点)及其临证运用的一门学科,是理、法、方、药的重要组成部分,是联系基础与临床的桥梁学科。课程以辨证论治思想为核心,分析证治机制,以"药力"为依据阐述君臣佐使的组方原则,以中医药的逻辑思维方式详释配伍方义,以"以法统方"的模式提炼配伍特点,是中药学专业的专业基础课、必修课、核心课。方剂学的教学任务是通过一定数量方剂的讲授,引导学生掌握组方原理与配伍法则,塑造学生的辨证论治思维方式,培养学生的成方分析能力,在中成药的运用上体现"合理用药""辨证用药",为今后从事中医药科研、中药新药研发奠定基础。

二、课程目标

　　方剂学课程秉承医学思政教育中"仁德、仁术、仁人"教育理念,将立德树人的思想融入课程体系中,充分发挥教师价值引领和导向作用,以课堂为育人主渠道。课程作为实施人才培养的基本单元,培养拥有较强的中医药思维和科学思维能力的"双思维"人才。立德为先,通过思政元素的融入,培养学生的爱国情怀与人文精神,增强中医药文化自信;树人为基,通过课程的学习,培养学生的基本知识、基础理论和基本技能,在此基础上引导学生从知识的接受者转变为知识的输出者甚至知识的创造者,为中药学基础学科拔尖人才的培养作出贡献。

【知识】

1. 掌握方剂学的基本理论,如组方原则和组成变化、治法与方剂的关系等。

2. 掌握一定数量的基础方、代表方的组方原理及配伍特点。

3. 掌握组成、功用、主治相近方剂的鉴别。

【能力】

培养学生的中医药思维能力,以及分析方剂和临证组方能力。

【素养】

通过动口、动脑、动手,引导学生加强背诵,使学生喜爱方剂学,热爱中医药,发挥积极的学习态度,夯实基础,为实践服务。通过对组方背景介绍、方剂名称解析、古籍方书挖掘、煎服方法阐释、名家医案举例等,使方剂学专业知识与思政元素有机结合,培养学生的创新意识和医德情操,增强学生的文化自信和民族自信,树立学生的社会主义核心价值观。

三、考核与评价

考核总成绩由过程性评价(40%)和终结性评价(60%)两部分构成。过程性评价主要考核学生在日常测试、论文撰写、思维导图制作、病例讨论、方证情景剧表演等方面的情况。日常测试均为包含方剂组成、服法、配伍特点等内容的客观题。日常测试、论文撰写、思维导图制作主要考核个人学习能力,病例讨论、方证情景剧表演除考核方剂学知识点外,还重视对学生团结协作能力的测评。终结性评价采取卷面考核的方式,题型均为主观题,主要考核学生分析方剂、临证组方的能力。

"中药资源学"教学大纲

先修课程	药用植物学、临床中药学、中药化学	学分	3
后修课程	中药生物技术概论、中药栽培学、中药资源产品与开发等		
课程英文名称	Resources Science of Traditional Chinese Medicine		

一、课程简介

1. 课程内容

本课程主要以中药资源基本概念、理论为主要研究内容,以资源种类、分布特点、调查评价、保护及管理等宏观现状为基础,紧紧围绕中药学创新拔尖人才高阶培养目标,围绕中药资源化学及品质成因的核心,以植物化学、植物生态学和生理学、现代分子生物学等理论和技术为手段,探索遗传与环境对中药资源品质形成的影响。同时,以中药资源更新和人工培育为目标驱动,解决中药资源开发利用方面制约产业发展的资源瓶颈问题。最后通过介绍道地药材资源的形成与变迁,综合应用前述理论和技术,解析具体道地药材资源品质形成的因素,客观分析和认识道地药材变迁的现象和原因。从宏观和微观两个层面讲授中药资源学的科学理论,过程中融入典型中药资源案例并展开课堂讨论,系统培养拔尖学生创新能力。

2. 课程创新点

本课程突出中药资源学的自然科学属性,集中概述社会科学方面的宏观认知。重点填补中药学学科体系中从药用植物(或动物)到中药材的这一关键空白内容,解析中医药产业前端的中药材品质成因及成药过程的关键环节,突出资源更新对产业发展的影响,从根本上与产业接轨,着重产业源头端科学人才的培养,为中医药产业服务。

二、课程目标

【知识】

1. 掌握中药资源的基本概念、理论、调查评价、保护及管理等宏观理论内容,中药资源化学,遗传和环境对中药资源品质成因影响,中药资源更新,资源培育和开发利用,以及道地药材资源形成等关键内容。

2. 熟悉中药资源化学、现代生物技术、植物生态学和生理学相关的理论和技术,以及相关理论和技术在解析中药资源品质成因,解决中药资源人工培育和开发利用方面问题的具体应用等微观知识要素。

3. 了解中药资源学在中药学学科体系中从药用植物(或动物)到中药材的这一关键过程的重要性和意义。

【能力】

1. 能够利用中药资源学相关理论联系实际,在实践中能够恰当应用并综合分析。

2. 能够运用所学的课程知识,开展药材品质成因分析,应用现代生物技术理论,分析解决资源品质问题的途径和方法。

3. 能够针对某中药资源更新的关键环节,分析解决产业端消耗与资源更新相平衡的资源问题。

4. 能够归纳总结不同类型资源的属性特点,遗传和环境对品质成因的影响,以及资源更新的关键环节。

【素养】

1. 热爱中医药事业,能够弘扬中医药文化,建立中医药文化自信。

2. 具备中医药思维与科学思维,具有探究性学习的兴趣。

3. 树立终身学习的理念,具有自主学习的能力,能够用批判性思维学习理论知识,用实事求是的科学态度进行科学研究。

4. 具有正确的世界观、人生观和价值观。

三、考核与评价

本课程采用形成性评价,包括过程性评价和终结性评价。其中过程性评价占 40%,包括学生学习过程中的实践活动、专题讨论、论文报告。终结性评价采用理论考试的形式,占 60%。

1. 过程性评价(平时成绩)

过程一:课堂实践一(实践活动)	10%
过程二:专题讨论(课堂专题汇报)	15%
过程三:课堂实践二(论文报告)	15%

2. 终结性评价(期末成绩)

理论考试	60%

3. 总成绩 = 平时成绩(40%) + 期末成绩(60%)

平时成绩若低于 60 分,则该考生不能参加期末考试。

期末成绩若低于 60 分,则该生总成绩不能计入平时成绩。

"中药化学" 教学大纲

先修课程	无机化学、物理化学、有机化学、分析化学、仪器分析、生物化学与分子生物学、中药学、方剂学	学分	2.5
后修课程	中药药剂学、中药鉴定学、中药炮制学、中药分析学、中药药理学、中药质量评价学、中药资源学导论、中药新药创制、中药工程学		
课程英文名称	Chemistry of Chinese Materia Medica		

一、课程简介

1. 课程内容

中药化学是中药学基础学科拔尖人才培养的核心专业课程,是一门结合中医药基本理论,运用现代科学技术,特别是运用化学、物理学和生命科学的理论与方法研究中药防治疾病的物质基础的学科,其知识体系在中药学创新型人才培养过程中发挥承上启下、融会贯通的作用,在中药学拔尖人才培养过程中占据重要地位。中药化学是一门实践性很强的学科,其教学内容要突出为中药现代化和中药创新药物研究服务的指导思想,注意理论联系实际,既要与我国经济发展和社会进步情况相适应,又要突出科学性、先进性和时代感,充分反映本学科的新进展、新成就,以及相关学科的理论成果和技术进步在本学科中的应用。

本课程主要内容包括中药中主要类型化学成分的结构、性质、提取、分离及检识和鉴定。通过对本课程的理论学习和实验操作,学生能够掌握中药中所含有效成分的结构类型、理化性质、提取、分离、检识的基本理论、基本知识和基本技能,熟悉中药所含有效成分的结构鉴定方法,了解中药成分体内代谢化学、中药有效成分结构修饰和改造、中药化学成分生物转化及合成生物学方面的一般方法,为中药药剂学、中药鉴定学、中药炮制学等课程及将来从事中药的创新研究奠定化学成分基础。

本课程主要分为三大模块。

(1) 总论

总论部分主要对中药化学在中药现代化和产业化中的作用,中药中各类化学成分的提取、分离、结构研究方法进行全面系统的介绍。

(2) 各论

各论部分主要对中药中各类化学成分类型,包括苯丙素类、醌类、黄酮类、萜类及挥发油、三萜及其苷类、甾体及其苷类、生物碱等化合物的结构特点、理化性质、提取分离及检识和鉴定方法进行介绍。

（3）知识拓展

本部分内容主要对中药成分的体内代谢化学、中药有效成分的结构修饰和改造、中药化学成分的生物转化及合成生物学、中药复方药效物质基础等内容进行介绍。

2. 课程创新点

（1）优化教学内容，充分体现基础性、适用性、前沿性、系统性和完整性

在教学内容上，突出体现中医药特点和中药化学为实现中药现代化和产业化服务的思想，突出介绍有关中药现代化研究的新思路、新方法，及时反映国内外本学科的最新发展及相关学科新理论与新技术在本学科中的应用，培养学生的创新意识、创新能力和实践能力。

优化教学内容和教学体系，弱化或去除对某些陈旧知识点的讲解，使其更加符合课堂教学的规律和时代发展的要求，如黄酮类化合物结构解析中紫外光谱法的应用、现代科研和生产过程中较少使用的某些提取分离方法、某些化合物的理化性质鉴别方法等。增加中药化学学科研究的新热点和新技术，如新的提取分离方法的应用，大分子化合物多糖类成分的研究，以及中药有效成分体内代谢、结构修饰和改造、生物转化及合成生物学、中药复方药效物质基础等研究方法的介绍等。

（2）改革教学方法，贯彻"以学生为中心"的原则

1）构建中药化学知识图谱，增强学生的自主学习能力：深入挖掘中药化学课程各章节知识点，突出重点和难点，构建中药化学课程知识图谱。学生课前通过预习知识图谱，实现对某一中心主题的各层次之间和各知识点之间的系统认识，从整体角度了解中药化学课程的授课内容，提高学生的学习效率，培养学生积极主动的学习态度。

2）案例式教学强化现代科学思维与传统中医药思维"双思维"的培养：中药化学授课中突出案例式教学方法的使用，采用基于典型案例（如青蒿素的发现、研究及开发）和基于实践问题的案例教学法（具有科研性质的某类中药有效成分的研究），开展在中医药理论指导下（中药药性理论、中药配伍理论等）的中药化学课程教学，为培养中药学拔尖创新人才拓展思路。

3）学研互进，注重实践：中药化学的研究是中药新药开发、中药现代化研究的主要承载平台。中药化学课程坚持理论教学与实践教学相结合，注重把先进的教学理念与中药工业化生产及新药开发相结合，开展与课堂教学内容相关的系列专题科研讲座和生产实践活动，在开阔学生视野的同时，增强学生对专业领域最新研究进展的把握，加强对学生创新思维的培养。

二、课程目标

【知识】

1. 掌握中药化学课程相关的理论知识，包括主要类型化学成分的概念、基本化学结构及结构特点、重要的理化性质、常用的提取分离方法和检识方法；掌握某些类型化学成分（单糖、黄酮类等）的波谱特征及结构研究方法。

2. 熟悉中药化学学科最新的研究技术和前沿进展,包括中药成分体内代谢研究、中药有效成分结构修饰研究、中药化学成分的生物转化及合成生物学、中药复方药效物质等相关知识。

3. 了解中药化学在中药现代化及中药新药研究开发中的地位和作用,了解中药化学课程在中药学相关学科中的重要性和意义。

【能力】

1. 能够运用所学知识开展中药化学相关基础研究,如熟练应用常用的提取方法,准确把握各种分离方法的特点与适用性,熟练运用各种化学方法和色谱方法检测和鉴别中药中的有效成分。

2. 能够针对中药中不同结构类型的有效成分,设计出合理的提取、分离、检识和结构研究的方案。

3. 具备中药化学专业领域理论联系实际应用能力及综合分析能力。

4. 具有较强的中药化学专业领域科研能力和创新意识。

【素养】

1. 增强学生的创新意识,激发学生对中药创新药物研究的学习动力,提高学生对创新精神的理解水平。

2. 培养学生自主学习的能力,引导学生用实事求是的科学态度进行科学研究。

3. 增强家国情怀教育,通过在课程中融入相应的案例,激发学生对传统中医药的认同感和自豪感。

三、考核与评价

本课程采用形成性评价,包括过程性评价和终结性评价,其中过程性评价占总成绩的40%,终结性评价占总成绩的60%。

1. 过程性评价

(1) 单元分布情况

围绕本课程的主要教学内容及目标,主要分为3个单元:①将绪论、中药化学成分一般研究方法的主要内容作为一个评价单元;②将醌类化合物、香豆素类化合物和黄酮类化合物的主要内容作为一个评价单元;③将萜类化合物、三萜及其苷类、甾体类、生物碱类化合物的主要内容作为一个评价单元。

(2) 评价方案和方式

1) 课前提问:每节课设立提问内容,从记忆、理解两方面考核学生掌握的水平。

2) 课上讨论:对课下作业中的开放性题目进行讨论。

3) 随堂测验:重要知识点的学习结束后,采用在线平台进行线上随堂小测验。

4) 课下作业:根据授课内容,布置开放性题目。学生通过课下查阅总结文献,形成纸质版作业。开放性题目的设置应注重中医药思维的融合,如探讨中药有效成分研究在中药药性、中药四气五味及升降沉浮理论阐释过程中的作用。

2. 终结性评价

（1）本评价采用闭卷考试的形式。

（2）试卷题型及分布如下：结构类型题（10 分），单选题（20 分），多选题（10 分），名词解释（10 分），简答题（20 分），流程题（20 分），结构解析题（10 分）。其中理解应用性题目所占比例为 40%～50%。

"中药分析学" 教学大纲

先修课程	高等数学、有机化学、中药化学、分析化学、仪器分析、生物化学与分子生物学、中药鉴定学、中药药剂学、中药药理学	学分	3
后修课程	中药新药创制、科研文献研读与写作、GMP 车间实训、中药学综合贯通课程、中医药综合能力考核		
课程英文名称	Analytical Science of Chinese Materia Medica		

一、课程简介

1. 课程内容

中药分析学是以中医药理论为指导，综合运用化学、物理学、生物学和信息学及其他相关学科的技术和方法，研究中药质量规律及其评价与控制方法的一门课程，具有科学性、整体性和进展性三个基本特点，是中药学类专业的一门核心专业课程。本课程教学的总体设计原则是紧扣新时期中药学人才培养目标，以构建符合中医药特点的质量控制体系为主线，全面系统地介绍学科的基本理论知识、研究新方法和新技术，以及中药质量监管的法规体系等。在配合其他中药学相关课程学习的基础上，培养具备追求精确与卓越的科学精神，并能守正创新、面向世界、面向未来的中药质量分析与管理的拔尖创新人才。

2. 课程创新点

聚集多校教学和科研优势，建立集合思维培养（C，cultivation of dual-thinking）、学习模式改进（L，learning pattern improvement）、融合教材（I，integration teaching materials）、综合实践项目（C，comprehensive practical projects）及知识图谱（K，knowledge graph）于一体的中药分析学课程 CLICK 教学新体系。

加强教学内容顶层设计，全面梳理和优化教学内容，保证教学内容的高阶性、前沿性和挑战度。在贯彻课程"三基"（基本理论、基本知识和基本技能）要求和强调传统中药鉴别与品质评价方法体系应用的基础上，进一步系统介绍党的二十大以来，我国政府为中医药发展作出的一系列重大决策。介绍我国中药监管科学和中药质量管理法规体系建设最新进展，以及新颁布的中药质量研究相关系列指导原则。为使学生树立药品全生命周期管理理念，本课程设置了中药生产过程分析及中药快速检测与补充检验、中药生物效应评价方法和要求等内容,并将最新中药质量研究相关新理论、最新分析技术和策略在中药质量评价中的应用更新到教学内容中,使课程内容与时俱进,更加全面和完善。

聚焦中药分析学关键科学问题,建立集"学 – 问 – 思 – 辩 – 行"为一体的阶梯式实验教学体系,全面提升学生的双思维与实践创新能力。围绕建立符合中医药特点的质量控制标准这一中药分析学科需要重点解决的关键科学问题,构建集"学 – 问 – 思 – 辩 – 行"于一体的阶梯式实验教学体系,加强学生双思维培养,实现学生从基础到创新能力培养的提升。"学":课前线上学习仪器原理、规范化操作要求等知识点,了解项目背景,完成线上自测题;"问":各小组就该项目中的重难点进行提问,并查阅文献了解相关进展;"思":根据文献,思考设计实验方案;"辩":利用翻转课堂对研究方案进行积极辩论,集思广益,完善实验方案;"行":根据学生设计的实验方案开展实验,提高学生解决实际问题的能力,实现学生创新能力的培养。

二、课程目标

【知识】

1. 熟悉我国中药质量监管和法规体系的建设和发展。
2. 熟悉中药质量分析中常用真伪鉴定及定量分析的方法和原理。
3. 熟悉中药中各类化学成分的分析特点。
4. 熟悉中药杂质及有害物质分析。
5. 熟悉中药制剂分析特点、方法和要求。
6. 熟悉中药指纹图谱及特征图谱等整体性质量分析方法的研究思路和要求。
7. 掌握中药体内分析方法主要内容和要求。
8. 掌握中药生产过程分析的方法和要求。
9. 掌握中药质量标准制订的技术原则和要求。
10. 掌握符合中医药特点的中药质量标准研究的创新思路与实践。

【能力】

1. 牢固树立药品全生命周期质量管理理念。
2. 能对中药发挥作用的药效物质基础进行综合分析。
3. 能起草符合中医药应用特点的中药质量标准初步方案。

【素养】

1. 重点强调中医药理论在中药质量评价和控制研究中的指导作用,培养学生的中医药思维和科学思维,努力学习和传承中医药理论精华,增强文化自信和民族自信。

2. 牢记"四个最严"要求,树立"生命至上"和"中药大质量观"理念,增强学生的法律意识和责任担当,提高学生守护药品质量安全的责任感和使命感,使学生树立正确的人生观和价值观。

3. 增强学生的创新意识,以及追求精确、追求卓越的科学精神,努力成为道德品质高尚、职业素养过硬的中药质量分析与管理的拔尖创新人才。

三、考核与评价

秉承以学生为中心,夯实基础理论,强化专业知识和实践能力、深化双思维和创新意识等教学理念,紧密围绕中药学人才培养目标,建立学生成绩全过程评价体系和标准。将线上学习(包括学习进度和学习行为),如在线话题讨论参与度、课外拓展学习资料的学习情况,章节测试,翻转课堂,以及线上、线下期末考试等纳入考核体系,将考核方式和规定在课程教学日历中做详细说明并提前告知学生,使考核结果能全面评价学生的专业知识、技能、行为、态度和思维能力,分析与解决问题的能力,以及自主学习的能力等。

具体的成绩评定方式见表 4-1-1。

表 4-1-1　课程成绩评定方式

序号	成绩类别	考核方式	考核要求	评价权重 /%	备注
1	过程性评价(平时成绩)	平时分	学习进度分(15 分)+ 学习行为分(35 分)	20	各校根据实际情况自行调整
		章节测试	完成 8 个章节测试题(10 分)	5	
		线上期末考试	得分 = 实际得分 / 考试总分 × 权值(40 分)	15	
		翻转课堂	针对学科关键问题引导学生自行查阅文献,积极思考,探寻解决方案	10	
2	终结性评价(期末成绩)	线下集中考试	闭卷	50	

注:此表中内容为该课程的全部考核方式及相关信息

"中药炮制学"教学大纲

先修课程	中医学基础、中药学、中药化学、中药资源学、中药鉴定学、方剂学、中药分析学、中药药理学	学分	2.5
后修课程	中药药剂学、中药新药创制		
课程英文名称	Science of Chinese Medicine Processing		

一、课程简介

中药炮制学是中药学基础学科拔尖人才一门重要的专业课程,也是我国独有的制药技术,是中医用药的一大特色,是中药材和临床应用的桥梁。经历几千年的发展历程,中药炮制技术已经成为理论和实践并重、传统和现代相融合的一门学科,是专门研究炮制理论、工艺、规格标准、炮制设备、历史沿革及其发展方向的学科。其教学内容在继承传统炮制技术和理论的同时,还要应用现代科学技术探讨炮制原理,改进炮制工艺,制订饮片质量标准和规格标准,研发炮制设备,提高临床疗效。

1. 课程内容

本课程的理论教学内容主要分为三大模块。

(1) 上篇(总论)

本部分介绍中药炮制的起源与发展、中药炮制理论、炮制对药物的影响、中药炮制分类和辅料、中药炮制法规、中药饮片质量要求和包装及贮藏与保管等,以中药炮制是中医临床用药的一大特色来突显中医药文化自信。

(2) 中篇(各论)

本部分主要讲授中药净选与加工,饮片切制、炒法、炙法、煅法、蒸煮燀法及复制法等,以炮制方法关键技术、饮片质量标准和炮制作用等为重点,突出对学生理论和实践相结合能力的培养。突出重点品种示范性案例教学内容的展示,表述各方法适用一般品种的基本信息。

(3) 下篇(传承和发展)

本部分介绍中药炮制特色技术的传承、新技术应用于炮制机理和炮制技术的研究、中药饮片生产与设备、中药饮片企业管理、中药炮制研究的方法和内容,突出对学生中医药思维和科学思维并重的研发能力培养。

2. 课程创新点

(1) 教学内容上,构建完整、系统的传统制药体系,充分体现传统和现代知识的融合

理论教学内容在保持中药炮制传统工艺和理论的基础上,引入化学、药理、毒理及细胞分子等现代技术成果解释炮制原理,体现继承与创新、传统与现代、理论与实践、中药与化学、药理、毒理、临床等相结合的特点。

(2) 教学方法和形式上,突出"以学生为中心"的原则

1) 构建知识图谱,增强学生的自主学习能力:采用知识图谱的形式,将中药炮制学理论中的各个知识点以点的形式表达,再通过线、面、网络的形式将其关联起来,帮助学生理解知识点之间的相互联系,更深层次地理解中药炮制学理论。

2) 通过案例式教学,强化科学思维和传统中医药思维"双思维"的培养:基于中药饮片产业的热点和问题进行讨论,基于参与的科研项目进行实验方案的设计、实验方法的筛选等,旨在培养学生动手动脑和创新思维模式。

3) 拓展阅读自学能力:提倡读经典、读文献,加强自主学习后的知识分享。

4) 注重教材的延展性:建立与期刊数据库、专著、在线课程与题库的链接,为学生提供丰富多样的学习资源。

二、课程目标

通过本课程的教学,要求学生掌握中药炮制的基本理论、基本知识和基本技能,熟悉中药炮制的起源、现状和炮制在中药产业和中医临床中的作用,以及中药炮制品的性状、特征;

了解最新中药炮制机械的性能、工作原理及历代医药书籍中有关炮制的论述和中药炮制现代化研究等。具有从事中药炮制的教学、科研及创新、开发应用的能力,为培养继承和发扬我国中医药事业的创新、应用、拔尖型创新人才奠定良好基础。

【知识】

1. 掌握中药炮制的基本知识,包括中药炮制、中药炮制学、中药饮片等的基本概念,中药炮制学的基本任务,中药炮制理论,中药炮制目的,中药炮制的分类,中药炮制辅料,各种炮制方法的基本操作要求,中药饮片质量要求,以及中药炮制作用。

2. 熟悉中药炮制对临床疗效的影响,包括炮制对药性的影响,炮制对临床疗效的影响,炮制对方剂的影响,炮制对化学成分的影响,以及中药炮制研究的方法和内容等。

3. 了解中药炮制技术的传承和发展,包括中药炮制学科的历史沿革概况,中药炮制特色技术的传承概况,中药炮制的相关法规与中药炮制技术相关保密要求,中药饮片企业生产和管理,中药饮片的质量控制及贮藏保管的新方法、新手段,中药炮制设备的研究,以及饮片产业发展的方向等。

【能力】

1. 具备将中药炮制学相关理论联系实际的应用及综合分析能力。

2. 能够运用所学的中药炮制学知识,开展中药炮制技术的研究、炮制传统理论的科学内涵研究、中药炮制工艺、饮片质量标准、阐释炮制机理等方面的研究,能够结合其他学科的知识从事中药饮片和中成药研发等。

3. 能够针对中药饮片行业出现的实际问题和研究热点,发现问题、分析问题、解决问题,增强学习的信心,锻炼系统思维能力、创新思维能力、团队协作能力和思辨能力。

4. 能够将理论知识和技能操作有机结合,具备实际应用能力和综合实践能力。

【素养】

1. 热爱中药炮制学科,继承和发扬中药炮制的传统和特色,热爱中医药事业,弘扬中医药传统文化,守正创新。

2. 具备中医药思维与科学思维,具有从事中药炮制相关的科研及开发应用的能力。

3. 树立终身学习的理念,具有自主学习的能力,能够用批判性思维去学习中药炮制的理论知识,用实事求是的科学态度进行中药炮制相关科学研究。

4. 树立正确的世界观、人生观和价值观,培养坚定的中医药职业道德,继承和发扬我国中医药事业。

三、考核与评价

课程采用形成性评价,包括过程性评价和终结性评价,具体见表4-1-2。

表 4-1-2　课程考核评定方式

考核方式		占总成绩比例 /%
过程性评价	专题讨论	10
	创新性作业综合评分	10
	阶段测验	10
	文献阅读、在线学习活跃度及慕课单元测试	20
	翻转课堂	10
终结性评价	期末考试	40
总分		100

"中药药理学" 教学大纲

先修课程	中药学、方剂学、中药化学、生物化学与分子生物学、生理学、病理生理学、病理学、药理学、生命科学基础	学分	2
后修课程	临床药理学、中药分析学、中药药理学专论、中药新药创制、科研思路与方法		
课程英文名称	Pharmacology of Chinese Materia Medica		

一、课程简介

中药药理学是一门以中医药理论为指导,运用现代科学方法,研究中药和机体相互作用及作用规律的学科。本课程结合目前中医药现代研究的成果,重点介绍中药药理作用产生的机制及物质基础,是中药学专业的一门专业课。

本课程贯彻继承性和创造性相结合的原则,注重科学性和实用性,力图更好适应我国中医药事业发展,培养德、智、体、美、劳全面发展,具备良好的人文、科学与职业素养,系统扎实的中医药学专业基础知识、基本理论、基本技能,较强的实践能力、中药思维能力、自主学习和终身学习的能力,以及良好的沟通、协作能力,能够从事临床医疗、中医药教育、科研,以及对外交流和中医药事业管理工作的高层次人才。中药药理学是新兴学科,其既遵循中医药理论,又结合现代医药知识,是中西医药结合的产物,是中药学和药理学的分支学科,是沟通中西医、联系中西药、跨越医学和药学、衔接基础与临床的桥梁。此外,中药药理学也是从事执业中药师等相关资格考试的重要组成部分。因此,中药药理学在本专业的人才培养中处于举足轻重的地位。中药药理学在中药现代化研究中处于核心地位,学生通过学习中药药理学的研究思路、方法和进展,为今后进一步研究、发掘祖国医药学的优点、特点及开发新药奠定基础。

1. 课程内容

中药药理学包括理论课和实验课两部分,其中理论课 36 学时,实验课 18 学时(实验课教学计划另行制订)。

理论课分为总论及各论两部分。总论重点讲述中药药性理论的现代研究,影响中药药理作用的因素等基本理论和知识,介绍中药药理作用的特点、中药复方药理、中药药理的研究思路。各论按中药传统分类法分类,包括概述和常用中药两部分,重点介绍与各类中药功效相关的药理作用,常用单味药的主要化学成分、药理作用、现代应用及不良反应等。

2. 课程创新点

本课程的创新点主要体现为"一个改革"和"两个创新"。

"一个改革"具体体现在教学方法实施的改革,依托线上线下混合式教学方式,进行优化理论教学、加强实验教学和开展网络辅助教学,三种方式有机结合。针对进展迅速的中药现代化研究,补充学科前沿知识,优化理论教学;开设探索性实验,加强实验教学;利用在线学习平台,开展网络教学及辅助教学。

"两个创新"主要体现在全新综合设计实验的开设及学生创新能力的培养与实践。第一,依托中药学综合设计实验,培养中药学专业学生独立、综合运用多种方法开展实验研究的能力,独立开展课题设计、研究准备、实验实施、数据分析、报告撰写,使学生在实践中检验所学的知识,暴露欠缺的知识,主动提高实验技能,将中药学知识融会贯通,完成从学到用的能力培养和升华。第二,加强学生创新能力的培养,主要针对学生在中药现代化研究中思维能力、创新能力、论文撰写能力等专业素质的培养,进行以加强医药融合和科教协同为目标的课堂设计。通过将专题讲座、课外科研实验、校外调研三方面相结合,第一课堂及第二课堂有机融合、"理论、实验、临床三结合"的方式,调动学生学习的积极性,培养其综合素质。

二、课程目标

【知识】

1. 掌握各类中药及复方的主要药理作用及研究思路与方法。

2. 理解中医学常见病症的现代认识。

3. 理解本课程在中药学相关知识中的重要性和意义。

【能力】

1. 具备将中药药理学相关理论联系实际应用及综合分析的能力。

2. 能够运用所学的课程知识,对课堂提出的问题进行分析和解决,逐步深入理解各类中药功效相关药理作用。

3. 能够针对理论课重点,解决拓展学习中相关的基础研究或临床问题。

4. 在发现问题到解决问题的过程中,增加学生学习的信心,锻炼思辨能力。

【素养】

1. 热爱中医药事业,弘扬中医药文化。

2. 具备中医药思维与科学思维,加强培养学生对相关药理学结果局限性的认识,培养学生客观对待科学问题的态度。

3. 树立终身学习的理念,具有自主学习的能力,能够运用批判性思维学习理论知识,用实事求是的科学态度进行科学研究。

4. 树立正确的世界观、人生观和价值观。

三、考核与评价

综合改革课程评价体系,突破传统考试为主的单一成绩评定方式,增大平时成绩比例至 40%。平时成绩中突出创新作业、课堂活跃度占比,减少出勤占比,以成效和实际表现作为评价学生的重要指标。占总成绩 60% 的期末考试中,加强高级思维题目的比例至 20%~25%,提升对学生综合分析能力的培养。

"中药药剂学" 教学大纲

先修课程	中药学、生理学、物理化学、中药化学、中药炮制学等	学分	4
后修课程	中成药学、中药制药工程、中药新药创制等		
课程英文名称	Pharmaceutics of Chinese materia medica		

一、课程简介

1. 课程内容

中药药剂学是以中医药理论为指导,运用现代科学技术,研究中药药剂的配制理论、生产技术和质量控制等内容的综合性应用技术科学。本课程主要讲授中药常用剂型的临床应用特点、制备工艺技术与质量要求,介绍新型给药系统的研究方法与应用情况。本课程与药品生产实践及临床用药密切相关,是联系中医与中药的纽带。

通过本课程学习,学生应具备中医药思维和现代科学思维,掌握中药药剂相关基本知识和基本技能,熟悉中药药剂学科发展动态和前沿信息,具备将中药制剂理论和技能与现代科学技术有机融合和拓展的能力,适应中药行业发展和中医药事业发展需要,具有良好的人文精神和科学素养、国际视野与创新能力,德才兼备,具有中药生产能力与中医药创新潜质。

2. 课程创新点

(1) 课程内容创新

随着中药药剂学科发展,课程知识呈现出综合性、学科交叉性特征。本课程内容注重中药剂型理论的挖掘、传承与创新,培养学生在中医药理论指导下开展符合中医药特点的中药制剂工艺设计和质量控制的能力;注重中药药剂学理论教学的科学性与系统性,整合物理药剂学、高分子材料学、生物药剂学和现代药剂学等学科知识与研究方法,阐述中药制剂设计与制备原理,理论联系实际,培养学生解决复杂问题的综合能力和高阶思维,提升课程的高阶性、创新性和挑战度;注重案例教学设计,通过产教融合案例,紧跟制剂学前沿技术和设备运用,培养学生研究解决工业化生产常见问题的能力。

（2）教育理念创新

坚持中医药思维与现代科学思维相结合,以学生为中心,促进知识、能力和素质的有机融合,培养具备中医药学科视野、能够在中医药理论指导下运用现代科学解读中药制剂原理,具有研发适合中国人生命基因传承和身体素质特点的"中国药"的基本能力,并能解决中药生产与实际应用问题的专门人才。

（3）教学模式创新

采用线上线下混合、理论与实践教学相结合的教学模式,根据单元教学内容设置案例分析、小组交流讨论等教学环节,突出学生在课程学习中的主体性、主动性,培养学生自主学习的能力。通过综合设计实验教学,培养学生发现问题、分析问题和解决问题的能力。

二、课程目标

【知识】

1. 掌握基于中医药理论的中药常用剂型制备理论、生产技术、质量控制与合理应用关键点。

2. 熟悉在中医药理论指导下,运用现代科学方法,研究解决中药药剂关键科学问题的思路与方法。

3. 了解中药药剂学科发展动态和前沿信息,初步形成中药药剂学学科视野下创新药物制剂的基础知识架构。

【能力】

1. 具有制备中药常用剂型并对其进行质量控制的能力。

2. 具备运用中医药理论指导,根据患者疾病特点,结合药物性质合理选择中药剂型,运用所学的课程知识开展制剂设计与评价的基本能力。

3. 具备运用所学课程知识,综合分析中药制剂常见质量问题的原因,并提出解决方案的能力。

【素养】

1. 通过学习本课程的相关知识,加深对本专业的认识,加强对中医药事业的热爱,自觉弘扬中医药文化,形成完整、正确的世界观、人生观和价值观。

2. 养成运用中医药思维与科学思维开展中药药剂学相关工作的科学作风和思维习惯。

3. 树立终身学习的理念,养成批判性思维学习习惯,达成围绕剂型工艺和质量评价等开展自主学习的能力。

三、考核与评价

课程总成绩由过程性评价成绩和终结性评价成绩组成,各占总成绩的 50%。过程性评价考核内容包括学生学习过程中的线上学习、随堂测试、课后作业、专题讨论等环节。具体考核方式见表 4-1-3。

表 4-1-3 课程考核评定方式

考核方式		占总成绩的比例 /%
过程性评价	线上学习	15
	随堂测试	5
	课后作业	15
	专题讨论	15
终结性评价	期末考试	50
总分		100

"中药新药创制" 教学大纲

先修课程	中药学、中药药理学、中药化学、中药鉴定学、中药药剂学、中药炮制学、中药分析学、中药工程学	学分	3
后修课程	生产实习		
课程英文名称	Developments of TCM New Drugs		

一、课程简介

中药新药创制是一门以中药学知识为基础,结合新药创制的理念和基本要求,介绍中药新药的选题设计、药学研究、药效毒理学研究和临床研究等中药新药研发技术与方法的综合性专业课程。本课程以中药新药研发实例为基础,引导学生应用所学专业知识,结合中药新药临床应用需求和发展动态,学习中药新药研发思路、方法、技能,掌握中药新药研发总体知识结构框架,培养学生以中医药理论为指导的中药新药创制的意识,启发和培养学生对中药新药研究的创造性思维,提高学生的专业素质和创新实践能力。

二、课程目标

本课程内容主要包括中药新药研究开发的方法、流程、法规,以及相关的中医药基础知识,引领学生重视中医理论学习、人用经验搜集整理和临床试验科学规范等相关内容的深度思考与实践;以中药新药研发为主线,将知识介绍和能力培养贯穿于课堂教学中,着重培养学生的自主学习能力,训练科研思维方法,培养创新观念,为今后从事中药创新药物的研究与开发工作奠定基础。

三、考核与评价

考核方式为课堂交流讨论的表现情况(占40%)与课程论文(占60%)相结合的模式。在课堂讨论占部分成绩的驱动下,可使学生认真投入课前准备与课堂交流,使学生逐步体会开动脑筋、积极思考的乐趣,敢于表达观点。课程论文代替闭卷考试,可以综合展现学生的知识和能力,尤其是独立学习与思考的能力,这种能力对于创新思维的激发十分重要。多元化考核的评价方式能使学生对教学内容融会贯通,并可以及时反馈学生的学习情况。

"中药工程学"教学大纲

先修课程	中药化学、分析化学、仪器分析、中药药剂学	学分	3
后修课程	中药新药创制、中药制药与车间设计、科研思路与方法等		
课程英文名称	Pharmaceutical Engineering of Chinese Traditional Medicine		

一、课程简介

1. 课程内容

本课程将传统中医药理论与现代药学理论相结合,将中药传统生产工艺与现代工程技术、信息技术相结合;以源于中药药品的质量可控性、工艺规范化、中试放大、技术标准化、自动化、信息化、绿色与智能化、精益化等内容为主线;理论与实践并重,向学生系统介绍中药制药工程设计、中药信息与知识工程、中药过程系统工程、中药质量管理与控制工程、中药饮片的现代工业生产、中药原料药的前处理工艺与技术、中成药的智造工业工程、中药绿色制造与环境工程等内容。本课程通过基础知识技术介绍与案例分析,旨在培养中药学拔尖创新人才复杂工程问题的分析与解决能力。

2. 课程创新点

(1) 顶层设计课程内容,体现适用性、系统性和前沿性

以中药制药工程设计理念为导向,将传统中药理论与现代科学技术相结合,采用现代化的提取、分离、纯化、制备等技术,结合工程理论、系统设计方法、关键核心技术及产业转化应用实践,及时反映信息技术最新进展,培养学生的创新思维和工程思维,强化制药工程实践能力。

(2) 基于"以学生为中心"实施教学方法改革

基于中药制药质量控制体系与先进制药技术体系构建中药工程知识图谱,增强学生的自主学习能力,深入挖掘中药工程学课程各章节知识点,突出重点和难点,各个知识点以点的形式表达,再通过线、面、网络的形式将其关联起来,帮助学生理解知识点之间的相互联系,实现对某一中心主题的各层次之间和各知识点之间的系统认识,提高学生的学习效率,培养学生积极主动的学习态度。

(3) 强化技术交叉融合和前瞻性

课程注重内容交叉融合和延展性,建立中药传统技术、现代工程技术、信息融合技术、大数据技术等学习资源案例库,为学生提供丰富多样的学习资源。

二、考核与评价

秉承以学生为中心,夯实基础理论,强化专业知识和实践能力,深化双思维和创新意识等教学理念,紧密围绕中药学人才培养目标。本课程建立学生成绩形成性评价体系和标准,将线上学习(包括学习进度和学习行为),如在线话题讨论参与度、课外拓展学习资料的学习情况,章节测试,翻转课堂,以及线上、线下期末考试等,一起纳入考核体系,将考核方式和规定在课程教学日历中做详细说明并提前告知学生,使考核结果更能全面反映学生的专业知识水平,分析与解决问题的能力,以及自主学习的能力等。

具体的成绩评定方式见表 4-1-4。

表 4-1-4　课程成绩评定方式

序号	成绩类别	考核方式	考核要求	评价权重 /%	备注
1	过程性评价 (平时成绩)	平时分	学习进度分(15 分) 学习行为分(35 分)	20	各校根据实际情况自行调整
		章节测试	完成 8 个章节测试题(10 分)	5	
		线上期末考试	得分 = 实际得分 / 考试总分 × 权值(40 分)	15	
		翻转课堂	针对学科关键问题引导学生自行查阅文献,积极思考,探寻解决方案	10	
2	终结性评价 (期末成绩)	线下集中考试	闭卷	50	

"生物化学与分子生物学"教学大纲

先修课程	无机化学、有机化学、物理化学、生命科学基础、化学分析	学分	3.0
后修课程	中药药理学、药理学、仪器分析、中药分析学、中药化学、中药药剂学、中药新药创制		
课程英文名称	Biochemistry and Molecular Biology		

一、课程简介

生物化学与分子生物学是生命科学的重要学科之一。生物化学主要用化学的理论和方法,在分子水平上研究生物体的化学组成、探讨生命活动过程中化学变化规律和生命本质;分子生物学是生物化学的发展与延续,其研究对象是蛋白质与核酸等生物大分子,研究内容包括生物大分子的结构、功能及其在遗传信息和代谢信息传递中的作用及规律。

1. 课程内容

本课程是为中药学专业开设的一门专业主干课。本课程的学习内容主要包括:①生物分子的结构与功能;②物质代谢及其调节;③遗传信息的传递及其调控;④生物化学与分子生物学常用技术;⑤医药相关专题。

根据教学计划,本课程教学时数为 90 学时,包括线下 82 学时和线上自主学习 8 学时。

2. 课程创新点

(1) 以学生为中心,践行"教育、科技、人才"三位一体育人。

(2) 增强知识点间及与相关学科知识点间的横向联系。

(3) 引导学生认识现代生命科学理论与技术对传统中药学的作用与影响,为学生创新思维与能力培养奠定基础。

(4) 融入与学科知识相关的高水平中医药研究成果和最新进展,展示用现代生命科学理论技术阐释中医药原理的典型实例,以增强学生传承发展中医药的理想信念和中医药文化自信。

(5) 注重从多维度对学生的创新素养进行评价,评价指标包括价值观、学业水平、表达能力、批判性思维、问题发现和解决能力、综合实践能力、总结汇报能力等。

二、课程目标

课程设计与教学的目标和方法:①围绕"以学生为中心",体现"教育、科技、人才"三位一体的育人理念。②整合各类教学资料,通过多元化教学方法与手段,引导学生夯实知识基础,延展知识广度和深度,加强能力培养,注重学生中医药思维与创新性思维的养成。③结合中医药专业特点,强化知识间的联系和综合运用,为后期专业课学习打下坚实的基础。④结合多维度课程考核方式,加强自主学习,培养并提高学生的综合能力和专业素养。

生物化学与分子生物学的理论与技术广泛应用于生命科学的研究,更是医药领域研究不可或缺的技术手段。本课程的学习将引导学生认识现代生命科学理论与技术对传统中药学的作用与影响,培养学生中药创新与解决关键复杂问题的综合能力。在本课程教学中,教师结合相关知识点介绍研究进展,实现理论与实际相联系,使学生初步了解科研思路与方法,提高科学素养,培养科研兴趣。通过在授课过程中融入相关的高水平中医药研究成果及最新研究进展,介绍其所蕴含的中医药原理,增强学生学习中医药知识的兴趣,并树立中医药文化自信。

【知识】

1. 生物化学是研究生命化学的科学,分子生物学是生物化学的发展与延续,与其他学科相互交叉、相互渗透。通过本课程学习,学生应在分子水平上认识生命物质的组成、结构、性质和功能,以及生命活动的化学机制及其规律,掌握生物大分子的结构、功能及其在遗传信息和代谢信息传递中的作用和规律,认识生命的本质。生物化学与分子生物学常用技术是生命科学研究的主要方法和手段,也是医药研究的方法与手段之一。通过本课程学习,学生应掌握常用分子生物学技术的原理、基本过程及在医药研究中的作用。

2. 本课程是具有中医药院校特色的专业基础课。本课程注重生物化学与分子生物学在中药学研究与发展中的应用,突出中医药特色。着力培养学生将生物化学、分子生物学与中药学知识融会贯通的能力,理解和掌握中药学领域所应用的重要生物化学与分子生物学原理和过程。

3. 掌握课程知识间的联系与课程体系,了解生物化学与分子生物学重大理论的发现及技术的新进展,适当引入前沿知识,关注学科的最新发展动态。使学生能够从事医药卫生领域教育、研究、管理、流通、国际交流及文化传播等多方面工作,成长为具备中医药背景的拔尖创新人才。

【能力】

1. 具备运用生物化学与分子生物学理论和技术解决医药学科相关科学问题的能力。

2. 具备较强的自主学习能力、独立思考能力、对知识的归纳总结能力、科学的逻辑思维能力,以及分析问题、解决问题的能力等。

3. 启发学生将生物化学与分子生物学知识应用于中药学的研究和开发中,挖掘潜在创新能力,进一步提升创新型人才的培养水平。

4. 运用课程知识理解中药药效物质基础及作用机制,解决中医药临床应用中存在的问题,并具有初步的药物研发思想。

5. 通过多种形式的学习与讨论,培养学生的表达与沟通能力,以及良好的团队协作意识。

【素养】

1. 通过对生物化学学科发展历史和重要原理及机制发现过程的学习,提高和培养学生的科学素养和人文底蕴;通过介绍我国科学家在生物化学与分子生物学领域的贡献,培养学生的民族自豪感。

2. 通过分析疾病机制及药物的治疗原理,正确认识营养、健康、疾病的关系,使学生树立健康的生活观,培养其敬畏生命的精神和关爱他人的情怀,培养学生仁者爱人、药以济世的专业认同。

3. 通过融入中医药学相关内容,帮助学生分析理解中药发挥作用的科学原理,储备理论知识,培养学生用现代科学知识阐释传统中医药理论科学内涵的意识,以对国家负责、对人民负责的态度进行工作和科学研究,为学生日后参与中药的研究和新药研发打下坚实的基础。

4. 通过对本学科基础和前沿知识的学习,培养学生崇尚真理、实事求是、严谨认真的科学态度,终身学习、自主学习的学习理念,敬畏科学、敬畏自然的专业品德,不畏困难与失败的坚强意志,以及开拓创新的奋进精神。使之成为德、智、体、美、劳全面发展,积极向上、身心健康、富有朝气的高素质、高水平、创新型优秀人才,为实现中华民族伟大复兴做出杰出贡献。

三、考核与评价

课程评价不仅考核学生对基础知识和基础技能的掌握情况,同时考核学生对知识的理解与运用能力及思考创新能力,是对学生学习的综合性评价。

课程评价包括过程性评价和终结性评价。其中,过程性评价占比不低于40%,可采取多种形式进行,如学生学习过程中的教学实践活动、课堂学习、专题讨论、论文报告、课后作业、阶段测验、学习笔记等,教师可根据学情等实际需要选取其中部分形式进行考核。终结性评价即期末考试,以选择、判断、填空、名词解释、问答等题型考查学生对基本知识的掌握和理解,以案例分析、非标准答案试题等考查学生对知识的综合运用和探究。

过程性评价和终结性评价分别设置及格分。若任意一项不达标则视为课程考核不合格。

"生命科学基础"教学大纲

先修课程		学分	3
后修课程	生物化学与分子生物学、中药药理学、临床中药学		
课程英文名称	Fundamentals of Life Sciences		

一、课程简介

生命科学基础是中医药院校的一门重要基础课,旨在为学生提供生命科学的基本概念、原理和方法,为进一步深入学习生命科学相关领域奠定基础。本课程涵盖生物化学、细胞生物学、分子生物学、分子遗传学、生物信息学与免疫学等课程中的相关基础知识,帮助学生了解生命科学的体系和研究方向,提高对生命科学专业术语与概念的理解,了解基本的科研方法和实验技术及其应用,并能够应用于实践。此外,本课程还注重培养学生的科学思维能力和创新精神,激发其对于生命科学的学习兴趣和热情,为其未来的发展奠定坚实的基础。

1. 课程内容

课程围绕"物质基础"和"结构基础"阐述生命的现象与本质。内容包括生命科学的发展、物质基础、生物活性物质、细胞及其与环境的相互作用、生命信息传递、遗传与变异、微生物、生理与健康等。

2. 课程创新点

本课程面向中药学拔尖创新人才培养,更加注重学生的能力拓展和科学素养的提高,实现从基础到技能再到综合能力的总体提升。相较于传统面向生物类专业开设的生命科学课程,本课程为一门整合性基础课。在课程讲授中注重体现专业的特点,使学生认识到生命科学基础在本专业中的地位和重要性,明确学习这门课的目的,学会运用辩证唯物主义的观点和方法思考问题、分析问题和解决问题。在讲授中侧重于中医药类基础知识的结合,并适当加入生命科学领域与中医药相关的新内容和新进展。

二、课程目标

中医药院校的生命科学基础课程目标是帮助学生学习生命科学的基本知识和理论,为进一步学习中医药学打下基础,并培养具有中药学拔尖创新人才所需的能力和素质。本课程通过深入探究生命科学的基本原理和前沿技术,以及中医药学与生命科学的交叉融合,培养学生的创新思维和实践能力,为中药学拔尖创新人才的培养提供有力支持。

【知识】

1. 了解生命科学的基本概念、发展历程和研究方法,如生命的起源、进化、分类、细胞结构、生物化学等。

2. 掌握组成生命的元素、化合物及分子结构等基础知识。

3. 了解生物体内的各种生物活性物质及其作用,如蛋白质、核酸、糖类、脂类、激素等。

4. 掌握细胞的结构、功能、代谢和信号转导等基础知识。

5. 了解生物信息传递的机制和过程,如神经传导、激素调节、基因表达等。

6. 掌握遗传学的基本概念、遗传方式、基因突变和表观遗传学等知识。

7. 了解现代生物技术的发展和应用,如合成生物学、酶工程、发酵工程等。

8. 了解中医药学与生命科学的关系和交叉点,如中草药的有效成分、作用机制等。

【能力】

1. 能够运用生命科学的基本概念和分析方法,理解和解释生命现象和实际问题。

2. 能够运用生物化学的基本知识和技能,分析和解释生物分子的结构和功能。

3. 能够运用生物化学和分子生物学的基本知识和技能,分析和解释生物活性物质的作用机制和调控方式。

4. 能够运用细胞生物学和生物物理学的基本知识和技能,分析和解释细胞结构和功能的异常与疾病的关系。

5. 能够运用神经科学和生理学的基本知识和技能,分析和解释生命信息传递的机制和过程。

6. 能够运用遗传学和分子生物学的基本知识和技能,分析和解释基因突变和表观遗传学在疾病发生和发展中的作用。

7. 能够运用生物技术和生物信息学的基本知识和技能,分析和解释现代生物技术在中医药学等领域的应用和前景。

8. 能够运用中医药学和生命科学的基本知识和技能,分析和解释中医药在临床应用和基础研究中的作用和机制。

【素养】

1. 培养学生对生命科学的兴趣和热爱,激发学生对生命科学研究的热情和动力。

2. 培养学生的科学思维和创新意识,让学生深入了解中药学相关的生命科学知识,培养学生的实践能力和解决问题的能力。

3. 培养学生的团队协作和沟通能力,提高学生参与群体研究和交流研究成果的能力。

4. 培养学生的国际视野和跨文化交流能力,提高学生参与国际交流和合作的能力。

5. 通过学习本课程,使学生具备中医药思维,热爱中医药事业,能够主动弘扬中医药文化。

6. 能够树立终身学习的理念,具有自主学习的能力,能够用批判性思维学习理论知识,用实事求是的科学态度进行科学研究。

7. 培养学生正确的世界观、人生观和价值观。

三、考核与评价

学生的成绩评定构成包括知识、能力和素养三个方面。对学生的知识考核可以通过平时测验或者期末测验进行,最多不超过总成绩的 60%;对学生能力和素养的考核要以过程性评价为主,不少于总成绩的 40%。教师必须确定学生的核心能力、核心素质指标和考核方式,做好考核过程的台账记录。

课程采用形成性评价,包括过程性评价和终结性评价。终结性评价可以采用考试、论文、报告等方式进行。

过程性评价包括学生学习过程中的教学实践活动、课堂学习、专题讨论、论文报告、课后作业、阶段测验、学习笔记等内容,具体如下。

(1) 教学实践活动:在教学过程中,教师可以安排一些实践性的教学活动,如实验操作、观察、数据分析等,学生可以通过这些活动加深对生命科学基本理论和实践的理解和掌握。

(2) 课堂学习:学生应该积极参加课堂学习,认真听讲、记笔记,理解并掌握生命科学基础课程的基本概念、理论和技能。

(3) 专题讨论:教师可以安排一些专题讨论,引导学生深入思考和探究生命科学领域的问题,增加学生的学术兴趣和主动性。

(4) 论文报告:教师可以安排学生完成一篇论文或者口头报告,以考查学生的文献查阅、总结和表达能力。

(5) 课后作业:学生应该认真完成教师布置的课后作业,以巩固课堂学习的知识和技能。

（6）阶段测验：教师可以安排一些阶段测验，以考查学生对生命科学基础课程的基本概念、理论和技能的掌握程度。

（7）学习笔记：学生应该认真记录学习笔记，包括基本概念、理论和技能，以及自己的思考和总结。

"中药信息学" 教学大纲

先修课程	中药学、计算机文化基础	学分	2
后修课程	中药新药创制		
课程英文名称	Chinese Materia Medica Informatics		

一、课程简介

本课程为中药学院中药学专业的基础课，学生对象为本科三年级和四年级学生。本课程的教学目的是通过解决中药研究中的实际问题，向中药学科各专业的本科生介绍中药信息学的基础理论知识，以及为掌握这些基础理论知识所必需的实验操作能力。

1. 课程内容

通过本课程的学习，学生不仅能掌握中药信息学的概念、中药信息学常用技术和方法，熟悉相关软件的正确操作方法，了解中药信息学的发展，还能将已学习的专业知识进行有效整理、分析和融合，帮助学生选择正确合理的中药信息学的方法解决学习、科研和工作中的实际问题。

2. 课程创新点

本课程为中药学与信息科学的交叉学科，主要讲授与中药学相关的信息学相关知识与技术，结合专业培养目标及课程基本理论，主要课程内容包括信息学的基本概念、信息学常用技术，以及信息学技术在中药研究中的实践应用，以培养拔尖学生创新能力。

二、课程目标

【知识】

1. 掌握中药信息学的基本理论、应用现状与发展趋势。

2. 熟悉中药信息学的数据基础，掌握中药理化信息、生物信息、临床信息、药理学信息和其他信息的分析处理方法。

3. 掌握中药信息学的数据结构设计。

4. 熟悉信息学数据分析常用技术，掌握经典统计学分析方法。

5. 掌握信息学数据可视化常用技术。

6. 掌握经典机器学习模型及其用法。

7. 掌握常用深度学习模型及其用法。

8. 掌握智能时代的最新信息学分析技术。

9. 掌握临床前中药信息学研究内容及常用信息技术。

10. 掌握中药制造过程的信息学研究内容及常用信息技术。

11. 掌握中药临床应用的信息学研究内容及常用信息技术。

【能力】

1. 能够运用信息技术实现对中医药信息的获取、转化、分析与利用。

2. 能够运用信息技术进行中药临床前研究的数据分析。

3. 能够运用信息技术进行中药制造研究的数据分析。

4. 能够运用信息学技术进行中药临床应用研究的数据分析。

5. 能够运用信息学技术方法,解决拓展学习中相关的基础研究或临床问题。

6. 通过发现问题到解决问题的过程,培养学科交叉意识,锻炼思辨能力。

【素养】

1. 增强学生学科交叉意识,培养学生跨学科思维,锻炼使用信息技术解决中医药实际问题的素养。

2. 具备中医药思维与智能信息思维。

3. 树立严谨科学的研究态度,掌握相应研究方法。

三、考核与评价

以考核学生基本知识、基本理论和基本技能掌握程度为基础,提出课程形成性评价方案,以及推进评分改革的方法。课程形成性评价包括过程性评价和终结性评价,其中过程性评价成绩占比不低于 40%。过程性评价考核指标包括学生学习过程中的教学实践活动、课堂学习、专题讨论、论文报告、课后作业、阶段测验、学习笔记等内容,终结性评价可以采用考试、论文、报告等方式进行。

核心实践项目

"临床中药学服务实务实训 '践行性效指导——提升合理用药'" 实践项目教学大纲

学分	1
项目英文名称	Practical Training for Clinical Chinese Pharmaceutical Care: Guidance Based Upon the Property and Indications of Chinese Medications to Enhance the Rational Use of Medicine
所属课程	临床中药学

一、项目简介

1. 项目内容

临床中药学服务是药师提供的一种以患者为中心的,以合理使用中药提高患者生活质量为目的专业技术服务。其核心目标是使患者得到安全、有效、经济、适当的治疗药物,实现改善患者生活质量的既定目的。临床中药学服务实务实训旨在学习中药学基本理论与临床常用中药性味、功效、主治、使用注意等知识的基础上,引入合理用药的基本原则与药学服务的理论基础,开展初级药学服务实训,践行第二课堂,走出校园进行集中研学,突出对学生动手能力、药学服务能力及创新能力的提升与培养。

2. 项目意义

随着国家医改深化,医院临床药学工作从传统"以药品保障为中心"转移至"以患者为中心"的临床药学服务。依托中药性效理论对合理用药的指导,切入公众临床用药误区,通过本课程实训,使学生了解认识初级药学服务工作在促进中药临床使用的安全性、有效性、经济性与适当性中的作用和意义,了解初级临床中药学服务所需的主要专业知识和基本专业技能,为后期的专业课程和实践课程的教学奠定基础。

3. 项目创新点

本项目创新性地提出基于中药性效理论的药学服务指导,开展临床中药学服务技能实训,促进中药合理用药水平。项目设计源于中药学理论与知识,融入现代药学服务理念,体现高阶性、创新性,让学生探讨药学服务前沿科学与理念,挑战传统中药的药学服务。

二、项目目标

【知识】

1. 掌握中药性效理论与应用理论,并掌握临床药学服务的能力,能够综合利用中药学的理论特点与药学服务技能。

2. 掌握常用中药的性味、功效、主治与使用注意等知识,掌握将中药特点的药物知识转化为药学服务的知识要点。

【能力】

1. 能够应用中药性效理论与临床应用理论,并结合现代药学服务理念,具备开展初级药学服务的能力。

2. 掌握开展用药指导、处方审核、处方点评、用药教育等药学服务技能。

【素养】

切入中药性效理论与临床用药常见误区,通过实训使学生充分认识作为临床中药师的使命感与责任感,了解开展临床中药学服务所需的主要专业知识和基本专业技能,进一步加强其对初级临床中药学服务的认识,使学生具备医者仁心的人文关怀精神。

三、考核与评价

1. 考核方式

本项目采用平时课堂表现与实训记录、实训结果、实训小结报告相结合的考核方式,课程实训成绩评价方式由平时参与度、实训任务完成情况、学生互评及实训小结报告组成。

2. 评价方式

实训课程参与度占总成绩的 20%,实训任务完成情况占总成绩的 40%,实训小结报告占总成绩的 30%,集中研学体会与报告占总成绩的 10%。

"临床处方思维解构" 实践项目教学大纲

学分	1
课程英文名称	Deconstruction of Clinical Prescription Thinking
所属课程	方剂学

一、项目简介

1. 项目内容

"临床处方思维解构"是将方剂学习由基础课过渡到临床实践操作,从而发挥学生的主观能动性,强化学生对理论知识点的理解与记忆,同时开阔学生视野,加强学生素质教育的一项实践项目。

2. 项目意义

通过对各系统疾病及常用处方构方思路及用药特点的讲授,引导学生探索分析组方原理与配伍法则,培养学生分析、运用方剂,以及据证组方求"变"的能力,从而达到"师法不泥方"的学习目标,突出方剂的学习,并为学习中医药课程奠定基础。

3. 项目创新点

方剂学既是一门专业基础课,亦是桥梁课。所谓桥梁课,即一端维系着中医基础理论、中医诊断学及中药学,另一端又与临床密切相关。该项目从病案分析入手,通过病案分析与中医基础知识相结合、病案分析与中医辨证相结合、病案分析与方药讲授相结合、病案分析与类方对比相结合,以培养学生辩证思维能力、遣药组方能力、创制新药的能力及知行统一能力。

二、项目目标

【知识】

掌握方剂的组方法则和组成变化与功用、治法与方剂的关系等基本理论。掌握基础方、代表方及常用方的组方原理及配伍特点,组成及功用相近方剂的鉴别。

【能力】

领悟配伍组方之要旨,培养学生具备分析、运用方剂的中医药辩证思维能力,能熟练地据证选用方剂、变化成方、创制新方。

【素养】

通过多种教学手段,激发和提高学生探索、求知的学习积极性,提高学生学习知识、应用知识的能力,培养学生的创新意识、医德情操,增强学生的文化自信、民族自信,引导学生树立正确的人生观、价值观。

三、考核与评价

考核总成绩由出勤/学习态度(占总成绩的 5%)和综合考核(占总成绩的 95%)两部分构成,综合考核采取考查形式进行。

"中药资源综合实践"实践项目教学大纲

学分	2
项目英文名称	Practice of Chinese Medicine Resources
所属课程	中药资源学

一、项目简介

1. 项目内容

"中药资源综合实践"是中药资源学课程理论联系实际的特色实践项目,是衔接中药产业发展需求和人才培养的桥梁。项目聚焦中药产业结构调整的前端需求,以培养学生肩负中药事业发展的社会责任感、拓宽科研视野、提升创新能力为目标,构建问题导向式研究型综合实践。项目采取阶段式模块化设计,学生在各个阶段的实践模块中以发现问题、分析问题成因和制定解决方案为任务驱动,自主学习,做到实践前有问题思考、实践中有研究收获、实践后有问题解决方案。

各阶段和模块具体为:实践前,计划制定、背景调查、室内模拟模块;实践中,野生资源调查、药用生物的培育现状调查、中药资源相关产业调查、中药资源管理调查、中医药传统知识调查;实践后,调查资料的整理与分析、概念验证实验方案设计、方案的论证与评估。

2. 项目意义

实践项目是理论知识走向实际应用、单一知识掌握到综合知识运用的能力提升过程。中药资源综合实践促进学生了解中药资源的特点和应用,理解植物成药性的遗传和环境调控特点,掌握中药资源的质量评价方法,学习中药资源可持续利用的策略和方法,培养团队合作精神,提升学科交叉和综合创新能力。为我国中药事业和中药资源产业的高质量发展提供人才储备。

3. 项目创新点

(1) 课程思政鲜活、立体有深度

项目充分挖掘实践基地鲜活的历史、文化和优秀人物事迹等作为思政教育素材,让思政于无声处渗入。老师以家国情怀、历史经验教训和中药产业发展现状引导学生担负青年使命;学生通过参观、采访,触摸历史、走进文化,树立正确的人生价值观,解决为何学、为谁学这一根本问题。

(2) 采用以问题为导向的研究型实践

聚焦实践类课程中学生学习主观能动性不足等问题,本项目实施以问题为导向的研究型综合实践教学。以发现实践地的产业问题和提出解决方案为任务,激发学生思考、提高动手和团队协作能力,做到课前有思考、过程有收获,课后有行动,使学生忙起来。激发学生的学习兴趣和热情,训练并提高实际工作能力,达到综合运用知识来发现问题和解决问题的目的,拓宽科研视野,提升创新能力。

(3) 建立模块化、精细化课程管理模式确保项目质量

针对实践类课程教学效果差异大、教学目标难以达成等问题,本项目实施分模块精细化管理模式确保课程质量。对整个教学过程从教学目标、教学流程、教学落实和教学考核四个模块实行精细化管理,形成以目标为指导,以流程推动目标,以落实保障流程,以考核对标落实,实现教学过程的有序循环闭合系统。模块化、精细化的管理有效促进教学资源合理利用,确保实践项目效果达成,为同类实践项目提高教学质量提供参考。

二、项目目标

【知识】

1. 掌握中药资源调查、中药种质收集与保护、中药资源综合利用、中药产品开发所涉及的技术及方法。

2. 熟悉重点药物及常用中药资源的分布、生态环境、栽培管理、采收加工、鉴别特征、药效成分、功能主治及开发价值，理解重点中药品质形成的遗传和环境成因。

3. 了解中药资源保护和经营管理知识。

【能力】

1. 具备中药资源种类鉴别、储量变化监测的能力。

2. 具备中药种质收集与评价、新品种选育及栽培、加工炮制及鉴别的能力。

3. 具备市场调研、行情研判、相关产品开发等的能力。

4. 具备发现问题、提出问题的能力。

5. 具备制定详细实验方案并执行的能力。

【素养】

1. 认同本专业的价值，有强烈的专业使命感、社会责任感。

2. 具有保护资源与环境、维护生物多样性和生态平衡的意识。

3. 具有面对困难、克服困难的勇气，团队协作和开拓创新的精神。

4. 具有勇于探索、去伪存真的科学家精神。

三、考核与评价

实践项目考核采用全过程综合能力评价的方式，不设终结性评价。老师在评分时重点考查学生的专业知识、综合能力、分析思辨、协作精神等：①实践学习过程中专业知识的迁移运用、理论联系实际的程度；②资源调查的动手能力，从专业角度发现问题、分析问题、解决问题的能力；③针对调查地所撰写的实践报告的专业性；④团队的协作意识、沟通协调、个人表现度和投入程度。

具体的评分细节为：实践前的调查任务明确、调查方案制定等，占比 20%；实践中的动手操作与专业素养，占比 50%；实践后的总结报告与规划报告等，占比 30%。每部分的成绩教师评分占比 80%，同学互评占比 20%。同学互评在三个环节中均实施，每位同学评价自己同组的同学，最终得分取所有评价的平均值。

"中药化学创新性实践"实践项目教学大纲

学分	2
项目英文名称	Innovative Practice in Chemistry of Chinese Materia Medica
所属课程	中药化学

一、项目简介

1. 项目内容

中药化学在中医药基本理论和临床用药实践指导下,运用化学、物理学和生命科学等现代科学理论和技术对中药药效物质基础进行研究。中药化学是中医药理论与现代科学理论与技术相互结合与渗透的一门交叉学科,属于应用基础学科范畴。本项目不仅要求学生具备扎实的理论基础,更要培养学生具有独立开展中药有效成分研究的科研思维与实践能力。

"中药化学创新性实践"主要内容是对中药有效成分开展研究,采用提取分离方法从中药中获得化学成分,通过化学方法结合波谱学方法进行化学成分的鉴定并确定其结构。本项目旨在启发学生对中药化学科研设计及研究方法的思考,使学生客观地理解中药化学的学科内涵,将科研思维高效融入中药化学课程体系,启发其对中药化学科研思路与方法的认知,有助于学生实现由理论学习到创新实践的过渡,将理论知识、实验操作、实践和创新能力融为一体,系统培养和提升学生的创新精神、创新意识和实践能力,激发学生的科学探索精神,为从事中药化学相关科学研究奠定基础,助力中医药拔尖创新人才的培养。

2. 项目意义

训练学生的科研思维,培养学生分析问题和解决问题的能力,使学生获得从事中药化学科研工作和实际工作的基本能力;培养学生具有严谨的科学态度、求实的科学作风及勇于开拓的创新精神。

3. 项目创新点

(1) 项目主要面向中药学拔尖学生培养基地班,坚持中医药思维与科学思维并重,采用教学与科研互动模式,将科研平台作为训练课程的第一课堂。

(2) 项目通过 36 学时的"导师制"一对一指导学习,构建以科研融入为核心的本科生新型导师制模式,提出以导师从事的科研项目为导向的新型实验教学方法,着重从实验技能的培养、科研思路的形成、创新思维的建立等方面对学生进行综合培训。

(3) 通过"开题 – 中期 – 报告 – 答辩"管理模式进行综合能力训练,培养学生的科研意识、科研能力、团队精神和综合素质,增强学生的创新意识,提高创新能力和实践能力,实现中药化学科研思路与方法训练的目标。

二、项目目标

本项目坚持以学生为中心,以拔尖创新人才培养为导向,旨在通过科研训练,加深对中药化学基本理论、基本知识的理解和认识,引导学生充分利用课堂所学知识,内化为自身科研实践能力,使学生能够正确和熟练地掌握中药化学常用的方法及规范化的操作技能,掌握中药化学领域科学研究的方法和技术,提升自主学习能力、团队协作精神和创新意识等,具有开展中药有效成分研究的基本能力。

【知识】

1. 掌握中药有效成分的提取、分离基本技能,能够根据待分离样品的性质选择合适的提取方法进行有效成分的提取,运用分离纯化常用的方法(硅胶柱色谱、硅胶薄层制备色谱、聚酰胺柱色谱、大孔吸附树脂色谱、凝胶色谱、制备高效液相色谱、结晶与重结晶等)进行有效成分的分离、制备、精制与纯化。

2. 掌握中药有效成分的结构研究方法,能运用紫外光谱(UV)、红外光谱(IR)、核磁共振光谱(NMR)、质谱(MS)等波谱技术进行化合物的结构解析,确定化合物的结构。

3. 能够较熟练地运用中药化学成分研究常用的软件,如 KingDraw、MestReNova 等。

【能力】

具有中药化学科研创新思维,具备分析问题和解决问题的能力,拥有独立开展中药有效成分提取、分离及鉴定等科学研究的基本能力。

【素养】

1. 具有中医药原创思维能力,能够理解中医药整体观念与现代科学技术,特别是与中药化学学科相辅相成、融合发展的新形势。

2. 培养德才兼备、基础知识厚、实践能力优、科学素质高、创新意识强、面向未来的中药学拔尖创新人才。

三、考核与评价

1. 考核要求

完成系统的中药化学创新性实践,要求每位学生在指导教师的指导下完成文献查阅、立题选题、设计分析、摸索实验条件、书写实验记录、处理数据结果、撰写科研论文等科研过程。在课题确定后,针对课题所选中药,选择合适的提取方法完成有效成分的提取;根据化合物的性质及类型,选择合适的分离方法进行分离与精制,得到 2 个以上化合物;采用 UV、IR、NMR 和 MS 等波谱方法进行结构研究,确定化合物的结构。项目结束后,撰写研究报告。

2. 项目成绩计算方法

开题占比 10%,中期占比 10%,平时表现占比 20%,实验记录占比 20%,研究报告占比 20%,研究工作答辩占比 20%。

3. 成绩评定

开题、中期、平时表现及实验记录由指导教师根据所指导学生的情况进行赋分;研究报告由随机抽选的 3 位指导教师评阅后赋分,取平均值;研究工作答辩由指导教师组成评委专家组,听取学生参与项目完成情况 PPT 汇报(10~15 min)后,根据学生汇报及答辩情况给分,计算平均值作为答辩得分。

<h1 style="text-align:center">"药典标准引领下的中药特征化学成分贯通实验"
实践项目教学大纲</h1>

学分	2
项目英文名称	Comprehensive Experiments on the Characteristic Chemical Components of Chinese Materia Medica under the Guidance of Pharmacopoeia Standards
所属课程	中药分析学

一、项目简介

1. 项目内容

本项目主要分为基础与验证性实验、设计与综合性实验,以及课外实践三个部分。通过基础与验证性实验,使学生掌握中药质量控制的常用分析方法,包括比色法、薄层色谱法、气相色谱法和高效液相色谱法。通过设计与综合性实验,开展易混淆中药的性状、显微、薄层色谱鉴定,以及特征图谱分析、含量测定等,使学生综合利用大学期间所学课程知识,运用合理的技术与方法对中药的特征化学成分进行定性定量分析,形成完整的实验设计及检验报告。通过课外实践,围绕中药的质量控制,通过文献查阅、方案设计、方案实施及结果验证和分析,熟悉中药质量标准建立与提升的研究思路。

2. 项目意义

通过本项目的学习使学生明确中药质量控制理念,掌握基于特征化学成分的中药质量控制技术,选择和设计合理的中药质量控制指标及定性定量方法。本项目将培养能综合应用各门课程知识、具有中药整体质量控制思路和大质量观的中药学拔尖创新人才。

3. 项目创新点

在学习中,围绕中药材的真伪优劣等质量问题,以特征化学成分鉴别及其在中药制剂中的质量控制为例,综合运用所学知识,特别是中药成分的分析方法,掌握中药质量控制的思路、技术和方法。本项目使学生掌握如何运用合理的技术与方法对中药的质量进行分析,了解目前中药质量控制面临的挑战及未来发展方向。

二、项目目标

【知识】

1. 通过性状及显微鉴别、薄层色谱法、HPLC 特征图谱、化学成分定量分析等内容进行学习,旨在使学生快速了解本课程所学的背景知识及相关研究思路。

2. 通过融会贯通大学期间所学课程知识,经文献查阅、方案设计、方案实施及结果分析和讨论,最终形成完整的实验设计及研究结果报告。

【能力】

1. 使学生在综合了解我国中药质量控制发展沿革、走向国际化进程的基础上,掌握如何运用合理的技术与方法对中药的质量进行分析,了解目前中药质量控制面临的挑战及未来的发展方向。

2. 培养学生的创新思维和实践能力,学习中药辨真伪、识优劣、控质量的方法与技术,为生产出的中药制剂质量提供保障,从根源上保证药品安全有效。

【素养】

引导学生坚定“四个自信”,增强学生对中医药文化的认同感和自豪感,培育学生成为崇尚科学、德才兼备、勇于担当、具有突出创新能力、博雅人文素养的中药学拔尖创新人才。

三、考核与评价

本课程总成绩由以下两部分组成。

(1) 过程性评价

占总成绩的 70%。包括前期调研 / 小组讨论(占总成绩的 14%)、实验方案设计(占总成绩的 21%)、实验操作及实验结果(占总成绩的 21%)、学生及小组互评(占总成绩的 14%)。

(2) 终结性评价

占总成绩的 30%。包括设计性实验(占总成绩的 15%)和总结汇报(占总成绩的 15%)。

“设计性中药饮片炮制工艺优化实验”实践项目教学大纲

学分	2.5
项目英文名称	Designed experiments on optimizing the processing techniques of Chinese medicine
所属课程	中药炮制学

一、项目简介

1. 项目内容

本实践项目是通过实验教学,一方面使学生继承和发扬传统的制药技术,掌握中药炮制的基本方法和基本技能,另一方面使学生掌握现代科学研究方法,应用现代科学手段探讨炮制原理,从而加深理解在课堂上所学到的基本理论,为中药炮制工艺的规范化及饮片质量标准的制定奠定良好的基础。

2. 项目意义

中药炮制学实践项目通过实验验证理论课内容,实现理论与实践相结合,对学生掌握中药炮制学知识和科学研究方法、培养实验技能及创新精神都具有重要作用。对培养面向 21 世纪的中药学拔尖创新人才极其重要。

3. 项目创新点

通过制作实验操作教学视频、虚拟仿真实验等丰富的多媒体教学资源,引导学生课前预习规范操作和实验操作流程,提高实验课堂教学效果。授课过程中,以学生自我动手操作为主,教师指导为辅,采用启发式、目标导向式教学方法,突出"以学生为中心"的教学理念,培养学生规范的实践操作技术和自主获取知识的意识,以及分析问题、解决问题的能力,通过对实验中各种现象的讨论,培养学生的质疑、反思与创新精神。

二、项目目标

【知识】

1. 借助实验操作教学视频、虚拟仿真实验等丰富的多媒体教学资源,使学生巩固中药炮制学理论课所学知识,继承和发扬炮制传统的制药技术,掌握中药炮制的基本方法和基本技能;了解包括净制、切制、蒸制、煮制、炒法、炙法、煅法的目的和意义,掌握各种基本炮制方法、步骤和技巧。了解毒性药物炮制的目的和意义、炮制的方法和程序。

2. 能够理解并叙述中药炮制学课程的理论内容,能够运用课程代表的相关知识要素,分析中药炮制对中药品质和效用等的影响。

3. 了解中药炮制各种设备、方法的操作方法、炮制目的,加强学生的理性认识。

4. 掌握现代科学研究方法,应用现代科学手段探讨炮制原理,从而加深理解在课堂上所学到的基本理论。掌握炮制研究的方式方法。

【能力】

1. 能够运用所学的课程知识,针对常用中药进行规范地加工炮制,使之适用于临床需求,体现项目中要求学生具有的能力。

2. 能够根据所学的炮制理论知识和技术,运用现代科学研究方法和现代科学技术手段,对炮制相关课题开展研究。

3. 能够针对中药饮片行业存在的实际问题,运用所学中药炮制学知识对其进行分析并解决。

【素养】

1. 热爱中药传统制药技术,继承和发扬中药炮制的传统和特色,热爱中医药事业,弘扬中医药传统文化,守正创新。

2. 树立终身学习的理念,具有自主学习的能力,能够用批判性思维去学习中药炮制的理论知识,用实事求是的科学态度进行中药炮制相关科学研究。

3. 具有正确的世界观、人生观和价值观,致力于继承和发扬我国中医药事业。

三、考核与评价

项目采用形成性评价,包括过程性评价和终结性评价。具体评价内容见表 4-2-1。

表 4-2-1　项目考核评价表

考核评价内容	考核评价指标	占比 /%
过程性评价	文献查阅及实验预习	10
	实验设计	15
	实验设计的汇报	10
	实验设计自我评价及学生评价	5
	实验操作及作风考核	15
	传统炮制操作	5
	虚拟仿真实验操作	20
终结性评价	实验报告	20
总分		100

"中药网络药理学基本原理与实践"实践项目教学大纲

学分	1
项目英文名称	Basic Principles and Practice of Network Pharmacology of Chinese Materia Medica
所属课程	中药药理学

一、项目简介

1. 项目内容

中药网络药理学是一种综合系统生物学和药理学的研究方法,学生可以整合中药化学组分、靶点和整个生物系统的信息,揭示中药的药效机制和作用方式,对中药学专业学生的动手能力,科研视野及创新能力具有显著的提升作用。本项目包括中药网络药理学原理及研究方法的介绍与实践。学生通过学习中药网络药理学的研究思路及方法,可探索中药及复方多组分、多靶点、多途径的综合调控作用机制,可参与新药靶点的发现、中药组方优化和药效预测等方面研究,能够利用数据库开展中药药理作用的系统性评价。

2. 项目意义

中药网络药理学的基本原理是将中药化学组分与蛋白质靶点结合起来,建立中药 – 靶点网络模型。该模型通过分析中药活性成分与其潜在靶点之间的相互作用,揭示中药的多靶点作用机制。中药网络药理学还可从系统生物学和生物网络平衡的角度阐释疾病的发生发展过程、从改善或恢复生物网络平衡的整体观角度认识中药与机体的相互作用并指导新药发现。中药网络药理学在中药现代化研究领域中具有重要的理论和实际应用价值。

3. 项目创新点

中药网络药理学在研究方法和视角上带来了创新,它的系统性、多靶点的研究模式及数据驱动的分析方法,为中药研究提供了新的思路和工具,有助于深入理解中药的作用机制和临床应用。其创新性主要体现在以下几个方面。

(1) 对中药学相关知识的系统性研究

中药网络药理学是采用系统性的方法,将中药的化学组分、靶点和生物系统整合在一起,对中药学、方剂学、生物化学与分子生物学、生理学、病理生理学、药理学、毒理学、中药化学、中药分析、中药药理等中药学核心课程知识的融会贯通,实现了对中药的全面研究。

(2) 探索中药的多靶点作用机制

中药网络药理学突破了传统的单一靶点视角,将中药的作用机制转变为多靶点作用网络,有助于深入理解中药的疗效和综合效应,帮助筛选潜在的活性成分和靶点,指导中药组方和中药的临床应用。

(3) 数据驱动的研究

中药网络药理学利用大数据和生物信息学的方法,通过收集、整合和分析大量的中药化学组分、靶点、基因表达和疾病信息等数据,进行模型构建和预测。这种数据驱动的研究方法可以提供更全面、精确的中药信息,加速中药研究的过程,提高研究效率和准确性。

二、项目目标

【知识】

1. 掌握中药网络药理学的基本理论,了解化学组分与靶点之间的相互作用、药物靶点网络的构建和分析等内容。

2. 掌握中药学、方剂学、生物化学与分子生物学、生理学、病理生理学、药理学、毒理学、中药化学、中药分析、中药药理学等相关知识在中药网络药理学研究中的应用。

3. 熟悉生物信息学的基本工具和方法,包括中药网络药理学数据库、毒理学数据库、疾病数据库、药物数据库、基因组学、蛋白质组学等的基本原理与知识。

【能力】

1. 能够综合运用相关数据库及生物信息学知识分析中药化学组分与靶点之间的相互作用、构建药物靶点网络并对其进行分析。

2. 具备一定的数据分析和统计学基础,能够运用适当的统计方法对实验数据进行处理和分析。

3. 具备有效获取和筛选相关文献的能力,能够准确理解和分析文献中的数据和结论。

【素养】

1. 能够理解中药及复方的作用原理,热爱中医药事业。

2. 具备中医药思维与科学思维,树立终身学习的理念,具有自主学习的能力。

3. 能够用批判性思维学习理论知识,对网络药理学结果局限性有正确认识,能够客观对待科学问题,能够用实事求是的科学态度进行科学研究。

4. 具备良好的团队合作和沟通能力,能够有效与项目成员合作,共同完成研究任务,并能够清晰地表达自己的想法和研究结果。

三、考核与评价

项目采用形成性评价,包括过程性评价和终结性评价,其中过程性评价占比不低于总成绩的 60%。过程性评价考核内容包括学生学习过程中的前期调研、实践过程、实践结果、汇报交流、自我评价、学生 / 小组互评等,终结性评价可以采用考试、论文、报告等方式进行。

“中药制剂制备关键技术及综合实践” 实践项目教学大纲

学分	2
项目英文名称	Comprehensive Practice and Key Technologies for Preparation of Chinese Materia Medica
所属课程	中药药剂学

一、项目简介

1. 项目内容

中药制剂制备关键技术及综合实践是以中药药剂学课程为基础,在掌握中药常用剂型的含义、临床应用特点、制备工艺和质量要求、中药制剂的稳定性等基础理论、基本知识的基础上,以中药制剂的制备过程为实践内容,围绕常用中药剂型(液体制剂、浸出制剂、注射剂、固体制剂、外用制剂、黏膜给药制剂等)的制备及相关关键技术(如增溶技术、乳化技术、助悬技术、矫味技术、制粒技术、粉体改性技术、包合技术、固体分散技术、微囊化技术、脂质体制备技术等),通过课堂教学、自主学习、讨论教学、实践教学等环节,培养学生发现问题、分析问题、解决问题的能力,以科学研究的视野,广泛调研文献和企业制剂生产的实际,设计解决关键技术问题的方案,在实践中提升学生的动手能力和创新能力。

2. 项目意义

基于中药制剂传承与创新需要,选择中药制剂常用剂型,突出中药制剂剂型工艺设计和制剂技术应用,通过多种教学环节,拓宽学生中药学专业视野,提高学生对中药药剂学科技前沿的敏感度,提升学生解决中药制剂复杂问题的综合能力。

3. 项目创新点

(1) 项目内容的创新

针对中药制剂高质量发展关键技术,基于本学科和交叉学科的基本理论和研究的最新成果,进行项目设计。

（2）教学形式上的创新

采用启发式教学,着重体现内容上的探究性与过程实施中的互动性,提倡学生相互合作和个性化实验。

（3）项目目标上的创新

通过文献研读、自主设计、课堂讨论、实践教学、总结反思等教学环节,拓宽学生专业视野,提高学生对科技前沿的敏感度,提升学生解决复杂问题的综合能力。

二、项目目标

【知识】

1. 掌握中药制剂中间体制备技术、中药制剂稳定性、中药常用液体、固体制剂成型理论等。

2. 掌握物理化学和物理药剂学中涉及的相关理论,包括增溶理论、粉体学相关理论等。

3. 掌握中药制剂设计相关知识。

【能力】

1. 具备文献研究与调研的能力。

2. 具备独立设计科学研究方案的能力。

3. 具备相关常用设备、技术的应用能力。

4. 具备独立分析问题和解决问题的能力。

【素养】

通过多环节实践教学,培养学生的社会责任感,在科学研究中逐步培养并使学生形成求真务实、严谨的科学素养。

三、考核与评价

结合综合实践项目特点,构建本项目的形成性评价方案,具体见表 4-2-2。

表 4-2-2　项目形成性评价方案

考核方式	占总成绩的比例 /%
文献研究与前期调研	10
自主性实践设计	15
实践过程	50
实践结果与总结	10
汇报交流	15
总成绩	100

"中药新药研究综合性实验"实践项目教学大纲

学分	2~6
项目英文名称	Comprehensive Experiments of TCM New Drug Developments
所属课程	中药新药创制

一、项目简介

1. 项目内容

本实践项目基于线上虚拟仿真实验和线下实践项目相结合的自主设计,形成以中药新药临床前研究过程为主线的课程实践教学。本实践项目主要围绕常用中药葛根等设计系列实验,形成基于中药新药研发过程的综合实验体系,涉及现代中药新药研究过程中的多个关键环节,包括药材/饮片的质量评价、制备工艺研究、中试研究、质量标准研究、稳定性研究、药效研究和安全性评价等。

2. 项目意义

通过本项虚拟综合性实验的反复训练,学生将熟练掌握饮片的显微鉴别、HPLC的使用、压片机的使用、大鼠基本实验操作及中药 LD_{50} 的测定等中药新药研究过程中的常用实验技术;线下实践项目涉及中药 TLC 鉴别、葛根总黄酮的含量测定方法学研究、葛根总黄酮提取物的制备工艺研究、中药滴丸剂的制备、制备工艺的中试研究(提取、制剂等)、不同固体制剂的溶出度比较、葛根总黄酮提取物的退热作用研究等具体实验研究项目(各高校可选择类似的新药品种)。

前述实验项目将作为课程实践项目的案例,向学生展示中药新药创制的基本模块和流程脉络。此外,本课程实践项目还将开展基于饮片质量评价、中药复方指定成分的定量分析、中药提取物/制剂的制备工艺、中药提取物的质控方法、中药制剂的质量标准、特定模型的药效研究和安全性评价等指定主题的模块化研究方案设计。

通过案例项目实践(共 54 学时,占 64.3%)、项目研究方案设计(共 18 学时,占 21.4%)与线下企业实训(共 12 学时,占 14.3%)等三模块结合的"多维、多阶"教学,学生将全面熟悉和掌握中药新药研发的关键环节,明晰现有政策框架下的新药创制思路,为学生今后从事中医药科学研究、生产实践和产品开发等相关专业技术工作打下良好的基础。

3. 项目创新点

中药新药研究在实际工作中的周期较长,涉及分支学科的数量多、范围广,是一项极具挑战的复杂工作,故以"中药新药研发"为主题的专业课程,其实践项目教学难度相对较大。本项目依据现行中药新药注册申报的相关法规政策和指导性文件,将"能实不虚"和"以虚补实"结合起来,创新性地建立中药新药临床前研究实践项目。采用虚实结合教学法,突破实验时间与空间的限制,以中药新药研究为主线,综合运用中药鉴定、中药分析、中药药剂、中药药理等学科的知识,指导中药新药研发实践。同时,虚拟实验在本项目的应用,大幅缩短了实验周期,节省实验耗材,减少实验动物的使用量,符合绿色实验设计的"3R"原则。

二、项目目标

【知识】

围绕中药葛根设计系列综合实验,使学生在有限的实验课程中全面了解新药临床前研究的具体实验内容,熟悉中药新药临床前研究的基本内容。

1. 掌握中药药材和饮片的主要质量评价方法。
2. 掌握中药药材和饮片中指标性成分的含量测定方法。
3. 掌握中药提取物及其制剂的基本制备与质量评价方法。
4. 掌握中药及其制剂的基本质量评价方法。
5. 掌握中药提取物及其制剂的稳定性研究基本方法。
6. 掌握中药药效实验的设计方法与原则。
7. 掌握中药提取物的急性毒性研究方法。
8. 熟悉中药新药临床前研究的基本流程和关键环节。
9. 了解中药新药注册申报的基本政策法规与指导性原则。

【能力】

1. 能够将中药学相关理论联系实际地应用和综合分析相关问题。
2. 能够以具体项目为主题,开展中药新药临床前研究的基本实验方案设计。
3. 能够针对中药新药药学研究中的不同关键环节,有效解决相关研究问题。

【素养】

1. 掌握中药新药研究的基本思路,热爱中医药事业。
2. 具备中医药思维与科学思维。
3. 能够树立终身学习的理念,具有自主学习的能力,能以批判性思维进行实践,用实事求是的科学态度进行科学研究。

三、考核与评价

根据本实践项目特点,考核方案分为过程性评价和终结性评价。过程性评价考核项目主要包括实验操作与记录、线下实验报告、虚拟实验操作成绩;终结性评价为学生对指定主题进行中药新药临床前研究关键环节分析,进行对应模块的实验方案设计与汇报分享,形式为课程论文或小组答辩。最终成绩中,过程性评价和终结性评价在总成绩中所占的比例分别为 70% 和 30%。

"质量导向的设计／制造一体化中药工程学"
实践项目教学大纲

学分	4
项目英文名称	Practice Project of Traditional Chinese Medicine Engineering Based on the Integration of Quality-Oriented Design and Manufacturing
所属课程	中药工程学

一、项目简介

1. 项目内容

本项目为"中药工程学"配套建设实践项目,由三类6个实践项目单元组成。6个实践项目单元包含2个中药制药贯通性实验项目、2个设计项目和2个企业实践类项目。中药制药贯通性实验项目涉及原药材鉴别,有效成分提取与精制,制剂成型和成品质量检查等中药生产全过程的关键环节。设计项目涉及中药制药车间设计方法及中药在线质量控制技术。企业实践类项目包括企业实地参观、生产管理规范讲座、生产车间实践等内容。

2. 项目意义

实践教学在高等中药学教育和人才培养中占有十分重要的地位。中药学专业的实践课程通常是根据理论课程来划分,并且遵循"先理论,后实践"或者"边理论,边实践"的授课顺序,以提高学生学以致用、理论联系实际的综合实践能力。本实践项目将单点能力训练、知识贯通训练和实践能力提升相结合,让学生融会贯通并综合应用所学的中药工程学、中药鉴定学、中药炮制学、中药化学、中药药剂学、中药分析学等学科的理论知识,指导制药操作;围绕"质量源于设计"的理念,在对中药饮片现代生产及管理要求、中药智能制造的前沿动态具有一定了解的基础上从制剂生产全过程出发,赋予学生基本中药工程学的方法,探索中药制剂生产的处方设计、工艺流程对最终产品质量的影响,构建中药的工程学研究思路。

3. 项目创新点

本实践项目涵盖中药工程生产的全过程主要环节,涉及众多中药学专业课程的理论知识和实验方法,能够提升学生的工程学思维方法、理论运用能力和操作技能,着重培养学生的综合运用能力和创新能力。实践中引入培养学生独立实验能力的实验单元,全面考察和培养学生独立设计(因素、水平的选择和实验方案的确定)、执行,以及分析结果和得出正确结论的能力。

二、项目目标

【知识】

1. 掌握中药常用制剂(如中药口服液)生产的全过程,包括原药材的主要鉴别方法、有效成分的提取工艺、口服液的制备工艺及设备,成品质量标准评价,旨在使学生快速熟悉相关的制剂流程及研究思路。

2. 掌握采用正交设计法对有效成分的提取工艺条件进行优选的方法,了解制剂制备工艺研究的一般方法;能够综合利用大学期间所学课程知识,经文献查阅、方案实施及结果讨论,最终形成完整的实验报告。

3. 掌握中药工程数据的类型、属性及变化形式和规律,以及中药工程数据的处理和分析方法。

4. 掌握中药制剂关键环节工艺分析技术和方法。

5. 熟悉开源数据分析工具,熟悉中药智能制药过程中感知、认知和控制的逻辑,以及过程信息流和数据流的整合利用方法。

6. 了解中药智能制造前沿动态。

7. 了解中药饮片、中成药生产企业的智能化转型趋势。

【能力】

1. 培养学生进行实验设计的初步能力,以及提出问题、分析问题和解决问题能力。树立实事求是做好实验记录的态度,培养对实验内容梳理和总结归纳的能力,学习和运用科学的思维方法,为今后从事生产和科研工作奠定基础。

2. 在包含中药制造与工艺控制复杂问题和学术前沿问题的情境中,锻炼学生应用智能工具进行工艺感知、工艺分析和工艺控制的能力,提高团队协作解决中药工程学复杂性问题的能力,让学生融通设计思维、计算思维、系统思维等不同思维模式。

3. 培养学生中药制药的动手能力和专业技能,激发学生对中药智能制造技术和智能装备建设的探索兴趣。

【素养】

在传授专业知识、培养专业技能的基础上,根据中药学专业学生的特点,帮助学生完成角色转换,激发实验操作探究热情;以师德为范,引导学生树立正确的药学实验与研究理念,在实践过程中培养学生高尚的中药学职业道德和服务意识,培养学生以中医思维角度合理选择中药剂型及其制备工艺与质量标准的思维模式,使其具备以科研思维角度理解中药工程学内涵的素养,坚定学生学习中医药的信念,增强学生传承中医药文化的责任心,树立学生"制好药"的使命感和责任感,了解中药生产制造行业的技术进步和关键技术突破,鼓励学生建立起探索自主知识产权的核心技术和产业模式的信心,使其成为具有工程学思维和创新精神的全面发展的中药学工作者和接班人。

三、考核与评价

本项目总成绩由过程性评价和终结性评价两部分组成。过程性评价占总成绩的 70%，主要包括前期预习报告（占总成绩的 7%）、实验方案设计（占总成绩的 21%）、实验操作及实验结果（占总成绩的 42%）。终结性评价占总成绩的 30%，主要包括实验报告（占总成绩的 15%）及讨论思考题（占总成绩的 15%）。

"生物化学与分子生物学科研训练"实践项目教学大纲

学分	2
项目英文名称	Scientific Training in Biochemistry and Molecular Biology
所属课程	生物化学与分子生物学

一、项目简介

1. 项目内容

生物化学与分子生物学实验技术已广泛应用于生命科学和医学研究,本实验将培养学生掌握现代生物化学与分子生物学基本实验方法和技能,引导学生认识到相关实验技术对传统中药学研究的影响,培养学生解决中医药传承与创新所面临的复杂科学问题的综合能力。培养具有扎实的现代生物学技术和实验技能,能适应未来医学发展趋势和新时代健康中国战略发展需要的中药学拔尖人才。

2. 项目意义

生物化学与分子生物学实验的目的在于使学生掌握基本操作技能,初步掌握比色技术、离心分离技术和电泳技术的原理和一般方法,熟悉生物化学与分子生物学实验设计的基本原理与方法,验证和巩固生物化学的基本理论和基本知识,培养学生严谨的科学作风、严肃的科学态度和严密的科学方法。

3. 项目创新点

加强对生物化学与分子生物学的基本理论、基本知识和基本技能的讲授和训练,结合生活、临床实际情况、中医药相关理论知识,培养学生发现问题、提出问题、独立思考、分析问题和解决问题的素质和能力。通过本项目,学生能够初步了解科研的思路与方法,科学素养得以提高,科研兴趣得以增强,从而增强学生的中医药文化自信。

二、项目目标

【知识】

1. 通过本项目学习验证生物化学与分子生物学理论知识,进一步认识理论知识对实践的指导意义。

2. 掌握实验的基本原理。

【能力】

1. 通过基本技能训练,提高学生的动手能力和实践能力。

2. 培养学生运用知识解决实际问题和评判性思维的能力,提高学生发现、分析和解决问题的综合能力,提升其对多学科交叉理论与实践融会贯通的能力,为后续从事科研和技术应用等工作奠定基础。

【素养】

1. 提高学生的人文底蕴,夯实其专业素养。

2. 提高学生的表达与沟通能力,使其具备良好的团队协作意识和能力。

3. 培养学生正确运用课程知识和实验方法,妥善解决中医药领域研究或工作中遇到问题的能力,使其具有良好的专业素养。

三、考核与评价

"生物化学与分子生物学科研训练"实践项目的形成性评价包括过程性评价和终结性评价,其中过程性评价占比 60%。过程性评价内容包括学生学习过程中的课前预习、实践过程及结果;以学生提交的实验报告进行终结性评价。具体考核方式见表 4-2-3。

表 4-2-3 项目考核评价表

评估环节	评估方式	评估内容	成绩占比 /%
过程性评价	课前预习	随堂提问安排在课堂开始前 10 分钟,教师依据学生回答的情况对学生进行相应的考核	20
	实践过程及结果	依据实验室要求规范、实验基本操作及仪器使用的规范对学生掌握实验技能的情况进行考核	40
终结性评价	实验报告	以学生提交实验报告方式进行考核。要求实验报告格式规范,内容详尽,用科学的语言客观地记录实验现象,能运用所学知识合理地解释实验结果,表现出严谨的科学作风和严肃的科学态度	40

"中药功效的生物评价技术"实践项目教学大纲

学分	3
项目英文名称	Biological Evaluation Techniques for the Efficacy of Chinese Materia Medica
所属课程	生命科学基础

一、项目简介

1. 项目内容

"中药功效的生物评价技术"作为中药学科本科生拔尖人才培养的实践项目,突出学生对常见生物技术方法理论与实践操作的理解,安排有代表性的中药功效评价实验,强化学生对中药功效评价实践技能和实验方法的掌握。

2. 项目意义

通过实践项目实施,不仅培养学生熟练的中药功效评价实验技能,更能提高学生对于中医药理论指导下的中药功效评价方法的理解,增强学生对中药学专业的学习兴趣,同时也能引导学生主动思考、独立解决相关学科问题。

3. 项目创新点

以中药功效生物评价方法应用为核心,设计实践项目的主体内容,实践项目的整体课程内容具有较强的应用性特征。

二、项目目标

【知识】

1. 熟悉中药功效评价相关的生物学技术原理与方法,培养学生完整理解中药功效评价试验的实验设计方法、实验结果分析与总结。

2. 熟悉实践项目中受试中药功效的理论基础,运用与中药功效相关的生物评价方法,开展中药功效评价实验设计。

【能力】

1. 学习各项实验操作技能,包括中药提取、实验动物基本操作、实验标本取材及处理、指标检测与仪器使用等,培养专业技术能力。

2. 通过对实验现象的观察、分析与总结,培养学生对实验结果解析与实验总结的能力,全方位提升从事中药学工作的实践能力。

3. 通过团队协同完成实践项目的操作,提升学生对任务的执行、组织管理与团队合作能力。

4. 通过完成实践项目中的文献检索,培养学生从事中药学功效评价及项目研究的综合能力。

【素养】

1. 强化珍爱生命、守护健康的人文素养。

2. 增强求真务实、实事求是的科学素养。

3. 坚定中医药文化自信,自觉履行守正创新的文化素养。

三、考核与评价

1. 过程性评价

实验操作及实验报告占总评价的 70%。评价依据包括:实践参与度、实验观察记录的及时性与准确性、实验现象的预见性、操作的熟练度、对待生命的态度、是否实事求是地分析实验结果等。

2. 终结性评价

自主实验设计及交流汇报占总评价的 30%。评价依据包括:文献综述撰写情况、设计汇报答辩情况、本组自评、组间互评、教师点评等。

“中药信息学实验”实践项目教学大纲

学分	2
项目英文名称	Chinese Materia Medica Informatics
所属课程	中药信息学

一、项目简介

1. 项目内容

“中药信息学实验”实践项目以动手实验为主,重点培养与锻炼学生对中药数据分析与处理,同时对当前中医药与信息学交叉融合的典型案例进行实训操作。实训内容包括组分药性预测、临床用药总结、中药生产质量控制、中医诊断客观化与疗效评价分析。在实践过程中,使学生了解中药信息化最新研究进展,理解并掌握 Python 等常用计算机语言、常用机器学习、人工智能与大模型算法。引导学生进行中药学与信息学多学科交叉融合的思考与讨论,鼓励学生通过查阅最新文献,自选题目进行深入研究,培养学生发现问题、思考问题、解决问题的能力,拓宽学生的中医药现代化科研视野,提升学生的创新意识。

2. 项目意义

通过实践项目的讲解与操作,使学生对中药信息学实践应用有一个系统、全面、具体的认识。通过教学、演示、实践、讨论,使学生掌握常用中药信息学方法原理和操作技术,并能构思和设计中药信息学问题的解决方法,促使学生将本专业技能和信息学领域结合起来。

3. 项目创新点

选取具有前期研究基础、数据积累基础的中药信息学典型问题进行实践,重点培养与训练学生使用交叉学科思维分析问题、解决问题的思路和能力;采用合作企业实践、技术网站搭建、虚拟教研平台为学生提供线上与线下相结合、讲解与操作相结合的实践项目平台体系。

二、项目目标

【知识】

1. 掌握中医药信息学基本概念。

2. 掌握中医药数据特点、中医药数据处理注意事项、中医药数据分析常用技术方法。

3. 掌握信息学常用技术方法,熟悉常用开发语言、人工智能算法、数据分析流程等。

【能力】

1. 培养并锻炼学生动手处理与分析中医药数据的能力。

2. 培养并锻炼学生掌握常用信息学开发语言、数据智能分析算法能力,引导学生针对不同的中医药实际问题选择适宜信息技术算法进行处理,完成对结果的讨论与思考。

【素养】

1. 具备学科交叉融合的科研素养。

2. 具备追踪最新研究进展的科研视野。

3. 培养学生发现问题、思考问题、解决问题的科学素养。

三、考核与评价

实践考核环节包括前期调研、实践过程、实践结果、汇报交流、自我评价、学生/小组互评等,侧重评价学生的学习态度、实践规范操作能力及创新精神。

成绩考核采用过程性评价与终结性评价结合的方式,其中过程性评价占比不低于60%。每一个实践项目成绩由以下几部分构成:前期调研(10%)+实验操作(30%)+实践结果(20%)+汇报交流(20%)+讨论与评价(20%)。

参与高校中药学
拔尖人才培养方案

中药学（拔尖学生培养基地班）专业人才培养方案

【本科阶段培养方案】

一、培养目标

中药学（拔尖学生培养基地班）以下简称中药学（基地班），培养热爱中医药事业，德、智、体、美、劳全面发展，具备宽厚的自然科学与人文科学知识视野，坚实的中药学学科理论基础，系统的专业知识和技能，突出的创新思维，开阔的国际视野，良好的科学素养、科研能力和发展潜力，能够在高等院校、科研院所等从事中药基础理论研究、创新药物研发等工作的中药学拔尖创新人才，并具备在国际交流及文化传播等行业发展的潜能，具有成为思想品德、科学基础、实践能力、创新思维和人文素质协调发展的国际化、高素质的科学家及行业领军人才的潜质。

二、培养特色

中药学（基地班）遵循以"守正"和"创新"为主线的中药学拔尖人才培养体系，以书院为实施拔尖计划 2.0 的平台，创新育人模式，厚植育才土壤，深化书院制、导师制、学分制"三制"改革，对标国内外先进水平，中医药思维与科学思维培养并重，建设中药学基础学科拔尖学生培养一流基地。基地注重培养学生的创新意识和科研能力，强调学生的个性化发展；注重大师引领，引导学生关注中医药发展的前沿和热点，帮助学生形成"立足国内、面向国际"的研究视野；强化学生实践能力的培养，鼓励学生深入社会、了解民生，提升分析现实问题的能力；关注学生的长远发展和发展潜力，强化现代中医药的基本理论与方法、创新实践能力和外语的教学。旨在把学生培养成为道德品质高尚、理论基础扎实、发展潜质突出、综合素质全面的高层次中药学研究人才。

中药学（基地班）实行"优进劣汰"动态管理机制，专业进出严格遵循自愿、公平、公正及双向选择原则。本专业为高考独立招生专业，每届总规模不超过 20 人。

三、培养要求及实现途径

中药学(基地班)学生主要学习中医药及相关学科的基本理论和基本知识,接受中药学创新思维、创新能力的培养和中药学科研能力的基本训练,具备中药技术创新和中药新药研发等能力,在职业道德、人文素养、身心素质等方面都得到提高。依托学校国家重点实验室等各类科研平台和资源,加强与科研院所、行业企业等多方机构的合作,多渠道筹措资金为拔尖人才培养提供经费。基地经费主要用于支持学生参加国内外夏令营、国内外学术会议,自主开展创新创业课题,发表科研论文等多方面,构建个性化培养的经费保障体系。根据专业培养要求,学校提供了基本实现途径,使学生懂得课堂学习不是获取知识、锻炼技能、提高素养的唯一方式,能够主动拓展有利于达到培养要求和个人发展的新途径,努力提高自主学习能力,建立终身学习意识(附表1-1)。

附表1-1 培养要求及实现途径

培养要求	实现途径
1. 人文基础通识性知识及个人能力培养	思想道德修养、中医文献导读、中国医史医家简介、歌剧赏析、交响乐赏析、美术欣赏、书法、京剧艺术研究、女性修养、老子的哲学智慧、《易经》选讲等课程;相关网络课程及内容;传统文化进校园、学生社团活动等第二课堂;结合书院制、导师制,引入南开大学等综合性高校及线上书院的人文通识类及文化基础课程,加强学生人文素质的培育
2. 科学基础知识及技能培养	中药学综合设计性实验等实验课程、创新性实践;药房实习、科研训练、药用植物野外实习、暑期社会实践、毕业实习等实践;网络学习;第二课堂
3. 熟练掌握中药学学科基础理论、知识和基本技能,以及研究方向的核心专业知识技能,能够综合运用理论和技术手段开展科学研究	中药新药创制思路、生物药剂学、中药药代动力学、医药知识产权、临床药理学、波谱解析、代谢组学导论、中药临床评价与GCP、常用中成药名方选讲、中药不良反应与警戒概论、中药调剂学、中药文献学、中药创新创业组合、新药设计与开发、药物合成反应、药学分子生物学、分子药理学等课程及实验、创新性实践;爱课程网等相关网络课程及内容;学术讲座、专题报告等第二课堂
4. 具有运用中医药思维,表达、传承中药学理论与技术的能力	中药学综合性设计实验等课程及实验、科研训练、药房实习等实践;相关网络课程及内容
5. 了解学科的前沿发展和趋势,熟悉现代中药学及相关学科的理论前沿、应用前景、发展动态和行业需求,通晓其他学科的知识并且形成综合性的知识结构体系	科研训练、药学文献检索、中药文献学、药用动物学、中药资源学、中药新药研制与开发、中药制药高新技术原理与应用等课程;相关网络课程及内容;学术讲座、专题报告、岐黄讲坛等第二课堂;科研训练、药房实习等实践。研究生课程可有部分课程下沉至本科阶段,并在学生在本校继续攻读研究生期间进行学分认定;对学生自主开展创新创业课题、发表科研论文进行经费支持

续表

培养要求	实现途径
6. 掌握一门外语,能熟练阅读、表达、翻译、撰写专业资料和论文,掌握文献检索、资料查询和综述的基本方法,具有国际学术交流能力	英语、药学英语、药学文献检索、计算机文化等课程及实训;毕业论文等实践;学术论文、学科竞赛、志愿者服务等第二课堂;支持学生参加 2~3 次国内外夏令营、国内外学术会议,进一步增强学生的英语应用能力
7. 熟悉医药行业、药理管理学的方针、政策和法规及营销的基本知识	药事管理学、医疗法律与法规、医院药事管理、药物经济学、中药营销学(含 GSP)、中药商品学等课程;相关网络课程及内容;专题讲座等第二课堂

四、学制、修业年限及授予学位

1. 学制

4+4 年。

2. 毕业与学位授予

本科阶段:学习年限为 4 年。4 年期满达到本科毕业要求,符合中药学理学学士毕业条件者,授予理学学位。

博士研究生阶段:学习年限为 4 年,第 5 年开始攻读博士学位,开展学位论文工作。符合中药学博士毕业条件者,授予医学博士学位。

五、主干学科与核心课程

1. 主干学科

中药学、中医学、化学。

2. 核心课程

中医学基础、中药学、方剂学、药用植物学、中药化学、中药药剂学、中药鉴定学、中药炮制学、中药药理学、中药制剂分析、药事管理学等。

3. 特设实践课程

科研训练 1:中药化学创新性实践;科研训练 2:中药药理创新性实践;科研训练 3:现代中药分析创新性实践。

4. 校际联盟课程

校际课程互选,学分互认。

六、主要实践性教学环节

主要实践性教学环节指暑期专业实践、课程见习、专业实习(生产实习)、毕业实习、毕业论文(毕业设计)、社会实践(社会调查)等的内容、时间安排及进行方式(附表 1-2)。

附表 1–2　主要实践性教学环节

实践教学环节名称	开课学期	学分	备注
军事技能	1	2	
暑期专业实践	2、4	4	
药用植物野外实习	4	1	
科研训练 1：中药化学创新性实践	5	2	
科研训练 2：中药药理创新性实践	6	2	多元化过程评价
科研训练 3：现代中药分析创新性实践	7	2	
生产实习	6	1	
药房实习	7	1	
毕业论文	8	18	
第二课堂	1—8	8	

七、主要专业实验(实训)

主要专业实验(实训)指本专业为达到基本规格要求所设置的具有决定意义的实验(实训)(附表 1–3)。

附表 1–3　主要专业实验(实训)

序号	课程名称	开设学期	学分	学习学时	理论学时		实验/实践学时		开课单位
					线上	线下	线上	线下	
1	药用植物学(J)实验	4	2	36	0	0	0	36	中药学院
2	中药鉴定学(J)实验	5	2	36	0	0	0	36	中药学院
3	中药化学(J)实验	5	4	72	0	0	0	72	中药学院
4	中药炮制学(J)实验	6	2	36	0	0	0	36	中药学院
5	中药药理学(J)实验	6	1	18	0	0	0	18	中药学院
6	中药药剂学(J)实验	6	3	54	0	0	0	54	中药学院
7	中药制剂分析(J)实验	7	2	36	0	0	0	36	中药学院
8	药理学(J)实验	5	1.5	27	0	0	0	27	中药学院

八、课程体系设置

（一）通识教育板块

1. 通识必修课（41 学分）（附表 1-4）

附表 1-4　通识必修课

| 序号 | 课程属性 | 课程名称 | 开设学期 | 学分 | 学习学时 | 理论学时 | | 实验/实践学时 | | 考核方式 | 开课单位 | 备注 |
						线上	线下	线上	线下			
1	必修	大学体育（保健体育）Ⅰ	1	2	36	0	0	0	36	考查	传统体育教研室	固定学期
2	必修	体育Ⅱ	2	2	36	0	0	0	36	考查	传统体育教研室	新开课,固定学期
3	必修	体育Ⅲ	3	2	36	0	0	0	36	考查	传统体育教研室	新开课,固定学期
4	必修	体育Ⅳ	4	2	36	0	0	0	36	考查	传统体育教研室	新开课,固定学期
5	必修	英语综合（听说）	1	2	36	0	36	0	0	考试	外国语第一教研室	固定学期
6	必修	思想道德与法治	1	3	54	0	45	0	9	考查	基础教研室	
7	必修	职业生涯设计与实践	1	0.5	9	5	4	0	0	考查	招生就业办公室	固定学期
8	必修	英语综合（读写）	1	2	36	0	36	0	0	考试	外国语第一教研室	固定学期
9	必修	心理健康教育(1)	1	2	34	30	4	0	0	考查	学工部	固定学期
10	必修	军事理论课	1	2	36	9	27	0	0	考查	军事教研室	固定学期
11	其他	形势与政策Ⅰ-1	1	0	8	0	8	0	0	考查	形势与政策教研室	固定学期
12	必修	计算机文化	1	2	36	0	20	0	16	考试	计算机基础教研室	
13	必修	大学语文	2	2	36	9	27	0	0	考查	文化与健康传播学院	

续表

序号	课程属性	课程名称	开设学期	学分	学习学时	理论学时		实验/实践学时		考核方式	开课单位	备注
						线上	线下	线上	线下			
14	必修	健康教育	1	1	18	0	18	0	0	考查	保康医院办公室	医学类专业免修
15	必修	大学生就业与创新创业指导	4	2	36	28	8	0	0	考查	招生就业办公室	固定学期
16	必修	中国近现代史纲要	2	3	54	0	45	0	9	考查	纲要教研室	先修课程:思想道德与法治
17	其他	形势与政策I-2	2	0	8	0	8	0	0	考查	形势与政策教研室	固定学期
18	必修	马克思主义基本原理	3	3	54	0	45	0	9	考查	原理教研室	先修课程:中国近现代史纲要
19	其他	形势与政策I-3	3	0	8	0	8	0	0	考查	形势与政策教研室	固定学期
20	必修	毛泽东思想和中国特色社会主义理论体系概论(1)	4	3	54	0	45	0	9	考查	概论教研室	先修课程:马克思主义基本原理
21	其他	形势与政策I-4	4	0	8	0	8	0	0	考查	形势与政策教研室	固定学期
22	必修	习近平新时代中国特色社会主义思想概论(1)	6	3	54	0	45	0	9	考查	马克思主义学院	先修课程:毛泽东思想和中国特色社会主义理论体系概论,要求5或6学期开设
23	其他	形势与政策I-5	5	0	8	0	8	0	0	考查	形势与政策教研室	固定学期
24	其他	形势与政策I-6	6	0	8	0	8	0	0	考查	形势与政策教研室	固定学期
25	其他	形势与政策I-7	7	0	8	0	8	0	0	考查	形势与政策教研室	固定学期
26	其他	形势与政策I-8	8	0	8	0	8	0	0	考查	形势与政策教研室	固定学期
27	必修	形势与政策I	8	2	80	0	0	80	0	考查	形势与政策教研室	形势与政策I 1~8完成后,按均分合成

续表

序号	课程属性	课程名称	开设学期	学分	学习学时	理论学时		实验/实践学时		考核方式	开课单位	备注
						线上	线下	线上	线下			
28	必修	新时代大学生劳动教育	2	0.5	9	0	2	0	7	考查	马克思主义学院	待定
		总计		41								

根据教育部《新时代高校思想政治理论课教学工作基本要求》,思想政治理论课各门课程应有序衔接,原则上本科生先学习"基础"课程、"纲要"课程,再学习"原理"课程、"概论"课程;每学期必修"形势与政策"课程;"习近平新时代中国特色社会主义思想概论"课程要求安排在第5或6学期。

大学语文、健康教育作为部分专业的公共必修课程,根据专业情况选择性开设。

2. 通识选修课

通识选修课分为"思想政治理论""文化素养与历史传承""社会与人生""自然科学与科技""经济与管理""艺术鉴赏与审美体验""创新创业""外语类""体育类"等9个系列。其中必须含有"四史"(党史、新中国史、改革开放史和社会主义发展史)教育类1学分、国家安全教育1学分、艺术鉴赏与审美体验类2学分、外语类4学分。本专业学生须在毕业前修读完通识选修课的16个学分。通识选修课从第2学期开始修读(附表1-5)。

附表1-5　通识选修课

序号	课程性质	课程属性	修读时间要求	学分要求
1	"四史"教育类	任选	毕业实习前	1
2	外语类			4
3	国家安全教育			1
4	艺术鉴赏与审美体验类			2
5	创新创业类			2
6	其他			6
	合计			16

(二)专业教育板块

1. 学科基础必修课(64学分)

学科基础必修课包括化学、物理、生物、生理等基础知识课程。其目的是培养学生掌握与中药学相关的自然科学、生命科学、人文社会科学基本知识和科学方法,用于指导专业的学习和实践(附表1-6)。

附表 1-6 学科基础必修课

序号	课程属性	课程名称	开设学期	学分	学习学时	理论学时 线上	理论学时 线下	实验/实践学时 线上	实验/实践学时 线下	周学时	考核方式	开课单位
1	必修	无机化学(J)	1	2.5	45	0	45	0	0	2.5	考试	中药学院
2	必修	无机化学(J)实验	1	1.5	27	0	0	0	27	1.5	考查	中药学院
3	必修	高等数学Ⅲ	1	2.5	45	0	45	0	0	2.5	考试	健康科学与工程学院
4	必修	人体解剖生理学(1)	1	3	54	0	40	0	14	3	考试	中西医结合学院
5	必修	组织与胚胎学(6)	1	1	18	0	18	0	0	1	考试	中西医结合学院
6	必修	大学物理(1)	2	2.5	45	0	45	0	0	2.5	考试	健康科学与工程学院
7	必修	大学物理(1)实验	2	1.5	27	0	0	0	27	1.5	考查	健康科学与工程学院
8	必修	有机化学(J)	2	3.5	63	0	63	0	0	3.5	考试	中药学院
9	必修	有机化学(J)实验	2	2	36	0	0	0	36	2	考查	中药学院
10	必修	分析化学(J上)	2	2	36	0	36	0	0	2	考试	中药学院
11	必修	分析化学(J上)实验	2	1.5	27	0	0	0	27	1.5	考查	中药学院
12	必修	物理化学(J)	3	2.5	45	0	45	0	0	2.5	考试	中药学院
13	必修	物理化学(J)实验	3	1	18	0	0	0	18	1	考查	中药学院
14	必修	细胞生物学(2)	2	2	36	0	36	0	0	2	考试	中药学院
15	必修	分析化学(J下)	3	2.5	45	0	45	0	0	2.5	考试	中药学院
16	必修	分析化学(J下)实验	3	2	36	0	0	0	36	2	考查	中药学院
17	必修	生物化学与分子生物学(1)	2	4	72	0	63	0	9	4	考试	中西医结合学院
18	必修	微生物学与免疫学(1)	3	2.5	46	0	34	0	12	2.5	考试	中西医结合学院
19	必修	数理统计学	3	2	36	0	36	0	0	2	考试	健康科学与工程学院
20	必修	病理学与病理生理学	4	3	54	0	54	0	0	3	考试	中西医结合学院
21	必修	中药学导论	1	1	18	0	18	0	0	1	考试	中药学院
22	必修	中医学基础(1)	1	4	72	0	72	0	0	4	考试	中医学院
23	必修	中药学(J)	2	3	54	0	54	0	0	3	考试	中医学院

续表

序号	课程属性	课程名称	开设学期	学分	学习学时	理论学时		实验/实践学时		周学时	考核方式	开课单位
						线上	线下	线上	线下			
24	必修	药学文献检索	3	1	18	0	18	0	0	1	考试	中药学院
25	必修	药用植物学(J)	4	2	36	0	36	0	0	2	考试	中药学院
26	必修	药用植物学(J)实验	4	2	36	0	0	0	36	2	考查	中药学院
27	必修	方剂学(中药)	4	3	52	0	52	0	0	3	考试	中医学院

注：超过 18 学时的实验/实训课程单独作为一门课程。

2. 专业必修课(35.5 学分)

专业必修课包括中药化学、中药药理学、中药炮制学等课程。其目的是培养学生掌握中药学科的基本理论和知识，掌握中药生产过程、中药检验及质量评价的基本理论和基础知识，熟悉医药行业、药事管理学的方针、政策和法规，熟悉中药储藏、养护的基本知识和中药学类专业的相关学科发展动态、前沿信息和行业需求(附表 1-7)。

附表 1-7　专业必修课

序号	课程属性	课程名称	开设学期	学分	学习学时	理论学时		实验/实践学时		周学时	考核方式	开课单位	是否新开
						线上	线下	线上	线下				
1	必修	中药鉴定学(J)	5	2	36	0	36	0	0	2	闭卷	中药学院	否
2	必修	中药鉴定学(J)实验	5	2	36	0	0	0	36	2	操作	中药学院	否
3	必修	中药化学(J)	5	2	36	0	36	0	0	2	闭卷	中药学院	否
4	必修	中药化学(J)实验	5	4	72	0	0	0	72	4	操作	中药学院	否
5	必修	药事管理学(1)	5	2	36	0	36	0	0	2	闭卷	中药学院	否
6	必修	中药炮制学(J)	6	2	36	0	36	0	0	2	闭卷	中药学院	否
7	必修	中药炮制学(J)实验	6	2	36	0	0	0	36	2	操作	中药学院	否
8	必修	中药药理学(J)	6	2	36	0	36	0	0	2	闭卷	中药学院	否
9	必修	中药药理学(J)实验	6	1	18	0	0	0	36	2	操作	中药学院	否
10	必修	中药药剂学(J)	6	2	36	0	36	0	0	2	闭卷	中药学院	否
11	必修	中药药剂学(J)实验	6	3	54	0	0	0	54	4	操作	中药学院	否
12	必修	中药制剂分析(J)	7	2.5	45	2	43	0	0	2.5	闭卷	中药学院	否

续表

序号	课程属性	课程名称	开设学期	学分	学习学时	理论学时		实验/实践学时		周学时	考核方式	开课单位	是否新开
						线上	线下	线上	线下				
13	必修	中药制剂分析(J)实验	7	2	36	0	0	0	36	2	操作	中药学院	否
14	必修	药理学(J)	5	2.5	45	0	45	0	0	2.5	闭卷	中药学院	否
15	必修	药理学(J)实验	5	1.5	27	0	0	0	27	1.5	操作	中药学院	否
16	必修	中药学综合设计性实验	7	3	54	0	0	0	54	3	操作	中药学院	否

注:超过18学时的实验/实训课程单独作为一门课程。

3. 专业选修课(10学分)

专业选修课模块,可从未来科技发展与学科交叉角度,拓展和延伸必修课程所培养的必备的知识和能力,以达到提高专业知识领域与专业能力的目标。也可从岗位技能核心素养发展趋势的角度,促进学生对企业岗位的适应能力。专业选修课从第3学期开始修读,本专业学生最低修读10学分。

(1)专业外语能力课程模块　包括中药化学英语、中药拉丁语等课程(附表1-8)。其目的是培养学生阅读专业相关英文资料的能力,掌握必要的专业英语词汇,为专业英语的交流和写作奠定坚实的基础。

附表 1-8　专业外语能力课程模块

课程名称	开课学期	学分	学习学时	理论学时		实验/实践学时		周学时	考试方式	课程所在院部
				线上	线下	线上	线下			
药学英语(x)	2+	2.5	45	0	45	0	0	2.5	考核	中药学院
中药化学英语(x)	2+	2.5	45	0	45	0	0	2.5	考核	中药学院
中药拉丁语	3+	1	18	0	18	0	0	1	考核	中药学院

(2)专业创新创业能力课程模块　包括中药新药创制思路、中药废弃物的资源化利用等课程(附表1-9)。其目的是培养学生具有运用中医药思维,表达、传承中药学理论与技术的能力,以及运用现代科学技术与方法进行中药学科学研究的基本能力和创新意识。

(3)专业方向课

1)专业基础方向课程模块:包括医学伦理学、波谱解析等课程(附表1-10)。其目的是培养学生掌握中药学相关学科的基本理论、基本知识,用于指导专业的学习和实践。

2)中医药学方向课程模块:包括内经选读、常用中成药名方选讲等课程(附表1-11)。其目的是培养学生了解中医学科基础知识,掌握中药学科的相关理论和知识;熟悉中药储藏、养护等基本知识,以及中药学相关学科的发展动态、前沿信息。

附表 1-9　专业创新创业能力课程模块

课程名称	开课学期	学分	学习学时	理论学时		实验/实践学时		周学时	考试方式	课程所在院部
				线上	线下	线上	线下			
中药新药创制思路(x)	2+	1.5	27	0	27	0	0	1.5	考核	中药学院
中药废弃物的资源化利用(x)	2+	1	18	0	18	0	0	1	考核	中药制药工程学院
中药创新创业组合课(x)	5+	2	36	36	0	0	0	2	考核	中药学院
新药研究与开发(含 GLP)(x)	5+	2	36	36	0	0	0	2	考核	中药学院、中医药研究院

附表 1-10　专业基础方向课程模块

课程名称	开课学期	学分	学习学时	理论学时		实验/实践学时		周学时	考试方式	课程所在院部
				线上	线下	线上	线下			
医学伦理学(x)	2+	2	36	0	36	0	0	2	考核	马克思主义学院
波谱解析(x)	2+	2	36	0	36	0	0	2	考核	中药学院
土壤学(x)	2+	2	36	0	36	0	0	2	考核	中药学院
植物病虫害与防治(x)	3+	2	36	0	36	0	0	2	考核	中药学院

附表 1-11　中医药学方向课程模块

课程名称	开课学期	学分	学习学时	理论学时		实验/实践学时		周学时	考试方式	课程所在院部
				线上	线下	线上	线下			
内经选读(x)	2+	2	36	0	36	0	0	2	考核	中医学院
金匮要略(x)	2+	2	36	0	36	0	0	2	考核	中医学院
伤寒论(x)	2+	2	36	0	36	0	0	2	考核	中医学院
温病学(x)	2+	2	36	0	36	0	0	2	考核	中医学院
常用中成药名方选讲(x)	2+	1	18	0	18	0	0	3	考核	中医学院
中药调剂学(x)	2+	2	36		36	0	0	3	考核	第一临床医院
中药文献学(x)	2+	1	18	0	18	0	0	1	考核	中药学院
中药材加工与养护(x)	4+	1.5	27	9	18	0	0	1.5	考核	中药学院
药用植物化学分类学(x)	5+	1.5	27	0	27	0	0	1.5	考核	中药学院
中药药代动力学(x)	6+	2	36	0	36	0	0	2	考核	中药学院
中药不良反应与警戒概论(x)	6+	0.5	9	0	9	0	0	0.5	考核	中医学院

3）药学方向课程模块：包括药物化学、体内药物分析等课程（附表1-12）。其目的是培养学生掌握药学学科的相关理论和知识，熟悉药物在研发、生产、检验等过程中的基础知识和基本理论。

附表 1-12　药学方向课程模块

课程名称	开课学期	学分	学习学时	理论学时		实验/实践学时		周学时	考试方式	课程所在院部
				线上	线下	线上	线下			
杂环化学(x)	2+	1.5	27	0	27	0	0	1.5	考核	中药学院
药用动物学(x)	2+	2	36	0	36	0	0	2	考核	中药学院
海洋药物学(x)	2+	1	18	0	18	0	0	1	考核	中药学院
农药学(x)	2+	2	36	0	36	0	0	2	考核	中药学院
药物化学(x)	2+	2	36	0	36	0	0	2	考核	中药学院
药物合成反应(x)	2+	2	36	0	36	0	0	2	考核	中药学院、中医药研究院
药物合成反应实验(x)	2+	1	18	0	0	0	18	1	考核	中药学院、中医药研究院
纳米分析技术(x)	3+	1.5	27	0	27	0	0	1.5	考核	中药学院
体内药物分析(x)	3+	2	36	0	36	0	0	2	考核	中药学院
临床药理学(x)	5+	2	36	0	36	0	0	2	考核	中药学院
药物毒理学(x)	5+	2	36	0	36	0	0	2	考核	中药学院
制药过程检测与控制(x)	5+	2	36	0	36	0	0	2	考核	中药制药工程学院

4）交叉学科方向课程模块：包括化学生物学、中药生物技术、药用天然产物的生物合成等课程（附表1-13）。其目的是培养学生从多层次、多角度掌握中药学、药学相关学科理论知识、发展动态和前沿信息。

附表 1-13　交叉学科方向课程模块

课程名称	开课学期	学分	学习学时	理论学时		实验/实践学时		周学时	考试方式	课程所在院部
				线上	线下	线上	线下			
化学生物学(x)	2+	2	36	0	36	0	0	2	考核	中药学院
药物经济学(x)	2+	1.5	27	0	27	0	0	1.5	考核	中药学院
中药商品学(x)	2+	2	36	0	36	0	0	2	考核	中药学院
中药信息学(x)	2+	1.5	27	0	27	0	0	1.5	考核	中药学院
中药生物技术(x)	3+	2	36	0	36	0	0	2	考核	中药学院

续表

课程名称	开课学期	学分	学习学时	理论学时		实验/实践学时		周学时	考试方式	课程所在院部
				线上	线下	线上	线下			
药学分子生物学(x)	3+	2	36	0	36	0	0	2	考核	中药学院、中医药研究院
生物药剂学(x)	3+	1	18	0	18	0	0	1	考核	中药学院
药用天然产物的生物合成(x)	5+	2	36	0	36	0	0	2	考核	中药学院
分子药理学(x)	5+	2	36	0	36	0	0	2	考核	中药学院
代谢组学导论(x)	5+	2	36	0	36	0	0	2	考核	中药学院

5) 管理规范和法规方向课程模块: 包括中药营销学与 GSP、中药临床评价与 GCP、药品 GMP 等课程(附表 1-14)。其目的是培养学生了解药品在生产、流通、使用、管理、注册等过程中的规范和法规,以国家各项医药管理法规和行业准则规范职业行为。

附表 1-14　管理规范和法规方向课程模块

课程名称	开课学期	学分	学习学时	理论学时		实验/实践学时		周学时	考试方式	课程所在院部
				线上	线下	线上	线下			
中药营销学与 GSP(x)	2+	2	36	0	36	0	0	2	考核	中药学院
中药临床评价与 GCP(x)	2+	1.5	27	0	27	0	0	1.5	考核	中药学院
医药知识产权(x)	2+	2	36	0	36	0	0	2	考核	中药学院、中药制药工程学院、中医药研究院
中药药材质量与药材 GAP(x)	5+	1.5	27	0	27	0	0	1.5	考核	中药学院
药品 GMP(x)	5+	1	18	0	18	0	0	1	考核	中药学院
药品注册(x)	6+	0.5	9	0	9	0	0	0.5	考核	中药制药工程学院

九、主要实践教学环节

(一) 第一课堂实践环节(41 学分)

第一课堂实践环节设置见附表 1-15。

附表 1-15 第一课堂实践环节

实践教学环节名称	开课学期	学分
军事技能	1	2
暑期专业实践	2、4	4
药用植物野外实习	4	1
科研训练 1、2、3	5、6、7	6
生产实习	6	1
药房实习	7	1
毕业论文（设计）	8	18
第二课堂	1-8	8

（二）第二课堂实践环节（8 学分）

第二课堂指在完成专业人才培养方案中的课程和实践环节之外，结合所学知识，在教师指导下利用业余时间所进行的科研和实践活动。通过第二课堂培养学生的综合素质、运用知识的能力、创新思维能力、团队精神、实践能力等，具体规定参见《天津中医药大学第二课堂学分管理办法》。本专业学生在学期间必须完成 8 学分，超出的学分可以代替公共任选课程学分。

最终的学业考核方式见附表 1-16。

附表 1-16 学业考核方式

序号	课程属性	课程名称	开设学期	学分	学时	考核方式	开课单位	是否新开
0	必修	各类课程考核	各学期					
1	其他	毕业考核（中药学拔尖基地班）	10	0	0	考试		
2	其他	体测	7	0	0	考查		
3	–	大学英语四 +	–	–	–	–	–	–

注：1. 1～3 类课程计入成绩单，不纳入绩点计算。

2. 大一至大四 4 次体测完成后，按 50% × 体测 -4+50% × （体测 -1+ 体测 -2+ 体测 -3)/3 合成。

十、课程结构与学分比例

课程结构与学分比例见附表 1-17。

附表 1-17　课程结构与学分比例

课程类别		学分及比例			
		学分	小计	占总学分比例	小计
通识教育板块	必修课	41	57	19.57%	27.20%
	选修课	16		7.63%	
专业教育板块	学科基础必修课（理论学分）	49.5	109.5	23.62%	52.25%
	学科基础必修课（实践学分）	14.5		6.92%	
	专业必修课（理论学分）	17		8.11%	
	专业必修课（实践学分）	18.5		8.83%	
	专业选修课（理论学分）	10		4.77%	
	专业选修课（实践学分）	0		0	
课程外实践教学板块	实践	41	41	19.60%	19.60%
	体测	2	2	0.95%	0.95%
合计		209.5		100%	
说明	1. 专业必修课（含专业基础必修课程）共 45 门，其中双语课程 45 门，全英语课程 0 门。 2. 专业选修课共 40 门，分 3 个能力方向进行拓展。学生应从专业选修课中至少选修 10 学分。 3. 实验课共 19 门，其中独立开设的实验课 15 门，既有理论又有实验的课程 4 门。含综合性、设计性实验的课程 2 门，占实验课程总数的 10.53%。				

【专业修读指南】

为了充分体现"以学生为中心"的人才培养理念，每个专业须根据本专业实际情况和相关要求制定本专业的修读指南，引导学生科学合理规划学业。

以下专业修读指南范例仅供参考。

一、教学进程表

本部分主要介绍第 1~8 学期要修读的课程及相关说明、指导和要求，详见附表 1-18。

附表 1-18　教学进程表（第 1~8 学期）

第 1 学期			第 2 学期		
序号	课程名称	学分	序号	课程名称	学分
1	思想道德修养与法律基础	3	1	中国近现代史纲要	3
2	形势与政策	0.25	2	形势与政策	0.25
3	职业生涯设计与实践	0.5	3	军事理论	2

续表

第 1 学期			第 2 学期		
序号	课程名称	学分	序号	课程名称	学分
4	大学英语	4	4	大学体育Ⅱ	2
5	计算机文化	2	5	大学物理(1)	2.5
6	健康教育	1	6	大学物理(1)实验	1.5
7	大学体育(保健体育)Ⅰ	2	7	有机化学(J)	3.5
8	高等数学Ⅲ	1	8	有机化学(J)实验	2
9	无机化学(J)	4	9	分析化学(J 上)	2
10	无机化学(J)实验	2.5	10	分析化学(J 上)实验	1.5
11	中药学导论	2.5	11	中药学(J)	3
12	中医学基础(1)	1.5	12	生物化学与分子生物学(1)	4
13	组织学与胚胎学(6)	1		暑期专业实践	2
14	军事技能	2			
专业限选课			专业限选课		
合计	必修 27.25 学分		合计	必修 29.25 学分 (选修学分是一个区间,如 2~6 学分,应根据本专业在本学期提供的选修课程,建议学生选修的最低学分和最高学分)	

说明:
1. "形势与政策"为通识教育必修课,第 1~8 学期上课,共 3.5 学分;通识必修课表格中显示是 2 学分。
2. 在第 1~8 学期中,须完成第二课堂 8 学分。

说明:
1. 在第 3~7 学期中,须修读专业限选课 10 学分。
2. 在第 2~6 学期中,须修读通识教育选修课 16 学分,每学期最多选修 2 门课程。

第 3 学期			第 4 学期		
序号	课程名称	学分	序号	课程名称	学分
1	马克思主义基本原理概论	3	1	大学生就业与创新创业指导	2
2	人体解剖生理学(1)	3	2	习近平总书记关于科技创新的重要论述(药)	0.5
3	形势与政策	0.25	3	形势与政策	0.25
4	大学体育Ⅲ	2	4	大学体育Ⅳ	2
5	物理化学(J)	2.5	5	毛泽东思想和中国特色社会主义理论体系概论(1)	3
6	物理化学(J)实验	1	6	病理学与病理生理学	3
7	分析化学(J 下)	2.5	7	药用植物学(J)	2
8	分析化学(J 下)实验	2	8	药用植物学(J)实验	2
9	细胞生物学(2)	2	9	方剂学(中药)	3

续表

第3学期			第4学期		
序号	课程名称	学分	序号	课程名称	学分
10	微生物学与免疫学(1)	2.5		药用植物野外实习	1
11	数理统计学	2		暑期专业实践	2
专业限选课			专业限选课		
1	专业外语能力	5	1	专业外语能力	6
2	专业创新创业能力	2.5	2	专业创新创业能力	2.5
3	专业基础能力	42	3	专业基础能力	52.5
合计	必修 22.75 学分		合计	必修 20.75 学分	
第5学期			第6学期		
序号	课程名称	学分	序号	课程名称	学分
1	习近平新时代中国特色社会主义思想概论(1)	3	1	形势与政策	0.25
2	心理健康教育	2	2	中药炮制学(J)	2
3	药学文献检索	1	3	中药炮制学(J)实验	2.5
4	形势与政策	0.25	4	中药药理学(J)	2
5	中药鉴定学(J)	2	5	中药药理学(J)实验	1
6	中药鉴定学(J)实验	2	6	中药药剂学(J)	2
7	中药化学(J)	2	7	中药药剂学(J)实验	3
8	中药化学(J)实验	4			
9	药理学(J)	2.5			
10	药理学(J)实验	1.5			
11	药事管理学(1)	2			
专业限选课			专业限选课		
1	专业外语能力	6	1	专业外语能力	6
2	专业创新创业能力	2.5	2	专业创新创业能力	6.5
3	专业基础能力	53.5	3	专业基础能力	70
合计	必修 22.25 学分		合计	必修 12.75 学分	
第7学期			第8学期		
序号	课程名称	学分	序号	课程名称	学分
1	形势与政策	0.25	1	形势与政策	0.25
2	中药制剂分析(J)	2.5		毕业论文	18

续表

第 7 学期			第 8 学期		
序号	课程名称	学分	序号	课程名称	学分
3	中药制剂分析(J)实验	2			
4	中药学综合设计性实验	3			
	药房实习	1			
说明:"科研训练"为实践教学环节,第 5~7 学期进行。					
专业方向课程 / 专业限选课			专业方向课程 / 专业限选课		
1	专业外语能力	6			
2	专业创新创业能力	6.5			
3	专业基础能力	73			
合计	必修 8.75 学分		合计	必修 18.25 学分	
			说明: 1. 非医类专业完成毕业论文(学校会对毕业论文进行查重、盲审和答辩,一般安排在第 13~15 教学周)。 2. 本学期止,总学分应不得少于 209.5 学分。		

二、修读指导和说明

1. 课程考核评价相关说明

根据《天津中医药大学考试管理规定》,考试坚持课程分类指导原则,以考查学生记忆、理解能力为基础,重点考核学生融会贯通知识能力、运用知识解决问题的能力、批判性思维三个方面。

课程考核方式为多元化过程性评价,根据平时成绩占比 40%,结课考核占比 60%,综合给出课程成绩。强化形成性评价,除部分公共课程外,增加平时考核成绩在课程总评成绩中占比;每 18 学时为一个形成性评价单元,强化作业环节,强化生师互动和生生互动,具体规定参见《天津中医药大学平时成绩记载办法》。

网络学习考核参照上述办法执行,具体参见《天津中医药大学网络学习资源管理办法》。

科研训练考核由导师组通过选题、研究、创新创业项目、结项报告、论文发表等多个环节评定成绩。毕业实习考核由毕业论文工作小组组织答辩,并从开题、研究、论文、答辩等多个环节评定成绩。毕业实习考核参照《天津中医药大学毕业实习管理办法》。

2. 部分专业课程修读说明

中药学(基地班)专业学生毕业前须修读至少 209.5 学分,请特别注意各类选修课学分的修读,具体要求可参照附表 1-19。

专业选修(专业能力拓展)课程为限选课程,需要已经学习过相关课程才能选择。

附表 1-19　选修课课程设置及学分、学时比例

	课程名称	学分	学时	课堂学时	网络学时	先修课程
专业外语能力课程	药学英语(x)	2.5	45	45	0	有机化学
	中药化学英语(x)	2.5	45	45	0	有机化学
	中药拉丁语(x)	1	18	18	0	中药学
专业创新能力课程	中药新药创制思路(x)	1.5	27	27	0	中药学
	中药废弃物的资源化利用(x)	1	18	18	0	中药学
	中药创新创业组合课(x)	2	36	0	36	中药化学
	新药研究与开发(含 GLP)(x)	2	36	36	0	有机化学、中药化学
专业方向课程 / 专业基础方向课程	医学伦理学(x)	2	36	36	0	中药学
	波谱解析(x)	2	36	36	0	有机化学
	土壤学(x)	2	36	36	0	无机化学、有机化学
	植物病虫害与防治(x)	2	36	36	0	微生物学与免疫学
中医药学方向课程	内经选读(x)	2	36	36	0	中医学基础
	金匮要略(x)	2	36	36	0	中医学基础
	伤寒论(x)	2	36	36	0	中医学基础
	温病学(x)	2	36	36	0	中医学基础
	常用中成药名方选讲(x)	1	18	18	0	中药学
	中药调剂学(x)	1.5	27	27	0	中药学
	中药文献学(x)	1	18	18	0	中药学
	中药材加工与养护(x)	1.5	27	18	9	药用植物学
	药用植物化学分类学(x)	1.5	27	27	0	中药化学
	中药药代动力学(x)	2	36	36	0	中药药理学
	中药不良反应与警戒概论(x)	0.5	9	9	0	中药药理学
药学方向课程	杂环化学(x)	1.5	27	27	0	有机化学
	药用动物学(x)	2	36	36	0	中药学
	海洋药物学(x)	1	18	18	0	中药学
	农药学(x)	2	36	36	0	有机化学
	药物化学(x)	2	36	36	0	有机化学
	药物合成反应(x)	2	36	36	0	有机化学
	药物合成反应实验(x)	1	18	18	0	有机化学
	纳米分析技术(x)	1.5	27	27	0	分析化学
	体内药物分析(x)	2	36	36	0	分析化学

续表

		课程名称	学分	学时	课堂学时	网络学时	先修课程
专业方向课程	药学方向课程	临床药理学(x)	2	36	36	0	药理学
		药物毒理学(x)	2	36	36	0	药理学
		制药过程检测与控制(x)	2	36	36	0	中药化学
	交叉学科方向课程	化学生物学(x)	2	36	36	0	有机化学
		药物经济学(x)	1.5	27	27	0	中药学
		中药商品学(x)	2	36	36	0	中药学
		中药信息学(x)	1.5	27	27	0	中药学
		中药生物技术(x)	2	36	36	0	生物化学与分子生物学
		药学分子生物学(x)	2	36	36	0	生物化学与分子生物学
		生物药剂学(x)	1	18	18	0	物理化学
		药用天然产物的生物合成(x)	2	36	36	0	中药化学
		分子药理学(x)	2	36	36	0	药理学
		代谢组学导论(x)	2	36	36	0	药理学
	管理规范和法规方向课程	中药营销学与GSP(x)	2	36	36	0	中药学
		中药临床评价与GCP(x)	1.5	27	27	0	中药学
		医药知识产权(x)	2	36	36	0	中药学
		中药药材质量与药材GAP(x)	1.5	27	27	0	中药化学、中药鉴定学
		药品GMP(x)	1	18	18	0	中药化学
		药品注册(x)	0.5	9	9	0	中药药剂学

3. 部分公共必修课程修读说明

（1）大学外语

学生在学期间必须完成大学英语8个学分，其中在第1学期完成4个必修学分，由学校统一安排；在第2学期至各专业实习学期前完成4个选修学分。

（2）大学计算机

新生入校将对全体新生进行计算机文化知识与能力测试，成绩达到70分（含70分）以上的学生可以获得"计算机文化"课程免修资格，获得免修资格的学生如果对测试成绩满意的话可以申请免修"计算机文化"课程。具体要求参见《天津中医药大学计算机文化知识与能力分级教学方案》。

（3）公共体育

共计8个必修学分。第1学期完成2个学分，由学校统一安排，在第2~4学期参加体育俱乐部，完成剩余的6个学分。此外健康体育测试达标作为毕业审核的条件，具体要求详见《天津中医药大学＜国家学生体质健康标准＞制度执行办法》。体育成绩（包括选修）纳入平均学分绩点计算范围,体育达标作为毕业审核的条件。

4. 选修课程修读说明

(1) 通识选修课程

通识选修课程分为"思想政治理论""文化素养与历史传承""社会与人生""自然科学与科技""经济与管理""艺术鉴赏与审美体验""创新创业""外语类""体育类"等9个系列。其中必须含有四史教育类1学分、国家安全教育1学分、艺术鉴赏与审美体验类2学分、外语类4学分。本专业学生须在毕业前修读完公共任选课程的16个学分。

(2) 专业选修(微专业)课程

应着眼于科技进步与学科交叉、未来岗位胜任力要求、学生未来的发展设置课程模块,引导学生选择修读,并按要求完成该专业方向模块的全部课程。本专业学生最低修读10学分。

5. 实践模块修读说明

(1) 军事技能

军事训练是提高学生的政治觉悟,激发爱国热情,发扬革命英雄主义精神,培养艰苦奋斗、刻苦耐劳的坚强毅力和集体主义精神,增强国防观念和组织纪律性,养成良好的学风和生活作风的重要途径。学生进校后进行2周的军事训练,2个学分。

(2) 暑期专业实践

要求本专业学生以个人在暑假期间深入药厂、科研院所等社会单位,体验生产活动和科研实践,为期4周,安排在第2、4学期的暑假。

(3) 药用植物野外实习

是本专业学生在专业教师带领下,赴采药实践基地进行中药材识别、采摘、收集、鉴定、制标本等现场教学,为期1周,安排在第4学期。

(4) 药房实习

要求本专业学生进驻校附属医院中西药房或社会药房,参与审方、调剂、发药等药品销售终端的学习,为期1周,安排在第7学期期末考试之后。

(5) 科研训练

本专业学生可在学习过程中,按自己的兴趣选择研究方向,在导师的指导下,参加导师课题组的科研活动。科研训练总计300学时,其中列入课程的1、2、3共计6个科研训练学分,安排在第5~7学期进行。

(6) 毕业论文

要求本专业学生围绕一个与专业相关的科研课题,完成课题调研、开题立项、实验操作、论文写作及答辩等环节,为期18周,安排在第8学期。

(7) 体测

根据《国家学生体质健康标准》要求,体测安排在第7学期,2个学分,不纳入绩点计算,纳入毕业审核。

6. 第二课堂

第二课堂指在完成专业人才培养方案中的课程和实践环节之外,结合所学知识,在教师指导下利用业余时间所进行的科研和实践活动。通过第二课堂培养学生的综合素质、运用知识的能力、创新思维能力、团队精神、实践能力等,具体规定参见《天津中医药大学第二课堂学分管理办法》。本专业学生在学期间必须完成8学分,超出的学分可以代替公共任选课程学分。

7. 辅修专业与辅修学位

学校支持学有余力的学生辅修其他本科专业或学位。辅修教育采用完全学分制管理模式,以修读学分和毕业要求确定辅修学士学位或者辅修专业,目前不支持非医学类专业辅修医学类专业。

【博士研究生阶段的培养方案】

中药学(基地班)的学生达到中药学理学学士毕业条件并授予学士学位后,将按照《100800中药学学术学位博士研究生(中药学拔尖学生培养基地班)培养方案》的相关要求进入博士研究生的学习阶段,转入研究生院统一管理。

一、培养目标

中药学学术学位博士研究生(中药学拔尖学生培养基地班)的培养坚持社会主义办学方向,坚持以立德树人为根本,贯彻德、智、体、美、劳全面发展的教育方针,面向社会发展需求,培养具有独立从事中药学教育教学、科学研究、科技开发、生产实践能力的高层次创新型人才。具体要求如下。

1. 热爱祖国,拥护中国共产党的领导,掌握马克思主义基本原理、中国特色社会主义理论体系和习近平新时代中国特色社会主义思想,牢固树立四个自信,能够运用马克思主义的立场、观点和方法认识和分析现实问题。

2. 拥有良好的思想品德、人格修养和学术道德,德、智、体、美、劳全面发展,具有实事求是、独立思考、勇于创新的科学精神和良好的职业道德,富有团结协作和创新精神,积极为社会主义现代化建设服务。

3. 能够把握本学科的国内外研究发展动态,具有广博而扎实的专业基础理论知识,具备应用综合知识与技能解决本专业科学技术问题和技术开发的能力。具有独立从事科研工作的能力,富有求实创新精神,取得具有一定创新性的科研成果。掌握一门外国语并能查阅相关专业外文资料,具有较好的科研论文写作能力和国际学术交流能力。毕业后能胜任高校、科研院所、企业等与中药学各专业有关的教学、科研、技术管理等工作。

二、研究方向

(一) 中药化学方向

中药活性成分的分离、鉴定,结构优化及生物活性研究;中药有效成分的体内代谢产物研究；多组学指导的中药先导化合物的发现、生物合成研究及成药性改造研究等。

（二）中药分析学方向

中药分析新技术新方法研究，中药多成分体内过程研究，中药体内药效物质鉴定，内源性代谢产物分析技术开发及代谢组学研究等。

（三）中药药理学方向

中药药效评价和作用机制研究、中药药代动力学、中药毒性作用评价、方剂配伍规律研究、中西药物配伍与合理应用等。

（四）中药制剂学方向

中药传统制剂理论与方法、中药新型给药系统、中药生物药剂学、中药制药工程研究等。

（五）中药炮制学方向

中药炮制机制的研究，中药炮制技术传承研究，中药炮制工艺规范化研究，中药饮片质量标准的研究，创新饮片的研究，中药炮制智能设备的研发。

三、课程设置及学分要求

1. 课程学习实行学分制，按照"4+4"研究生阶段课程计划进行学习；课程总学分不少于 20 分，学术活动学分要求同博士研究生；在研究生阶段应独立完成至少 3 篇读书报告。
2. 课程设置及学分分配（附表 1–20）

附表 1–20 课程设置及学分分配

课程类别		课程名称	学时	学分	开课学期	备注
必修课	公共课	中国马克思主义与当代	36	2	1	
		《共产党宣言》研读	18	1	1	至少修读 1 门
		改革开放以来重要文献导读	18	1	1	
		博士英语	54	3	1	
		学术报告	≥12 次	2	2	
	专业基础课	科研伦理与学术规范	36	2	1	
	专业课	中药分析研究进展	36	2	1	
		中药制剂研究进展	36	2	1	

续表

课程类别		课程名称	学时	学分	开课学期	备注
必修课	专业课	中药药理研究进展	36	2	1	
		中药化学研究进展	36	2	1	
选修课		根据研究方向及课题需要，在导师指导下选修相关课程				
补修课程						

四、培养方式

（一）思政教育

以习近平新时代中国特色社会主义思想为主线，融入思想道德、人格修养、意志品质、学风诚信、心理素质等方面教育内容，灵活运用多种教育形式和载体，提高研究生综合素质能力。突出导师是研究生思想政治教育第一责任人的主体作用，研究生主管部门和各培养单位协同负责。

（二）指导方式

该专业的博士研究生阶段培养实行导师负责制，以导师为第一责任人并组成指导小组集体指导，重视科研能力和方法的训练，注重与相关专业的交叉联系，因材施教，强调自学和对话式、讨论式教学，发挥导师和研究生双方的积极性和创造性。

（三）课程学习

该专业的博士研究生课程包括必修课和选修课，课程学习一般在博士研究生阶段第一学年内结束。必修课包括公共课和专业课，选修课可根据博士生研究课题选择若干门修学。必修课和选修课的学习均应进行考核，考核方式由导师和授课教师确定。

博士研究生阶段入学后应当在导师及导师组指导下，按照所在专业培养方案制定个人培养计划。个人培养计划包括课程学习计划和学位论文工作计划，是导师指导博士生学习、开展研究工作的依据。

（四）学位论文

该专业的博士研究生在课程学习的同时，应广泛收集资料，进行调查研究，熟悉本专业领域的国内外研究动态，在导师指导下，拟定研究课题，于第3学期期末前，提交读书报告并经导师批阅给分，在一定范围内完成开题报告。开题报告通过后，报研究生主管部门备案。

课题研究过程中,应按计划由研究生定期在实验室或研究小组内部做阶段性报告。

该专业的博士学位论文要求选题新颖,设计合理,方法先进,数据翔实可信,书写符合规范,有创新,具有一定的理论意义和实用价值。论文完成后,须经导师及指导小组审核同意,向学校研究生管理部门提出论文预审申请,由不少于5名专家(优先选聘博导)的专家组对其学位论文进行审查,决定是否可以进行论文盲审、答辩等后续学位申请环节。博士研究生应根据预审中所提出的意见,对论文进行修改。预审不通过者,不得进入论文盲审。

预审通过后,根据《天津中医药大学研究生学位论文盲审工作管理规定》对论文进行盲审评阅。学位论文通过盲审后,应向学校研究生管理部门提出申请,进行学位论文答辩。答辩委员会由5~7名与学位论文相关学科的教授或相当职称的专家组成,委员中应有2名以上外单位相关学科专家。答辩委员会主席应由具有博士生导师资格的外单位相关学科专家担任。申请答辩的博士研究生的导师及导师组成员不担任答辩委员会委员。

该专业的博士研究生在读期间应根据《天津中医药大学研究生在学期间发表学术论文管理规定》的要求发表学术论文等学术成果。

(五) 中期考核

中期考核须在博士研究生修完课程并达到规定学分后进行,主要汇报中期研究进展。中期考核由博士研究生指导小组负责组织实施,应于第5学期末完成,具体规定参照《天津中医药大学研究生中期考核办法(试行)》。中期考核通过者,方可进入学位论文阶段。中期考核第一次未通过者,考核小组可在规定时间内对其复查,以决定其是否可以继续攻读学位。对复查仍不合格者,将取消其博士学位申请资格,转入硕士生培养。

(六) 实践活动

1. 教学实践

该专业的博士研究生应与导师一起做好相关课程的教学与辅助,参加规定的教学活动,以提高教学能力,巩固理论知识、熟练操作技能。博士研究生承担教学实践工作的形式为试讲、实验带教、本科生或硕士生科研活动带教等。

2. 社会实践

该专业的博士研究生在读期间,应结合本专业特点,积极参加多种形式的社会实践,以增进对社会的了解,更好地为社会服务。

(七) 学术活动

1. 参加讲座

该专业的博士研究生应积极主动参加学术活动,包括国内外研究动态、文献讲座、新技术与新成果介绍等,并时刻关注本领域的重大学术问题和前沿性问题,以熟悉本学科及所研究方向的重大学术问题和前沿性问题,在读期间须至少参加学术会议或专题讲座12次。

2. 做报告

该专业的博士研究生应积极参加国内外相关学术交流活动,在读期间至少在学院(二级单位)及以上单位组织的学术会议或学术交流活动做报告1次,以提高学术交流能力。研究生做学术报告,应向所在学院提交经导师签字的报告讲稿,经所在学院审核同意后方可使用。

五、学位授予

完成课程学习,成绩合格,修满规定学分,完成学校要求的全部培养环节且考核合格,通过学位论文答辩,符合《天津中医药大学博士、硕士学位授予工作细则》要求和学位分委员会的学位授予标准,经学位评定委员会审核批准,授予博士学位。

在学校规定的学习年限内,完成培养内容,但未达到毕业要求者,予以结业处理;达到毕业要求,但未达到学位申请要求者,准予毕业。毕业后三年内达到相应要求者,可回学校申请学位。毕业后三年内未主动申请学位者,按自动放弃处理。

中药学拔尖学生培养基地(时珍国药班)培养方案

一、专业简介

北京中医药大学中药学时珍国药班以教育部第三批基础学科拔尖学生培养计划 2.0 基地－中药学拔尖学生培养基地为培养平台,秉承"人心向学、传承创新"的办学理念,实施"三制(书院制、导师制、学分制)""三化(个性化、小班化、国际化)"育人模式,旨在培养一批具有家国情怀,热爱中医药事业;在思想品德、人文素质、科学素养、创新思维、实践能力上全面发展;具有批判性思维能力、知识整合能力、沟通协作能力、多元文化理解和全球化视野的创新型中药学拔尖学生。

二、培养目标

总体培养目标:培养具有家国情怀,热爱中医药事业,思想品德、人文素质、科学素养、创新思维、实践能力全面发展的国际化、高素质、创新型中药拔尖学生,为其未来成为引领中医药行业发展的科学家奠定坚实基础。

专业培养目标:培养具备中医药学基础理论、基本知识和专业技能,同时又掌握生命科学领域的先进技术和方法,具有国际视野及高水平中医药研究能力,能够在中医药行业从事中医药理论基础研究、中药新药发现、中药制造和中药合理应用等工作的复合型中药拔尖人才。

三、培养成效

毕业生应达到以下知识、能力和素质的标准,符合德、智、体、美、劳全面发展的要求。

1. 知识层面

(1) 具备扎实的中药学系统知识。掌握中药化学、中药药理、中药鉴定、中药炮制、中药药剂、中药分析、中药应用的基本理论知识和技能,掌握从事中医药科学问题研究与中药新药开发的基本知识和技能。

(2) 掌握中医药学及相关自然科学、现代生命科学的基本知识和科学方法。

(3) 掌握一门外语。

2. 能力层面

(1) 具备中医药思维和现代科学思维　具备中医药思维、批判性思维、严谨的科学思维,具有运用现代科学技术与方法从事中医药科学问题研究与中药新药开发的基本能力。

（2）具备较强的科研水平与创新能力　掌握常用的科研思路与方法，能够以中医药思维指导科学研究，具有较强的、开拓的创新精神和创新能力。

（3）具备多元知识结构和较高的综合能力　掌握主动获取知识并跟踪相关领域科技发展动态的能力，具有现代信息技术处理与应用能力，具备良好的团队合作意识、自主学习能力、终身学习能力。

（4）具有广阔的国际视野和交流合作能力　具备中药国际化所需的语言交流能力，具有多元文化理解及国际合作研究能力。

3. 素质层面

（1）热爱祖国，拥护中国共产党，思想政治素养过硬，具有家国情怀。

（2）热爱中医药卫生事业，具有严谨认真的科学精神。

（3）具有较高的中国传统文化修养，品德高尚、理想崇高，具有社会责任感和历史使命感。

（4）具备良好的身心素质、健康的情绪、健全的人格、良好的人际关系和适应能力。

四、毕业要求

学制：4+4 年，学位：理学学士、医学博士。

实行"筑基–强化–拔高"本博贯通培养，7~9 年弹性毕业年限。

（一）本科毕业与学位授予

本科培养阶段（"筑基"阶段），学生在学业导师指导下制定个性化培养计划，自主选课，完成该阶段培养目标后申请进入下一阶段学习。

本科阶段须修满教学计划规定的 238 学分（含项目化学习学分），其中通识教育课程 52 学分，专业教育课程 103.5 学分，学生自主发展课程 20 学分，实践实训课程 48.5 学分，军事教育 4 学分，第二课堂实践活动 8 学分，大学生创新创业计划项目 2 学分。

学生修满以上学分，通过综合考核，成绩合格；符合德育培养目标要求及大学生体育合格标准；通过毕业论文答辩，方能获得本科毕业证书；符合《北京中医药大学本（专）科学生学籍管理规定》中学位授予标准者，授予理学学士学位。

（二）研究生毕业与学位授予

研究生培养分为"强化"阶段和"拔高"阶段。

"筑基"阶段考核合格后［考核标准见八（五）］，学生进入"强化"阶段培养。学生在学术导师（组）指导下制定个人培养计划，培养达到要求（包括修完专业课程模块所规定的学分、发表科研论文或做学术报告、完成 3 个月及以上的国内外优质平台的联合培养等），可申请参加中期考核，通过者可进入"拔高"阶段培养。

学生在"拔高"阶段完成培养方案规定的学习任务和考核目标，成绩合格，通过博士学位论文答辩,符合《北京中医药大学研究生学籍管理暂行规定》要求者,准予毕业;符合《北京中医药大学学位授予工作实施细则》中博士学位授予标准者,授予医学博士学位。

（三）分流方案

参见《北京中医药大学中药学拔尖人才培养基地(时珍国药班)分流实施方案(试行)》。

五、本科课程设置和学分要求

本科课程由通识教育课程、专业基础课程、专业必修课程和学生自主发展课程四大板块组成。以知识、能力、素质全面提升为目标,按照通识教育、专业教育、个性发展"三结合"的原则,建立四大板块课程体系。

（一）通识教育课程

通识教育课程共 52 学分,包括如下课程。

1. 公共必修课

（1）思想政治理论课（15 学分）（附表 2-1）

附表 2-1　思想政治理论课

序号	课程名称	学分	开课学期
1	中国近现代史纲要	2.5	2
2	思想道德与法治	2.5	1
3	马克思主义基本原理	2.5	3
4	毛泽东思想和中国特色社会主义理论体系概论	2.5	4
5	大学生思想政治理论实践课	2	2～3
6	习近平新时代中国特色社会主义思想概论	3	4

（2）形势与政策（2 学分）（附表 2-2）

具体内容和要求见《北京中医药大学学生形势与政策教育工作方案》。

附表 2-2　形势与政策

序号	课程名称	学时	学分	开课学期
1	形势与政策	80	2	1～8

（3）体育课（Ⅰ/Ⅱ/Ⅲ/Ⅳ）（8 学分）（附表 2-3）

第 1～4 学期的体育（Ⅰ）～（Ⅳ）为必修,每学期 2 学分。第 5～8 学期的体育专项为任选。体育学分不够或不通过者不能获得学位。

附表 2-3　体育课

序号	课程名称	学时	学分	开课学期
1	体育（Ⅰ/Ⅱ/Ⅲ/Ⅳ）	144	8	1~4

（4）外语课（Ⅰ～Ⅱ/Ⅲ～Ⅳ）（11 学分）

外语课分为大学英语必修课和公共外语选修课。新生（不包括英语专业学生）入学后参加北京中医药大学大学英语分级考试，实行分级教学，大一结束前修满 7 学分的大学英语必修课，大二结束前修满 4 学分的公共外语（包括英语、日语、德语等）选修课。建议后续学期继续选修外语课程，坚持外语学习不断线。

须通过学校英语水平认证（如大学英语六级、托福、雅思等），符合相关条件的学生，可申请免修相应大学英语必修课，具体规定见《"大学英语"课程免修条件建议方案》。

（5）大学生成才与职业发展（2 学分）（附表 2-4）

附表 2-4　大学生成才与职业发展

序号	课程名称	学时	学分	开课学期
1	大学生成才与职业发展Ⅰ（职业生涯规划）	18	1	1
2	大学生成才与职业发展Ⅱ（就业指导）	18	1	5

（6）大学生心理健康教育（2 学分）（附表 2-5）

附表 2-5　大学生心理健康教育

序号	课程名称	学时	学分	开课学期
1	大学生心理健康教育	36	2	1~2

（7）国家安全教育（1 学分）（附表 2-6）

附表 2-6　国家安全教育

序号	课程名称	学时	学分	开课学期
1	国家安全教育	18	1	1

2. 通识素质课

通识素质课目的是加强学生人文精神的熏陶与科学精神等综合素质的养成，以及创造性思维、创新精神、创新创业能力的培养。

（1）通识素质教育核心课（9 学分）（附表 2-7）

附表 2-7　通识素质教育核心课

序号	课程名称	学时	学分	建议选课学期
1	中药学发展与展望	18	1	1
2	大学语文（阅读与写作）	36	2	2
3	医学伦理学	18	1	5

续表

序号	课程名称	学时	学分	建议选课学期
4	数据科学	36	2	5
5	现代科学前沿导论	18	1	3
6	中国古代文明与中医	36	2	4

（2）创新创业课（2学分）

（二）专业基础课程

专业基础课程共67学分，主要包括如下课程。

1. 相关学科基础课程（21门，共999学时，55.5学分）

相关学科基础课程包括数学、物理、化学、生物、生理等基础知识课程（附表2-8），其目的是培养学生掌握与中药学相关的自然科学、生命科学等基本知识和科学方法，用于指导专业的学习和实践。

附表 2-8　相关学科基础课程

序号	模块	课程名称	学时	学分	建议选课学期
1	数理模块	高等数学	63	3.5	1
2		线性代数	36	2	2
3		统计学基础	36	2	2
4		物理学	54	3	2
5		物理学实验	18	1	2
6	基础化学模块	无机化学	54	3	1
7		无机化学实验	27	1.5	1
8		化学分析	36	2	3
9		化学分析实验	36	2	3
10		有机化学	63	3.5	2
11		有机化学实验	54	3	2
12		物理化学	54	3	4
13		物理化学实验	27	1.5	4
14		仪器分析	63	3.5	4
15		仪器分析实验	36	2	4
16	基础医学模块	生命科学基础（含实验）	117（105/12）	6.5	3
17		微生物与免疫学	45	2.5	5
18		解剖生理学	72	4	3
19		药理学	45	2.5	5
20		药理学实验	27	1.5	5
21		病理学	36	2	4

2. 本专业基础课程(5 门,共 207 学时,11.5 学分)

本专业基础课程包括中医学基础、中药学、方剂学等课程(附表 2-9),其目的是培养学生掌握中医基础理论、中药药性理论和中药用药基本规律,以及相关的基础知识理论。

附表 2-9　本专业基础课程

序号	课程名称	学时	学分	建议选课学期
1	中医学基础	63	3.5	1
2	中药学	72	4	2
3	方剂学	36	2	3
4	中医药经典选读Ⅰ	18	1	5
5	药学文献检索	18	1	3

(三) 专业必修课程

专业必修课程(即专业核心课程)包括中药化学、中药分析学、中药药理学、中药药剂学、中药炮制学等课程(附表 2-10),共 14 门,657 学时,36.5 学分。其目的是培养学生掌握中药学科的基本理论和知识;掌握中药生产过程、中药检验及质量评价的基本理论和基础知识,了解相关学科发展动态、前沿信息和行业需求。

附表 2-10　专业必修课程

序号	课程名称	学时	学分	建议选课学期
1	中药化学(双语)	72	4	5
2	中药化学实验	54	3	5
3	中药分析学	27	1.5	6
4	中药分析学实验	27	1.5	6
5	中药药理学	27	1.5	6
6	中药药理学实验	27	1.5	6
7	中药药剂学	54	3	6
8	中药药剂学实验	54	3	6
9	中药材学Ⅰ	90	5	4
10	中药材学Ⅱ	90	5	5
11	中药炮制学	36	2	6
12	中药炮制学实验	36	2	6
13	中药临床药学	36	2	6
14	药事管理与法规	27	1.5	6

（四）学生自主发展课程

学生自主发展课程包含专业选修课程、公共选修课程及拓展优质课程资源。应修满 20 学分，门数不限。

1. 专业选修课程

专业选修课共 40 门，应修不低于 10 学分，其中拓展优质课程资源可选择 0~4 学分。

专业选修课程包括专业外语能力模块、临床合理用药及中药监管科学模块、制药与新药研发模块、药学研究基础模块、生物学研究基础模块、学科交叉模块（附表 2-11），部分课程为北京中医药大学和北京理工大学共建微专业课程。专业外语能力模块应修不低于 2 学分。

附表 2-11　专业选修课程

序号	模块	课程名称	学时	学分	建议选课学期
1	专业外语能力模块	专业（药学）英语	36	2	5
2		中药拉丁语	18	1	3
3		Health Sciences and Technology	18	1	6
4		Science, Technology and Society	18	1	6
5	临床合理用药及中药监管科学模块	诊断学基础	36	2	3
7		临床药物治疗学	36	2	4
8		中药不良反应与药物警戒	36	2	4
10		中药学简史	18	1	1
11		全程化药学服务理论与实践	36	2	6
12		中药特色监管科学	36	2	6
13		中药知识产权与实务	36	2	6
14	制药与新药研发模块	生物药剂学	36	2	6
15		物理药剂学	36	2	6
16		中成药学	36	2	6
17		药用辅料	36	2	6
18		实验设计与分析	36	2	6
19		中药新药研究思路与方法	36	2	6
20		生物制药工艺学	36	2	5
21	药学研究基础模块	药物合成反应	36	2	5
22		仪器分析进展	36	2	5
23		药物分析	36	2	5
24		药物化学	36	2	5

续表

序号	模块	课程名称	学时	学分	建议选课学期
25	药学研究基础模块	波谱解析	36	2	6
26		药物设计学	36	2	6
27	生物学研究基础模块	实验动物学	36	2	5
28		中药生物技术	36	2	5
29		生物分析概论	36	2	6
30		分子生药学	36	2	5
31		药用植物化学分类学	18	1	5
32		中药植物生理学	36	2	6
33		药用动物学	36	2	5
34	学科交叉模块	数学与中医药	18	1	2
35		物理与中医药	18	1	1
36		中药智能制造导论	18	1	6
37		中药信息学	36	2	6
38		中药制造测量学	36	2	6
39		人工智能导论	36	2	5

2. 公共选修课程(应修满 10 学分)

公共选修课程即通识教育综合素质课程,分为六大模块,即经典与传承、自我认知与发展(体育、艺术、心理、社交、职业规划等)、现代科学与前沿(自然科学、方法学等)、人文基础与熏陶(文学、社会科学、哲学、法律、政治等)、实践与创新、专业素质拓展。每个模块应选修不低于 1 门课,其中专业素质拓展模块中公共卫生与预防医学相关课程应修满 2 学分,美育课程应修满 2 学分。

3. 拓展优质课程资源(可选择 0~4 学分)

为丰富学生自主发展课程体系,遴选优质课程资源纳入选修课,如依托 Free online courses from the world's best universities、MIT open courseware、中国大学 MOOC、超星尔雅、智慧树等平台开设的通识课程学习和跨学科讲座与主题式分享。该类课程主要采用"在线学习 + 主题分享 + 小组讨论"的混合式教学模式开展教学活动,由学校相关专业领域教师担任课程助教,引导学生开展线上自主学习,组织学生开展小组讨论等,并运用多元化过程性评价考核方式。学生自主选择,申报学分认定。

六、本科实践教学体系

本科阶段实践教学体系包括实验训练模块、集中实习模块、科研训练模块和劳动教育模块等(附表 2-12),实施"五育"并举,将德育、智育、体育、美育、劳育融于专业实践当中。

附表 2-12　本科实践教学体系

序号	模块	课程名称	学时	学分	开课学期	备注
1	实验训练模块	实验室安全与基础实验	18	1	2	
2		基础综合实验	18	1	4	1周
3		专业综合实验	27	1.5	6	1周
4	集中实习模块	中药材学 I 实习	80	2	4	2周
5		中药材学 II 实习	40	1	6	1周
6		中药炮制与制药实训	18	1	6	1周
7		医院实习	200	5	6	5周
8		行业实习	400	10	6	10周
9	科研训练模块	跟师学习	80	2	3~6	
10		毕业专题实习	880	22	5~6	22周
11	劳动教育模块		80	2	1~6	

（一）实验训练模块

通过实验教学环节和综合性实验设计,将课堂讲授的理论知识与实践相结合,掌握中药学、现代化学和生物学的基本知识和操作技能,提高学生的动手能力和综合实践技能。

（二）集中实习模块

1. 中药材学 I 实习

熟练观察和描述药用植物,使用科属检索表;能熟练制作植物蜡叶标本;掌握 30 个科、100 种中药植物的野外识别特征;学会根据植物五味推断化学成分类型、药性和功效的方法。

2. 中药材学 II 实习

掌握中药商品性状鉴定方法与技术;熟悉 300 种常用中药的性状鉴定特征,重点掌握 100 个品种。通过中药饮片四六级考试。

3. 中药炮制与制药实训

学习中药净制、切制、炒制、煅制、蒸煮、提取、成型等炮制与制剂相关设备的实训。

4. 医院实习

掌握医院药学部的职能分工及组织管理程序,掌握药库、药房、制剂室、临床中药等各相关工作的基本技能,掌握医院制剂生产的操作规程、环境要求、管理程序。具体内容包括药库管理及操作,中药房、中成药房管理及操作,煎药室管理及设备操作方法,固体制剂、液体制剂、无菌制剂的制备方法和设备使用方法、环境要求等制剂室管理规定。

5. 行业实习

在医院、企业、药品检测、药事管理、科研院所、高校等中药行业相关岗位实习，初步了解行业需求及相关岗位职责和工作方法。

（三）科研训练模块

1. 跟师学习

加强学生科研基本功底，掌握科研文献查阅及应用方法，熟悉实验设计和撰写论文的基本方法和程序，提高学生独立分析问题和解决问题的能力，培养学生树立严谨的治学态度。时间安排为第 3 至第 6 学期，利用课余时间参加校内外导师科研课题组专题讲座、学术讨论和科研实验，参加次数不少于 10 次，按要求完成科研综述论文 1 篇。跟师学习阶段须进行一次科研项目训练成果展示汇报，汇报内容包括跟师学习阶段的科研训练经历、内容、成效（含课题研究意义、过程、方法、结果）和心得体会等。

2. 毕业专题实习

毕业专题实习是对学生所学知识的全面总结和综合应用。专题实习采取参与学校、科研机构、医疗单位、生产企业等部门的研究项目灵活选题。通过毕业专题设计，学生应学习并掌握科学研究、实验设计和论文撰写的基本方法，提高独立分析问题和解决问题的能力。每位学生均须在毕业专题实习期间完成一个课题，撰写毕业论文并进行毕业专题答辩。

（四）劳动教育模块

围绕创新创业，结合学科专业开展生产劳动和服务性劳动，强化马克思主义劳动观教育，培育创造性劳动能力和诚实守信的合法劳动意识。

（1）掌握通用劳动科学知识，深刻理解马克思主义劳动观和社会主义劳动关系，树立正确的择业就业创业观，具有到艰苦地区和行业工作的奋斗精神。

（2）巩固良好的日常生活劳动习惯，独立处理个人生活事务，积极参加勤工助学活动，提高劳动自立自强能力。

（3）强化服务性劳动，让学生自觉承担宿舍、教室、食堂、校园场所的卫生保洁、绿化美化和管理服务等，结合"三支一扶"计划、大学生志愿服务西部计划、青年红色筑梦之旅、三下乡等社会实践活动开展服务劳动强化公共服务意识和爱国爱民情怀。

（4）加强生产劳动，积极参加实习实训、专业服务和创新创业活动，重视新知识、新技术、新工艺、新方法的运用，提高在生产实践中发现问题和创造性解决问题的能力。

七、研究生阶段培养

研究生阶段培养主要以行业问题导向进行项目化学习，以科研思路方法学习及规范化技能训练提升本专业科研技能，同时聘请国内外专家通过讲座、以项目化方式进行国内外优质平台联合培养。

（一）课程学习及学分要求

课程学习实行学分制，分为公共课、专业基础课、专业课和选修课，总学分不低于23学分（附表2-13，附表2-14）。

附表2-13　研究生阶段课程表

序号	类别	课程名称	学时	学分	建议选课学期
1	公共课	马克思主义与社会科学方法论	36	2	
2		研究生社会实践	18	1	
3		名师大讲堂	≥9场	2	
4		中医药英文文献阅读与论文写作	36	2	
5	专业基础课、专业课	科研思路与方法	36	2	
6		医学统计学	54	3	
7		科研实践能力实训	18	1	可选择技能卡
8		中医经典选读Ⅱ	18	1	
9		中药学专论	36	2	
10		各二级学科专论	36	2	
11	选修课	导师指导选课	90	5	

附表2-14　研究生选修课程表

序号	课程名称	学时	学分
1	代谢组学研究技术	18	1
2	波谱解析	18	1
3	Biological Engineering（MIT open courseware）	18	1
4	Biology Chemical Engineering（MIT open courseware）	18	1
5	Materials Science and Engineering（MIT open courseware）	18	1
6	新药设计学	18	1
7	结构有机化学	18	1
8	分析测试技术	18	1
9	计算机辅助药物设计	18	1
10	分子生药学专论	18	1
11	中成药学专论	18	1
12	生物药物分析	18	1
13	药品质量控制	18	1
14	生物信息学	18	1

续表

序号	课程名称	学时	学分
15	物理信息系统概论	18	1
16	装备智能化概论	18	1
17	中药药物警戒与安全用药评价	18	1
18	中药药效毒理研究思路与方法	18	1
19	科研论文制图与写作	18	1
20	机器学习	48	3

（二）项目化学习和科研技能训练

完成基本科研素质培训和现代科学技术基础知识与技能学习。学生跟随二级学科导师可在以下平台完成科研训练。

1. 中药资源与药材质量鉴定新技术平台

可依托单位：北京中医药大学中药学院中药资源与鉴定系、中国医学科学院药用植物研究所等。

2. 系统生物学关键技术平台

可依托单位：北京中医药大学生命科学学院、中国医学科学院药物研究所等。

3. 中药药效物质基础发现与检测平台

可依托单位：北京中医药大学中药学院中药化学系、中药分析系和中药信息工程中心等。

4. 中药药理与临床应用技术平台

可依托单位：北京中医药大学中药学院中药药理系和临床中药系、北京中医药大学中医学院等。

5. 中药制药关键技术平台

可依托单位：北京中医药大学中药学院中药制药系、中药炮制系，北京同仁堂科技发展股份有限公司、北京康仁堂药业有限公司等。

6. 合理用药及监管关键技术平台

可依托单位：北京中医药大学中药监管科学研究院、中药学院临床中药系、生命科学学院、附属医院，国家药品监督管理局信息中心等。

7. 智能制造关键技术平台

可依托单位：北京中医药大学中药信息系、北京中医药大学数理系、中国电子技术标准化研究院、中国科学院软件研究所、同仁堂健康中医药产品智能制造C2M工厂、相关生物科技有限公司等。

学生在学业导师及行业导师的指导下，以解决行业具体问题为目标，形成项目化课程，通过设计、实施解决方案，形成项目结题报告完成课程学习。完成项目化学习认定10学分。

（三）国内外学术交流

学生在学期间应参加国内外学术会议不少于 2 次，在国内外学科学术会议应做至少 1 次学术报告。

（四）国内外合作培养

完成 3 个月及以上的国内外优质平台联合培养，进行科研思维、科研素质和前沿生命技术知识与技能的学习和训练。国内外优质平台包括国家重点实验室、国内外知名高校或研究院所实验室等。

（五）学位论文

学位论文按照《北京中医药大学研究生学位论文规定（试行）》中总体要求执行。

博士研究生开题应在第 14 学期进行，具体要求按照《北京中医药大学研究生学位论文开题工作暂行规定》执行。开题完成半年后应开展学位论文中期考核工作，中期考核的具体要求按照《北京中医药大学研究生学位论文中期考核管理办法（试行）》执行。

学位论文撰写按照《北京中医药大学研究生学位论文规定（试行）》相关要求执行。学位论文查重按照《北京中医药大学博、硕士学位论文检测办法》执行。

学位论文的送审评阅按照《北京中医药大学研究生学位论文评阅实施细则》相关要求执行。发表论文要求按照《北京中医药大学研究生发表学术论文暂行规定》相关要求执行。

八、考核

（一）课程考核

本科阶段课程考核分为考试、考查两种。考核可采取笔试（闭卷或开卷）、口试、操作等多种方式，以百分制评定成绩。任课教师应在开课初向学生公布课程的考核方式及成绩评定办法。

研究生阶段的公共必修课及专业基础课由研究生院和中药学院统一组织授课及考核。专业课由各专业学科根据本学科的特点自行组织课程内容，学习方式及考核形式可以灵活多样。具体要求与管理参照《北京中医药大学研究生课程学习管理规定》执行。

（二）本科毕业综合考核

毕业综合考核是学生完成本专业教学计划规定的课程学习和各个实践环节后的一次综

合考核,是学生取得学士学位、本科毕业证书的依据之一。具体内容与要求参考《北京中医药大学中药学专业本科生毕业考核方案》。

（三）科研技能训练考核

学生在科研平台轮转学习过程中实施考核。科研技能训练采用实训卡形式进行考核。各二级学科根据专业核心技能需求设置本专业的实训考核项目(仅限于适宜设置技能考试的学科),学生根据研究方向选择实训考核项目,考试合格得 1 张实训卡,在学期间须拿到 3 张实训卡。

（四）博士论文答辩

学生按照学校要求完成博士培养方案规定的学习任务和考核目标,成绩合格,完成博士论文开题报告和中期考核,完成发表学术论文要求,通过博士学位论文答辩。

（五）各阶段考核要求

1. 第一阶段("筑基"培养——本科阶段)

第一阶段达到以下标准后,方可申请进入第二阶段学习。

(1) 修完全部课程模块所规定的学分,且 GPA≥3.0。

(2) 英语通过六级或雅思成绩 6.5 及以上。

(3) 主持/参与一项校级及以上大学生自主课题或创新创业课题。

动态管理:若学生在第 3 学年末仍未获得申请进入第二阶段学习的资格,则被分流出时珍国药班,转入普通中药学院本科生培养模式。

2. 第二阶段("强化"培养——二级学科培养阶段)

第二阶段达到以下标准后,方可申请进入第三阶段学习。

(1) 修完专业课程模块所规定的学分。

(2) 阅读本学科相关经典及前沿文献,完成文献阅读报告或综述 1 篇。

(3) 以第一作者身份发表至少 1 篇科研论文或在国内外学科学术会议做至少 1 次学术报告。

(4) 完成 3 个月及以上的国内外优质平台的联合培养。

动态管理:若学生在第 5 学年末仍未获得申请进入第三阶段学习的资格,则被分流出时珍国药班。转入普通硕士研究生继续培养,达到北京中医药大学硕士毕业生要求后即可获得硕士学位。

3. 第三阶段("拔高"培养——高精尖培养阶段)

"拔高"阶段学生完成规定的课程学习,修满规定所要求的学分,发表学术论文达到北京中医药大学博士毕业要求后,可申请参加博士学位论文答辩。

中国药科大学

中药学专业（拔尖创新班）人才培养方案

一、专业定位与特色

坚持立德树人的社会主义办学方向，以德为先，践行弘扬社会主义核心价值观，厚植人才沃土，创新培养模式，依托书院制，布局核心教育资源，深化"三制三化"改革，发挥医产学研融合优势，大力培养具有中医药思维和现代科学思维、中药学领域专业知识和能力扎实、能够服务国家中医药事业创新发展急需的中药学拔尖创新人才，努力建设国内一流、国际知名的中药学专业。

二、培养目标

面向中药现代化、国际化、中医药事业及大健康产业现代发展需求，通过创新教育模式，培养学生掌握扎实的中药学基本理论和知识，掌握应用现代科学技术对中药和天然药物进行研究和开发的基础知识和基本方法。培养具有较高人文素养、中医药思维与科学思维、创新创业意识，热爱中医药事业，弘扬中医药文化，具有较强国际化视野和创新能力，能参与国际竞争，德智体美劳全面发展的中药学创新型拔尖人才。

三、毕业要求

根据中药学国家质量标准和专业认证要求以及本专业的培养目标，制定我校中药学专业学生的毕业要求如下。

1. 知识结构要求

(1) 掌握中医基础理论、中药药性理论和中药用药基本规律。

(2) 掌握与用药相关的正常人体各系统和器官的形态结构、位置及相互关系，掌握微生物的基本知识和在药物生产中的应用，掌握中药对于人体的基本作用。

(3) 掌握中药化学成分的提取、分离和结构鉴定的基本原理和技能，掌握中药药效物质基础的相关基础知识。

(4) 掌握中药品种鉴定、真伪优劣辨别、质量分析的基本理论与方法。

(5) 掌握中药炮制加工、中药饮片生产和饮片质量评价、中药制剂和制剂分析的基本理论与技能。

(6) 掌握中药药理学与毒理学的基本理论与实验技能，掌握中药作用机制的基本知识。

(7) 掌握中药学有关文献检索、资料查询和综述的基本方法。

(8) 熟悉药事管理的法规、政策与营销的基本知识,熟悉国家医药行业的发展方针、政策。

(9) 熟悉中药学科的学术发展动态,熟悉药学服务的基本知识。

(10) 热爱中医药事业、弘扬中医药文化,熟悉中医药传统文化中有关哲学、文学、史学等内容,熟悉中药在预防、治疗、康复、保健等大健康医疗模式的地位。

2. 能力结构要求

(1) 具有应用现代科学技术与方法研究中药,并解决中药实际问题的能力。

(2) 具有应用中医药思维,传承中药学理论与技术的能力。

(3) 具备中药品种鉴定、真伪优劣鉴别和品质评价的基本能力和技能。

(4) 具备中药成分的提取分离、结构测定和分析评价的基本能力和技能。

(5) 具备中药饮片炮制加工、制剂生产的基本能力和技能。

(6) 具有进行中药有效性和安全性评价的基本能力和技能。

(7) 具有从事中药生产、新产品研发和经营管理等工作的基本能力和技能。

(8) 具有与用药对象、医药行业人员进行交流沟通的能力。

(9) 具有较好的英语综合运用能力和中药文献阅读、分析归纳和应用的能力。

(10) 具有较强的自主学习和终身学习的能力。

3. 素质结构要求

(1) 具有坚定理想信念、"精业济群、荣校报国"的家国情怀,树立正确的价值取向,具有良好的人文素养、社会责任感和职业道德。

(2) 具有过硬本领,根据时代发展的需要,掌握相关领域最前沿的先进科学文化知识。

(3) 具有对复杂问题进行科学分析、逻辑推理、系统研判的科学素养。

(4) 勇于创新创造,具有较强的创新创业意识和能力。

(5) 遵守学术规范,恪守学术道德,积极参与体育健身运动,拥有强健体魄和健全人格。

四、课程体系

拔尖创新人才实行通识教育与特色方向培养相结合,行业实践与素养提升相依托,科研创新训练贯穿整个培养过程的课程体系 (附表 3–1)。

附表 3–1　培养体系框架

课程模块	课程类别	学年
通识教育	通识基础课程	第一、第二学年
	通识综合课程	
行业实践	实践训练	
素养提升	素养提升课程	
科研创新训练	科研创新训练	

续表

课程模块	课程类别	学年
特色方向培养	特色方向课程	第三、第四／第五学年
	特色方向实践	

1. 通识教育

该课程模块包含通识基础课程和通识综合课程。学生通过通识教育学习,可以提升思想道德品质、培养社会责任感和行业使命感,拓宽学科领域知识、培育综合素养,掌握宽广的人文科学和社会科学知识,掌握药学基础学科的基本理论、知识和技能,为高年级开展分方向特色培养奠定良好基础。

2. 行业实践

该课程模块主要包括医院、药房实践与企业实践。学生利用寒暑假小学期,深入医院、企业一线,开展行业实践学习。通过实践,学生可以了解行业发展情况,洞悉患者用药需求,学习临床用药相关知识和基本技能,领悟医药企业文化,提升行业认知。

3. 素养提升

该课程模块内容包含道德教育、学术提升、书籍阅读、沟通交流等方面,旨在通过研讨、互动、体验和探索等实践教学形式开展相关学习实践活动,引导学生树立远大志向,砥砺家国情怀,增强社会责任感和使命感,培养社会服务和创新创业精神,提高创新实践、艺术审美和劳动服务能力,全面提升学生综合竞争力。

4. 科研创新训练

设置形式多样、分阶段分层级的科研创新实践项目贯穿学生整个培养过程,引导学生早进课题组、早进实验室、早进科研团队,训练学生学科思维、塑造学生科研意识,着重培养学生的学术志向、科学思维和创新能力。

5. 特色方向培养

该课程模块主要分为中药学方向特色核心课程组、个性修读课程组、特色衔接课程组等。学生在第5学期初,根据个人兴趣志向及综合评价考核结果,遴选进入中药学基础学科拔尖学生培养计划2.0基地,实施方向特色培养,按照兴趣及培养方向选择性修读相关课程。通过培养,学生可以掌握修读方向相关课程的基本理论、知识和技能,具备从事中药学科学研究、智能制造、质量控制、药物临床使用等方面的工作能力及科学素养,为高层次中医药科学研究和职业发展奠定良好基础。

五、学业评价及毕业规定

1. 学业评价

学业评价体系包括形成性评定和终结性评定。形成性评定包括测验、期中考试、作业(实验报告)、小组作业、调研研究报告等,终结性评定为课程结束考试。

2. 毕业规定

标准学制为 4 年,实行弹性学制管理。学生在规定的学习年限内修满培养计划规定的各教学模块的学分(附表 3-2),可获得毕业资格。其中必修课程 138.5 学分,中药学通识教育选修课 6 学分,专业选修课 4 学分,公共通识选修课 6 学分,总学分应至少达到154.5 学分。

附表 3-2 毕业规定学分要求

类别	模块	要求学分	总学时
必修	—	138.5	3 711
选修	中药学通识教育选修课	6	102
	专业选修课	≥4	≥68
	公共通识选修课	≥6	≥102
总计	—	≥154.5	≥3 983

六、学位

符合《中国药科大学全日制本科学士学位授予工作实施细则》规定的毕业生授予理学学士学位。

七、课程设置总表(附表 3-3)

附表 3-3 课程设置

课程体系	课程属性	课程名称	类别	学分	理论学时	实验学时	设计分析	总学时	学期
通识教育	公共必修课	化学Ⅰ：化学原理	必修	4	70	0	0	70	1
通识教育	公共必修课	化学Ⅰ：化学原理实验	必修	1	0	42	0	42	1
通识教育	公共必修课	高等数学(一)	必修	3	51	0	0	51	1
通识教育	公共必修课	物理学(一)	必修	2	34	0	0	34	1
通识教育	公共必修课	物理学实验(一)	必修	0.5	0	16	0	16	1
通识教育	公共必修课	劳动教育理论	必修	0.5	8	0	0	8	1
通识教育	公共必修课	大学生心理健康教育	必修	2	34	0	0	34	1
通识教育	公共必修课	中医药文化	必修	1	17	0	0	17	1
通识教育	公共必修课	生物学启蒙与前沿	必修	1	17	0	0	17	1
通识教育	公共必修课	思想道德与法治	必修	3	51	0	0	51	1
通识教育	公共必修课	安全教育	必修	0.5	8	0	0	8	1

续表

课程体系	课程属性	课程名称	类别	学分	理论学时	实验学时	设计分析	总学时	学期
通识教育	公共必修课	军事理论	必修	2	36	0	0	36	1
通识教育	公共必修课	军事技能	必修	2	0	112	0	112	1
通识教育	公共必修课	体育(一)	必修	0.8	28	0	0	28	1
通识教育	公共必修课	英语(一)(基础英语写作、学术英语写作、药学英语基础、英语口语)	必修	4	68	0	0	68	1
通识教育	公共必修课	形势与政策	必修	0	8	0	0	8	1
通识教育	公共必修课	药物发展史	必修	1	17	0	0	17	2
通识教育	公共必修课	药学与社会	必修	1	17	0	0	17	2
通识教育	公共必修课	Scientific Communication Skills	必修	2	34	0	0	34	2
通识教育	公共必修课	化学Ⅱ：分析化学	必修	2	34	0	0	34	2
通识教育	公共必修课	化学Ⅱ：分析化学实验	必修	1	0	34	0	34	2
通识教育	公共必修课	高等数学(二)	必修	2	34	0	0	34	2
通识教育	公共必修课	物理学(二)	必修	2	34	0	0	34	2
通识教育	公共必修课	物理学实验(二)	必修	0.5	0	18	0	18	2
通识教育	公共必修课	中医药学基础	必修	2	34	0	0	34	2
通识教育	公共必修课	中国近现代史纲要	必修	3	51	0	0	51	2
通识教育	公共必修课	思想政治理论综合实践课	必修	2	0	34	0	34	2
通识教育	公共必修课	体育(二)	必修	1	34	0	0	34	2
通识教育	公共必修课	英语(二)(英语听说、英语学术论文写作、英语药学文献选读)	必修	4	68	0	0	68	2
通识教育	公共必修课	形势与政策	必修	0	8	0	0	8	2
通识教育	公共必修课	传染病与疫苗	必修	1	17	0	0	17	3
通识教育	公共必修课	医学与人文	必修	1	17	0	0	17	3
通识教育	公共必修课	医药数理统计	必修	3	51	0	0	51	3
通识教育	公共必修课	化学Ⅲ：有机化学(A)	必修	3	51	0	0	51	3
通识教育	公共必修课	化学Ⅲ：有机化学实验(A)	必修	1.5	0	51	0	51	3
通识教育	公共必修课	Python 与医药数据处理	必修	3.5	51	17	0	68	3
通识教育	公共必修课	认识生命	必修	4	68	0	0	68	3
通识教育	公共必修课	认识生命实验	必修	2	0	68	0	68	3
通识教育	公共必修课	马克思主义基本原理	必修	3	51	0	0	51	3

续表

课程体系	课程属性	课程名称	类别	学分	理论学时	实验学时	设计分析	总学时	学期
通识教育	公共必修课	体育(三)	必修	1	34	0	0	34	3
通识教育	公共必修课	形势与政策	必修	0	8	0	0	8	3
通识教育	公共必修课	诺贝尔奖解析(生物医药篇)	必修	2	34	0	0	34	4
通识教育	公共必修课	化学Ⅲ：有机化学(B)	必修	2	34	0	0	34	4
通识教育	公共必修课	化学Ⅲ：有机化学实验(B)	必修	1	0	34	0	34	4
通识教育	公共必修课	生物化学与分子生物学	必修	3	51	0	0	51	4
通识教育	公共必修课	细胞生物学	必修	2	34	0	0	34	4
通识教育	公共必修课	高等生物学综合实验	必修	3	0	102	0	102	4
通识教育	公共必修课	毛泽东思想和中国特色社会主义理论体系概论	必修	3	51	0	0	51	4
通识教育	公共必修课	习近平新时代中国特色社会主义思想概论	必修	3	51	0	0	51	4
通识教育	公共必修课	体育(四)	必修	1	34	0	0	34	4
通识教育	公共必修课	形势与政策	必修	0	8	0	0	8	4
通识教育	公共必修课	体质测试	必修	0.2	14	0	0	14	5
通识教育	公共必修课	形势与政策	必修	0	8	0	0	8	5
通识教育	公共必修课	形势与政策	必修	0	8	0	0	8	6
通识教育	公共必修课	形势与政策	必修	0	8	0	0	8	7
通识教育	公共必修课	形势与政策	必修	0	8	0	0	8	8
通识教育	公共必修课	形势与政策	必修	2	64	0	0	64	8
通识教育	公共必修课	素养提升(一)	其他	4	17	102	0	119	2
通识教育	公共必修课	行业实践(一)	其他	1	0	100	0	100	2
通识教育	公共必修课	素养提升(二)	其他	4	17	102	0	119	4
通识教育	公共选修课	临床药学导论	选修	2	34	0	0	34	1
通识教育	公共选修课	中医基础理论	选修	2	34	0	0	34	2
通识教育	公共选修课	中药方剂学	选修	4	68	0	0	68	3
通识教育	公共选修课	人体解剖学	选修	3	51	0	0	51	4
通识教育	公共选修课	诊断学	选修	4	68	0	0	68	4
专业教育	专业核心课	中药鉴定学	必修	3	51	0	0	51	5
专业教育	专业核心课	中药鉴定学实验	必修	1.5	0	51	0	51	5
专业教育	专业核心课	中药炮制学	必修	2	34	0	0	34	5
专业教育	专业核心课	中药炮制学实验	必修	1	0	34	0	34	5

续表

课程体系	课程属性	课程名称	类别	学分	理论学时	实验学时	设计分析	总学时	学期
专业教育	专业核心课	中药化学	必修	4	68	0	0	68	5
专业教育	专业核心课	中药化学实验	必修	1.5	0	51	0	51	5
专业教育	专业核心课	中药药剂学	必修	3	51	0	0	51	6
专业教育	专业核心课	中药药剂学实验	必修	1.5	0	51	0	51	6
专业教育	专业核心课	中药药理学	必修	3	51	0	0	51	6
专业教育	专业核心课	中药药理学实验	必修	1	0	34	0	34	6
专业教育	专业核心课	中药分析学	必修	2	34	0	0	34	6
专业教育	专业核心课	中药分析学实验	必修	1	0	34	0	34	6
专业教育	专业核心课	中药学综合贯通课程	必修	2	17	34	0	51	7
专业教育	专业核心课	毕业设计	必修	4	0	400	0	400	8
专业教育	专业核心课	科研创新训练（一）	其他	1	0	100	0	100	2
专业教育	专业核心课	科研创新训练（二）	其他	2	0	200	0	200	4
专业教育	专业选修课	人工智能与医药数据分析	选修	2	34	0	0	34	5
专业教育	专业选修课	天然产物生物合成概述	选修	2	34	0	0	34	6
专业教育	专业选修课	人工智能药学	选修	2	34	0	0	51	6
专业教育	专业选修课	科研创新训练（三）	选修	2	0	200	0	200	6
专业教育	专业选修课	创新药物发现	选修	2	34	0	0	34	7
专业教育	专业选修课	创新生物药物	选修	2	34	0	0	51	7
专业教育	专业选修课	药学免疫学	选修	3	51	0	0	51	7
专业教育	专业选修课	中药传承与创新发展	选修	2	34	0	0	34	7
专业教育	专业选修课	科研创新训练（四）	选修	2	0	200	0	200	8

中药学创新班（4+5 本博连读）指导性教学计划

一、前言

为贯彻习近平新时代中国特色社会主义思想和习近平总书记关于教育的重要论述精神，落实党的二十大精神促进中医药传承创新发展，根据《中华人民共和国高等教育法》《中国教育现代化 2035》《关于医教协同深化临床医学人才培养改革的意见》文件精神，以及《上海教育现代化 2035》《上海中医药大学学分制实施规定》的文件要求，按照学校"以培养学生较扎实的中医药理论和实践能力为主体，以较宽广的现代科学和医学知识以及创新思维为一翼，以较深厚的中医传统文化底蕴为另一翼"的"一体两翼"中医药创新人才培养战略，突出中医药"重传承、重实践、重人文、重创新"的人才培养特点，围绕"为了每一个学生的终身发展"的理念，特制定本专业教学计划。

二、专业培养目标

本专业培养面向世界科技前沿、面向国家经济主战场、面向国家重大需求、面向人民生命健康，掌握较为系统的中药学基本理论、基本知识、基本技能，具有良好的道德素养、职业素养及中医药价值取向，具备厚实的专业知识基础、宽广的国际视野、较深厚的中国优秀文化底蕴，具有较强的传承、创新与社会服务能力及中医药学多学科融合发展能力，掌握相应的科学研究思路、中医药思维，并能顺应中医药国际化发展趋势，肩负起中医药事业振兴发展的拔尖创新型人才。

培养过程中努力贯彻落实"勤奋、仁爱、求实、创新"的校训精神，加强体现中医药院校特色的人文及通识教育，努力促使学生保持良好的中医药价值取向，具备跟踪获取专业学术发展信息并对其分析处理的能力，提升学生对外交流的能力，培养学生中医药思维和批判意识，使其具备独立思考、独立发现、独立分析及解决问题的能力，提升自我知识更新能力和自我发展潜能。通过体育俱乐部制，使学生具有良好的身体素质及终身锻炼的意识，掌握中国传统健身锻炼方法及中医特色养生的保健手段。通过学校大学生艺术教育中心，培养学生审美艺术修养，提升学生的综合素质，保持人才发展的平衡性和可持续性。

三、指导性修业年限

修业总年限为 9 年，特殊情况经申请批准允许延长至 13 年。

第一阶段：本科学习阶段，修业年限为 4 年，允许延长至 6 年。完成本科课程学习，满足中药学创新班培养要求并取得毕业证书及本科学位后，经考核合格方可进入研究生阶段。

第二阶段：研究生学习阶段，修业年限为 5 年，允许延长至 7 年。完成研究生学位课程学习并通过相关考核，符合相关培养要求，并通过学位论文答辩后获得博士研究生毕业证、博士学位证。

四、课程设置与基本要求

（一）课程设置

课程结构分为必修课程与选修课程两大类。

1. 必修课程

（1）通识必修课程

思想政治理论课类、英语、文书写作与普通话、计算机应用基础。

（2）专业基础课程

高等数学、物理学、无机化学、有机化学、解剖学、生理学、中医学基础、生命科学基础、药用植物学、理化基础实验（一）、理化基础实验（二）、药用植物学实验、分析化学、物理化学、生物化学、中药学、方剂学。

（3）专业课

基础药理学、药理学实验、中药药理学、中药药理学实验、中药化学、中药化学实验、中药鉴定学、中药鉴定学实验、中药药剂学、中药药剂学实验、中药炮制学、中药炮制学实验、中药分析学、药事管理学、中药新药创制、中药智能制药工程、文献检索与科技论文写作、科研思维初阶训练、科研思维高阶训练。

（4）实践类课程

药用植物学见习、中药学基本实验技能操作训练、中药学专业实验技能操作训练、模拟中药房实训、中药新药研究综合性实验、中药功效的生物评价技术、产教融合实习。

2. 选修课程

（1）通识选修课程

包括思想与政治、人文与社会、艺术与审美、文化传承与发展、人生与价值观、外语与跨文化交流等课程模块，设置各模块最低修读要求。

（2）限制性选修课程

包括经典与临床、中药制药、中药研究技术、中药与农学等模块，最低修读学分为 16 分。

（3）任意选修课

专业类任意选修课程。

（4）交叉学科课程

中药资源学、中药商品学、药学英语、中国药学史、说文解药等。

(5) 中医药特色人文教育课程

包括中医药特色人文社会实践课程,以及中国古代文学、中国传统文化与哲学类选修课程和专题讲座。

(二) 基本要求

1. 课程体系

完善基本知识构成体系建设,建立集现代科学基本知识、传统中药学基本知识、现代药学基本知识、哲学社会科学知识、外语计算机基本工具类知识、学生人文及身心素养教育等于一体的现代中医药教育课程教学体系。

2. 德育及文化素质教育模式

贯彻德育为先的原则,加强马克思主义理论教育,系统开设思想政治教育、行为科学教育课程,同时积极运用形势报告、专题讲座、参观考察等教学方式,组织多种社会实践活动。积极推动课程思政改革,将社会主义核心价值观教育有机融入专业教育之中,促进人的成长与职业发展的共同提升。加强素质教育,除设置一定数量的人文社科类课程及进入教学计划的必修或选修课程外,同时还通过开设系列讲座,推荐各类课外阅读书目,定期举办学生艺术节、学术节、传统保健体育节和各类社团活动,以多种形式拓展教学环节。

3. 注重实践教学

教学过程中注重实践教学环节,形成"基本型实验—综合型实验—研究创新型实验"系统实践教学模式。

(1) 基本型实验

夯实基础,强化基本实验技能训练。通过开设专业基础课配套实验,精选其中经典的、具有代表性和综合性的实验,培养学生基本理化实验技能。

(2) 综合型实验

加强中药专业实验技能培养。注重培养学生对科学工作的严谨态度和实事求是的作风,训练学生的动手能力,使学生能客观地对药物作用进行观察、比较、分析,为今后进行中医药的研究打下初步的基础。

(3) 研究创新型实验

重视科学素质和科研创新能力的提高。通过毕业专题实习,培养学生解决实际问题的能力,夯实学生中药现代化开发研究的实验技能基础,使学生能掌握和运用中药制药技术、中药新药开发技术等知识,在中药专业领域中具有独立工作能力和继承创新能力。

4. 早期介入科学研究训练

学校建立大学生创新活动项目,全部按照科研课题要求进行立项、开题和结题答辩。

5. 多教学环节参与人才培养

外语、计算机等其他教学环节共同参与加强学生自主学习能力培养,中药创新班学生可申请英语(一)、英语(二)、计算机应用基础三门课程免听,自主完成课程学习,参加学校组织的统一考试,获得学分。

6. 大学生创新创业教育环节

学校设有大学生科学创新活动计划及配套科学创新基本能力训练项目,完成项目可计入选修课程学分。同时设有创新创业类通识课程,构建包含中医药专业科研工具类课程及实验类课程体系、课外科研创新能力拓展训练、科学创新基本能力训练的科研创新能力培养途径,并与"KAB创业基础课程""科学商店""大学生创新活动计划""大学生创业计划大赛"等形成大学生创新创业教育基本体系。

7. 构建学生校外交流平台

完善学生校际交流平台,扩大课程学习学分互认范围,拓展校际交流与合作。推出优秀学生境外医学院校考察和交流学习计划,激发学生学习的积极性,为学生强化国际交流能力提供更多机会。

五、教学安排和时间分配

各学年教学安排和时间分配见附表4–1。

附表4–1　各学年教学安排和时间分配

年级	教学安排和时间分配			合计
	第一学期	第二学期	第三学期	
第一学年	军训、入学教育2周 教学14周 考试1周	教学14周 考试1周	药用植物学实习1周 教学7周 机动2周	42周
第二学年	教学14周 考试1周	教学14周 考试1周	教学8周 机动2周	40周
第三学年	教学14周 考试1周	教学14周 考试1周	教学6周 产教融合实习2周 机动2周	40周
第四学年	综合实验2周 教学7周 毕业专题6周	毕业专题14周	毕业答辩1周 机动6周	36周

六、成绩考核、毕业要求与学位授予

(一)成绩考核

考核采用平时作业、随堂考试、论文考核、实验报告考核等多种形成性评价考核手段与期末考试、计算机考试、学习报告等终结性评价考核手段相结合的方式。

(二)毕业要求

毕业专题考核,完成毕业论文,并由学院组织毕业论文评审小组审评论文和考核答辩,评定成绩。

(三)学位授予

1. 学士学位考核与评定

根据教学计划规定的要求,即课程考试成绩合格、达到规定的学分者准予毕业。同时达到规定的绩点要求,各类综合考试、毕业论文合格,并达到学校规定的国家大学英语考试四级的合格分数线(其他语种外语达到学校规定的合格要求)者,根据《中华人民共和国学位条例》的规定,经学校学位委员会审核批准,授予理学学士学位。

2. 研究生学位考核与评定

博士阶段采取课程学习和学位论文工作相结合,实行导师负责制,导师个别指导和导师组集体培养相结合的方式。通过课程学习和学位论文工作,系统掌握所在学科领域的理论知识,培养学生分析问题和解决问题的能力。

(1) 德育教育

德育教育由研究生院、研究生工作部和研究生所在培养单位及导师共同负责,采取马克思主义理论学习和思想品德教育相结合的方式,运用课堂教学和社会实践相结合等多种教育形式,提高研究生的政治思想、道德素质。在培养过程中,导师要做好言传身教,不断提高研究生德育教育和学术道德的水平。

(2) 课程教育

课程学习原则上在第一学期内完成。课堂教学可采取教学、自学、学术讲座、研讨、实践等多种形式,以培养学生的创造性思维和能力为目标。《文献综述、科研选题与写作》及《多学科交叉的中药创新研究》采用导师授课、辅导和研究生自学相结合的方式,并由导师在培养计划中列出需阅读文献或专业书籍,要求研究生阅读,考核方式可采用文献阅读记录(心得)和专业小论文的形式。

(3) 科研工作及学位论文

科研工作及学位论文方面实行研究生院、研究生培养单位、教研室(或科室)三级管理的导师负责制。树立学生是自我学习、自我提高、努力进取、完成学业的第一负责人的责任意识。博士研究生在课程学习的同时,应进一步拓展知识范围,掌握学科发展的前沿动态。结合导师的研究方向,独立和创造性地开展科学研究,发挥创造性思维,灵活运用现代科学技术方法和手段,在科学研究中独立做出创新性成果。 博士研究生在导师指导下,拟定研究课题,开题前撰写研究课题的文献综述,并在第三学期结束前完成开题报告。开题报告通过后,报研究生主管部门备案。 课程完成过程中,应按计划由研究生定期在科室内作阶段性报告。

博士学位论文应具有科学性、先进性、实用性和创新性,论点明确,论据充分,有新的发现和创新。论文完成后,须经导师及指导小组审核同意,先进行预答辩后,方可推荐答辩,并按学校相关规定,组织论文评审、答辩和学位授予的审核工作。

七、指导性教学进程

中药学创新班(4+5本博连读)本科阶段指导性教学进程见附表4-2。

附表4-2　中药学创新班(4+5本博连读)本科阶段指导性教学进程

课程分类		课程名称	课程学分	课程学时	课时分配			各学年学分分配			
					理论讲授	实验见习	指导自学	一	二	三	四
思想政治课和通识教育课程	思想政治课	思想道德与法治	3	42	39		3	3			
		中国近代史纲要	3	42	39		3		3		
		毛泽东思想和中国特色社会主义理论体系概论	3	42	39		3		3		
		习近平新时代中国特色社会主义思想概论	3	42	39		3		3		
		马克思主义基本原理	3	42	39		3			3	
		形势与政策(一)	1	14	14			1			
		形势与政策(二)	1	14	14				1		
		形势与政策(三)	0.5	7	7					0.5	
		形势与政策(四)	0.5	7	7						0.5
	通识必修课	英语(一)	3	42			42	3			
		英语(二)	3	42			42		3		
		文书写作与普通话艺术	1	14	14				1*		
		计算机应用基础	4	56			56	4			
	合计(13门)		29	406	251		155	13	15	0.5	0.5
	应修学分		29								
	通识选修课	应修学分	19								
专业基础课		高等数学	5.5	77	77			5.5			
		有机化学	4	56	56				4		
		生命科学基础	3	42	36		6	3*			

续表

课程分类	课程名称	课程学分	课程学时	课时分配			各学年学分分配			
				理论讲授	实验见习	指导自学	一	二	三	四
专业基础课	物理学	3	42	42			3			
	无机化学	4	56	56			4			
	分析化学	6	84	78		6		6		
	物理化学	4.5	63	63				4.5		
	人体解剖学	3	42	29	10	3	3			
	生理学	4	56	41	6	9	4*			
	中医学基础	6	84	84				6		
	药用植物学	3.5	52	46		6	3.5			
	药用植物学实验	3.5	49		49		3.5			
	理化基础实验（一）	5	70		70		5			
	理化基础实验（二）	5	70		70			5		
	生物化学	5	70	56	14			5		
	中药学	6.5	91	91				6.5		
	方剂学	5	70	70	14（上机）				5	
合计(17门)		76.5	1 074	825	219（14）	30	44.5	32		
应修学分		76.5								
专业课	基础药理学	4.5	63	57		6		4.5		
	中药智能制药工程	3	42	42				3		
	中药药理学	4	56	48		8		4*		
	药理学与中药药理学实验	4	56		56			4*		
	中药新药创制	3	42	42				3*		
	科研思维初阶训练	1	14	14				1*		
	中药化学	5	70	70					5	
	中药化学实验	5	70		70				5	
	中药鉴定学	5	70	70					5	
	中药鉴定学实验	5	70		70				5	
	文献检索与科技论文写作	2	28	28					2	

续表

课程分类		课程名称	课程学分	课程学时	课时分配			各学年学分分配			
					理论讲授	实验见习	指导自学	一	二	三	四
专业课		中药药剂学	5	70	70					5	
		中药药剂学实验	5	70		70				5	
		中药炮制学	2.5	35	35					2.5	
		中药炮制学实验	2.5	35		35				2.5	
		药事管理学	3	42	36		6			3	
		科研思维高阶训练	1	14	14					1*	
		中药分析学	3	42	32	7	3				3
合计(18门)			63.5	889	558	308	23		19.5	41	3
应修学分			63.5								
限选专业课	经典与临床	医古文	4	56	56			4*			
		中药安全与合理应用导论	2	28	28			2*			
		中药古典文献△	2	28	28				2		
		中成药学	2	28	28					2	
		临床药物治疗学	3	42	42					3*	
	产教融合	制药工程	2.5	36	36				2.5		
		药用辅料	2	28	28					2	
		生物药剂学	1.5	21	21					1.5	
		市场营销学	2	28	25		3			2	
		管理学基础	2	28	25		3				2
	中药研究技术	医药拉丁语	2.5	36	36			2.5			
		数理统计△	4	56	44	12（上机）			4		
		现代仪器分析△	4	56	0	56			4*		
		生物分析技术	2	28	28				2*		
		药物化学	4	56	56					4	
		药代动力学	1.5	21	21					1.5	
		中医药信息学	2.5	35	35					2.5	
		实验动物学	2	28	28					2	
		免疫学与病原微生物学△	4	56	56					4	

续表

课程分类		课程名称	课程学分	课程学时	课时分配			各学年学分分配			
					理论讲授	实验见习	指导自学	一	二	三	四
限选专业课	中药与农学	分子生物学基础	2.5	36	36					2.5	
		本草基因组学	2	28	28					2	
		中医药和农耕文化	1	14	14					1*	
		药用植物生态种植	1	14	14					1*	
合计(23门)			56	787	713	68	6	8.5	14.5	31	2
应修学分			16								
专业实践课		药用植物学实习	2	1周				2*			
		中药学基本实验技能操作训练	1						1*		
		中药学专业实验技能操作训练	1							1*	
		模拟中药房实训	1							1*	
		中药新药研究综合性实验	4	2周							4
		中药功效的生物评价技术	3	42		42				3*	
		产教融合实习(一)(含劳动教育)	3	42		42				3*	
		产教融合实习(二)(含劳动教育)	3	42		42				3*	
合计			18					2	1	11	4
应修学分			18								
毕业专题		应修学分	30								

注:1. 学分分配在左上角者为第1学期开设,右下角者为第2学期开设,"*"者为第3学期选课周开设。

2. 英语(一)、英语(二)、计算机应用基础三门课程免听,自主完成课程学习,参加学校组织的统一考试,获得学分。

3. 通识选修课程中课程的具体名称与代码每年予以公布。

4. 实验课程对应理论课:理化实验(一)即无机化学、有机化学、物理学,理化实验(二)即物理学、物理化学、分析化学。

5. 方剂学含14学时上机操作课程,但不计入学分。

6. 限选专业课设置最低修读学分为16分,标注"△"的课程为推荐选修课程。

7. 模拟中药房实训为一整天,计1学分。

8. 毕业专题共计30学分,毕业专题前学院组织4~5次小讲课,内容包括科研思维与数理统计方法、药学文献检索、毕业论文写作规范、实验设计与规范等专题。

八、各学年计划学分

(一) 本科生教学计划

本科生各学年计划学分见附表4-3。

附表4-3　本科生各学年计划学分

课程分类		门数	学分	学时	应修学分	分配比例	各学年学分分配			
							一	二	三	四
思想政治课和通识教育课程	思想政治课和通识必修课	13	29	406	29	17.1%	13	15	0.5	0.5
	通识选修课	思想与政治			19		2			
		人文与社会					2			
		艺术与审美					2			
		文化传承与发展					3			
		人生与价值观					3			
		外语与跨文化交流					7			
必修课	专业基础课	17	76.5	1074	140	50.0%	44.5	32		
	专业课	18	63.5	889				19.5	41	3
实践	体育课	6	17	—	38	13.6%	6	6	5	
	体质健康教育	1	1	—			1			
	军事理论与军训	2	2	—			2			
	专业实践课	—	18	—			2	1	11	4
毕业专题					30	10.7%	30			
限选专业课		23	56	787	16	8.6%	16			
任选课					8		8			
毕业总学分280分										

(二) 研究生教学计划

研究生教学计划见附表4-4。

附表 4-4　研究生教学计划

类别	类别	课程名称	学时	学分	开课学期	备注
学位课	公共基础课（必修）	中国特色社会主义理论与实践研究	36	2.0	1	
		自然辩证法概论	18	1.0	1	
		公共英语	54	3.0	1/2	
		药学英语	36	2.0	1	
		科研诚信与学术道德	18	1.0	线上	研究生院课程＋导师
		文献综述、科研选题与写作		3.0	3	
		中药研究方法与思路及多学科交叉	54	3.0	1	
		学术进展		5.0	2	
	专业基础课	中药药性理论	36	2.0	1	选修2门
		高等药理学	36	2.0	1	
		生物医学统计	36	2.0	1	
		高等天然药物化学	36	2.0	1	
	专业课	中药新药研究与开发	36	2.0	1	根据专业方向选修≥2门
		中药系统生物学专论	36	2.0	1	
		中药监管科学	36	2.0	1	
		中药化学专论	36	2.0	1	
		中药药理学专论	36	2.0	1	
		中药鉴定与分析学专论	36	2.0	1	
		中药生物技术专论	36	2.0	1	
		中药药剂学专论	36	2.0	1	
		中药临床药学专论	36	2.0	1	
		中药品质评鉴与科学标准研究	36	2.0	1	
		定量药理学与生物统计学	36	2.0	1	
非学位课	选修课	中药药理毒理学进展	20	1.5	1	
		中药制剂生产 GMP 管理	36	1.5	1	
		中医药的代谢组学研究课题设计与方法	18	1.0	2	
		中药制剂分析	24	1.5	1	
		医学实验动物学	40	2.5	1/2	
		药学实验室管理与基本实验操作	24	1.5	1	
		生药学选论	36	2.0	1	

南京中医药大学

中药学（新中药学院班）专业人才培养方案

一、前言

在新医科建设背景下，南京中医药大学中药学专业依托中药学国家"双一流"建设学科，2019年成为国家一流专业建设点，也是江苏省品牌专业。为适应中药行业高质量发展的国家战略和中医药事业发展需求，南京中医药大学中药学专业率先在全国探索中药学本－博贯通制拔尖创新人才培养模式改革。学校与中国科学院上海药物研究所联合，旨在培养具备中医药原创思维，具有新兴学科知识和高新技术基础，掌握中药学相关的自然科学、生命科学、人文社会科学基本知识和科学方法，具有高尚的人文精神、科学素养，追求真理、德才兼备、勇于担当，具备国际视野与创新能力的中药学高层次拔尖创新人才。

本专业学生在规定年限内完成本科阶段学习并达到本科毕业和学士学位授予条件后，可获得本科毕业证书、学士学位证书，并进入研究生阶段；在规定的年限内完成研究生阶段的学习，达到博士研究生毕业和博士学位授予条件后，可获得博士研究生毕业证书、博士学位证书。

二、培养目标

（一）总体培养目标

坚持以马克思列宁主义、毛泽东思想、邓小平理论、"三个代表"重要思想、科学发展观、习近平新时代中国特色社会主义思想为指导，全面贯彻落实习近平总书记对教育、中医药工作的系列重要指示精神，以及教育部、省教育厅关于本科生、研究生培养的相关文件精神，秉承"学贯中西，至精至诚"的办学理念和"仁德、仁术、仁人"的教育理念，坚持问题导向和目标引领，以立德树人为根本，培养面向国家重大需求和人民生命健康，德智体美劳全面发展的社会主义建设者和接班人。

（二）专业培养目标

培养具备中医药原创思维，基础理论扎实、知识面宽广、传统文化底蕴深厚，创新意识和实践能力强，社会责任感和职业素养高，学贯中西、追求卓越，具备大师潜质、国际视野的中药学高层次拔尖创新人才。

学生完成学业后应能熟读中医药经典,掌握中医药基础理论、基本知识、基本技能,以及相关的基础医学、生物学和化学等方面的知识与技能,具有传承传统中药学理论与技术的能力,具备在中药科研、教育、管理等领域中成为领军人才的发展潜能。

三、培养要求

(一) 通识教育教学基本要求

1. 思想政治教育

通过思想政治教育,使学生具有正确的世界观、人生观和价值观,具有爱国主义、集体主义精神,身心健康,诚实守信,志愿为人类的健康工作服务。坚持用习近平新时代中国特色社会主义思想铸魂育人,以政治认同、家国情怀、道德修养、法治意识、文化素养为重点,以爱党、爱国、爱社会主义、爱人民、爱集体为主线,系统开展马克思主义理论教育,系统进行中国特色社会主义和中国梦教育、社会主义核心价值观教育、法治教育等。

思想政治教育坚持思政课程与课程思政同向同行的方式,与学生的日常教育管理相结合,开展自主学习,培养学生的终身学习能力和研究能力,真正做到"知行合一",努力将学生培养为担当民族复兴大任的时代新人。

2. 国防及体育教育

通过国防教育,使学生掌握一定的军事知识和技能,增强学生国防意识和国家安全大局观,强化爱国主义精神和家国情怀,提高学生的组织纪律性,促使学生养成良好的集体主义精神和艰苦奋斗的优良作风。

全面贯彻"健康第一"的教育理念,围绕"中国健康体育课程"核心要素,实行"三自主选择(上课时间、上课内容、任课教师)"俱乐部制教学形式,以民族传统体育教学为特色,注重体育教学与专业特点相结合,聚焦"教健康知识、传运动技能、练身体素质、育品德意志",帮助学生通过体育教学与锻炼"享受乐趣、增强体质、健全人格、锤炼意志"。

3. 素质拓展教育

遵循"以文化人、以文育人、知行合一"的教育理念,通过开展艺术与人文素质教育、中华优秀传统文化教育,培养大学生的审美修养与人文精神。

大学生心理健康教育通过团体训练等多种形式,使学生掌握并运用心理健康知识,提高其心理保健意识,培养其自我调节能力,提高心理素质水平,助其实现身心健康。

设计开展有助于学生提高综合素质的各种活动和工作项目,引导和帮助广大学生完善智能结构,使其全面成长成才。主要从思想政治与道德素养、社会实践实习、志愿公益服务、学术科研、创新创业、文体艺术与身心发展、社团活动与社会工作、技能特长培训等方面实施素质拓展训练,帮助学生树立公民意识和社会责任感,提高社会认知和自我认知能力,提升人文素养和科学精神,培养创新精神和实践能力,促进身心健康和社会适应。

4. 创新创业教育

以提高人才培养质量为核心,以创新人才培养机制为重点,以完善条件和政策保障为支撑,促使创新创业教育与专业教育相融合,将创新创业教育贯穿人才培养全过程。通过集聚资源,开发课程,完善双创实践平台建设,支持学生参与创新创业训练和学科竞赛等创新创业实践活动,构建创新创业教育体系,增强学生的创新精神、创新思维和创业意识,提升创新创业能力,促进学生全面发展。

5. 劳动教育

为深入贯彻习近平总书记关于教育的重要论述,全面贯彻党的教育方针,构建体现新时代特征的劳动教育体系,充分发挥劳动育人功能,紧密结合经济社会发展需求和学生生活实际,把劳动教育纳入人才培养全过程。注重教育实效,实现知行合一,培养学生"懂劳动、会劳动、善劳动、爱劳动",引导学生树立正确的劳动观崇尚劳动、尊重劳动,增强对劳动人民的感情,报效国家,奉献社会。

6. 英语教育

围绕服务学校办学目标,服务一流专业建设需要,服务一流人才培养和学生多元化、个性化发展需要,通过分级教学和分类指导,不断提升学生英语综合应用能力、跨文化交际能力和批判性思维能力,促进学生全面发展,着力培养"一精多会""一专多能"并能满足"一带一路"倡议需要的高层次拔尖创新人才。

7. 信息技术基础教育

大学信息技术基础课程的目的是提升学生的信息素养,因材施教培养学生对计算机的认知能力和应用计算机解决问题的能力。掌握计算机相关的基本概念,能够利用计算机进行文字处理、数据处理和演示文稿处理;学习程序设计和人工智能的相关知识,掌握对应用问题的分析、抽象及程序设计的方法。

(二) 业务培养要求

结合我校人才培养目标定位和本专业实际,对本专业毕业生应具备的知识、能力和素质结构提出明确的要求。

1. 知识结构要求

(1)掌握与中药学相关的自然科学、生命科学、人文社会科学基本知识和科学方法,并能用于指导未来的学习和实践。

(2)掌握中医药基础理论、中药药性理论,以及中药化学、中药鉴定、中药炮制、中药药剂、中药药理、中药分析等学科基本知识和技能。

(3)掌握中药药效物质基础及其作用机制的基本知识和研究方法,了解其对中药研究、生产及质量评价的意义。

(4)掌握药事管理法律和法规,熟悉医药行业的发展方针、政策,掌握中药学专业相关文献、信息查阅的知识和方法,熟悉中药学专业相关政策动态、学科发展前沿信息。

(5)熟悉与中药研究、生产相关的中药资源、中药材、中药饮片、中药提取物、中药成方制剂、中药新产品等相关基本知识。

(6)熟悉一般实验室工作和安全管理规程,掌握常用的中药化学与分析、药理、鉴定、制剂、炮制等实验方法的基本知识。

2. 能力结构要求

(1) 具备将中医药传统典籍和技能所蕴含的隐性知识与现代科学技术有机融合和拓展的能力。

(2) 具备应用综合知识与技能解决本专业科学技术问题的能力,具备从事药物研究、新药评价和开发的能力。

(3) 具备独立从事高水平科学研究的能力,能够在科学研究或专门技术上做出创造性的成果。

(4) 具有较强的写作能力,掌握与研究方向相关的科研论文、论著的撰写规范。熟练掌握中文、外文数据库检索技术,掌握计算机应用技术,具备数据处理和进行国际学术交流的能力。

(5) 具备自主学习、探究式实践和自我完善的能力。

3. 素质结构要求

(1) 热爱中医药事业,对中药学术研究具有浓厚的兴趣,崇尚求实创新的科学精神。能正确对待科学研究的成功与失败,具备不懈探索与追求的科学精神。

(2) 养成依法工作的观念,能以国家各项医药管理法规和行业准则规范自己的职业行为。掌握中药知识产权保护相关知识和策略,掌握动物实验和人体试验的伦理道德知识,遵循科研伦理基本原则。

(3) 熟悉本学科的学术源流和研究现状,能够把握学科知识体系综合性发展趋势,对国内外中药学相关学术研究有深入的了解,具备多角度、多学科地分析问题和解决问题的能力。

(4) 具备开放和兼容的学术品质,既能立足于本民族的优秀文化传统,同时也能学习和借鉴国内外先进的经验,积极参与交流与合作。

四、主干学科

中药学、中医学、化学、生物学。

五、主要课程

中医学基础、中药学、方剂学、无机化学、有机化学、分析化学、物理化学、人体结构学、微生物与免疫学、生理学、药理学、生物化学与分子生物学、药用植物学、中药化学、中药鉴定学、中药药剂学、中药炮制学、中药药理学、中药分析、中药学专业综合性设计性实验、中药功效的研究思路与实践、科学伦理与实验安全、生物统计学、论文写作指导（中药类）、药学前沿讲座等。

六、课程设置及修读要求

（一）主要课程模块和教学模式

1. 主要课程模块

主要课程分成七大模块（附表 5-1 至附表 5-7），包括通识课程模块、中医药基础课程模块、化学基础课程模块、基础医学与生物学课程模块、中药学核心课程模块、综合设计实验课程模块和融合创新课程模块。

附表 5-1　通识课程模块

课程名称	学分	学时	学期	性质
思想道德与法治	2.5	45	1	必修（考试）
马克思主义基本原理	2.5	45	4	必修（考试）
毛泽东思想和中国特色社会主义理论体系概论	2.5	45	5	必修（考试）
习近平新时代中国特色社会主义思想概论	3	54	5	必修（考试）
大学生劳动教育	0.5	9	3	必修（考查）
中国近现代史纲要	2.5	45	3	必修（考试）
思想政治理论综合社会实践	2	36	4	必修（考查）
形势与政策（一）/（二）/（三）/（四）	0.5/0.5/0.5/0.5	9/9/9/9	1/2/3/4	必修（考查）
☆中国马克思主义与当代	2	36	6	必修课
大学学术英语上 / 下 / 进阶 / 高级	3/3/3/2	54/54/54/36	1/2/3/4	必修（考试）
☆博士公共英语	3	54	7	必修课
高等数学	3	54	1	必修（考试）
军事理论	2	36	2	必修（考查）
大学生心理健康教育	2	36	2	必修（考查）
体育Ⅰ/Ⅱ/Ⅲ/Ⅳ	1/1/1/1	36/36/36/36	1/2/3/4	必修（考查 / 试）
大学信息技术基础（Python 程序设计）	2.5	54	1	选修（考查）

附表 5-2　中医药基础课程模块

课程名称	学分	学时	学期	性质
中药学专业导论（含大学生创新创业指导）	1	18	1	必修（考查）
中医学基础	5	90	1	必修（考试）
中药学	4	72	2	必修（考试）
方剂学	3	54	4	必修（考试）

续表

课程名称	学分	学时	学期	性质
中医典籍选读	2	36	2	选修(考查)
本草经典选读	2	36	4	选修(考查)

附表 5-3　化学基础课程模块

课程名称	学分	学时	学期	性质
无机化学	2+1	36+36	1	必修(考试)
分析化学Ⅰ	2+0.5	36+18	3	必修(考试)
有机化学Ⅰ	3+1	54+36	2	必修(考试)
有机化学Ⅱ	3+1	54+36	3	必修(考试)
分析化学Ⅱ	2+1.5	36+54	4	必修(考试)
物理化学	2+0.5	36+18	5	必修(考试)

附表 5-4　基础医学与生物学课程模块

课程名称	学分	学时	学期	性质
生理学	4+1	72+36	3	必修(考试)
生物化学与分子生物学	3+1	54+36	3	必修(考试)
细胞生物学	2+1	36+36	4	选修(考查)
药理学	3+1	54+36	5	必修(考查)
人体结构学	3+0.5	54+18	2	必修(考查)
微生物与免疫学	3+0.5	54+18	4	必修(考查)

附表 5-5　中药学核心课程模块

课程名称	学分	学时	学期	性质
药用植物学	2+1	36+36	4	必修(考试)
采药见习	1	36(1 周)	4	必修(考查)
☆中药化学(本博融合课程)	3+1.5	54+54	5	必修(考试)
☆中药鉴定学(本博融合课程)	3+1.5	54+54	6	必修(考试)
☆中药药剂学(本博融合课程)	3+1.5	54+54	6	必修(考试)
☆中药药理学(本博融合课程)	3+1	54+36	6	必修(考试)
☆中药炮制学(本博融合课程)	2+0.5	36+18	7	必修(考试)
☆中药分析(本博融合课程)	1+0.5	18+18	7	必修(考试)

附表 5-6　综合设计实验课程模块

课程名称	学分	学时	学期	性质
实验技能训练Ⅰ(化学)	1	36	4	选修(考查)
实验技能训练Ⅱ(生物)	1	36	4	选修(考查)
中药学专业综合性设计性实验	3	108	7	必修(考查)
☆科学伦理与实验安全	1	18	8	必修课

附表 5-7　融合创新课程模块

课程名称	学分	学时	学期	性质
人工智能与药物设计	2	36	5	选修(考查)
分子生物学前沿技术与医药学研究	1.5	27+9	6	选修(考查)
☆中药功效的研究思路与实践	3	54	7	必修课
☆生物统计学	2	36	8	必修课
☆论文写作指导(中药类)	1	18	9	必修课
☆药学前沿讲座	3	54	9-12(秋)	必修课
生命科学前沿(国际视野培养)	1	18	5	选修课(考查)

注:1. 课程学习实行学分制,理论课按每 18 学时 1 学分,实验课按 36 学时 1 学分计算。

2. 标注☆的课程为研究生阶段课程或本博融合课程。

3. 博士公共英语课程若在前六学期前,大学英语六级考试达到 425 分或雅思 6.0 以上者可申请免修免考。

2. 课程教学模式

(1) 教学方法

本科和研究生阶段的思想政治理论课学习由马克思主义学院、医学人文学院组织教学,教学形式多样。经常性思想政治教育由学生所在学院学工办、学科、教研室、实验室及导师共同负责,将专业教育与思想品德教育紧密结合,采用多种教学形式,以提高学生的思想品德素质。

实习、实践学习采用全员导师制。从入学起,根据学生成长意愿及学习兴趣,配备"一对一"导师,学生的自主创新实践在导师指导下完成。在本科期间,允许学生申请更换一次本科导师;本科阶段实习、研究生阶段的论文工作在导师指导下进行,重点培养学生独立从事本学科领域创造性研究工作的能力。

(2) 考核评价方法

课程考核采用考试和考查两种方式。考试可采用闭卷、课堂开卷大作业等方式。考查是根据平时考核和作业完成质量(包括思考题、课堂讨论、课程论文、专题调查报告、案例分析报告等)综合评定。学生学习成绩评定应采用形成性评价,分平时作业、案例分析及讨论和期末卷面成绩等部分,详细要求由任课教师根据课程教学大纲确定。

（二）主要专业实验（实训）

主要专业实验（实训）包括主要专业课程实验、主要专业课程实习实训和专业综合实验。

1. 主要专业课程实验

主要专业课程实验以综合性设计性实验为主，验证性实验为辅的方式开展。

（1）中药化学实验

系统掌握化学成分的提取、分离、鉴定的一般方法和基本技能，选择实物按实验教学方案进行实验，培养学生运用中药化学原理解决实际问题的能力。

（2）中药鉴定学实验

系统掌握中药材及饮片的品种鉴定、真伪优劣鉴别和品质评价的一般方法和基本技能，选择实物按实验教学方案进行实验，培养学生自主灵活运用各种鉴定方法和技能进行中药辨识的能力。

（3）中药炮制学实验

系统掌握中药饮片的传统炮制方法、工艺和质量评价的一般方法和基本技能，选择实物按实验教学方案进行实验，培养学生从事中药饮片生产和质量评价的基本实验技能。

（4）中药药剂学实验

系统掌握中药常用剂型的制备工艺和质量评价等基本知识和技能，选择实物按实验教学方案进行实验，培养学生从事中药剂型生产与研发的基本实验技能。

（5）中药分析实验

系统掌握中药质量分析评价的一般方法和基本技能，选择实物按实验教学方案进行实验，培养学生从事中药质量分析与控制的基本实验技能。

（6）中药药理学实验

系统掌握中药药理、毒理评价的一般方法和基本技能，选择实物按实验教学方案进行实验，培养学生从事中药药效和毒理评价的基本实验技能。

2. 主要专业课程实习实训

在教学过程中，根据教学需要，安排学生到中药生产、经营、质量管理单位进行实习实训，加深对中药生产、组织、管理、质量检测的认识，培养学生对中药临床应用、中药市场和中药生产行业的感性认识。

（1）药用植物学采药实习

引导学生掌握野外采集、识别药用植物的技能，以及植物标本制作的方法和技术，了解和熟悉药用植物的生长形态、野外生态环境及记录方法，识别200种以上药用植物，制作腊叶标本。春季在宜兴教学实习基地进行，秋季在南京近郊进行。

（2）中药鉴定学教学实训

引导学生掌握原药材的品种鉴定、中药饮片的识别以及部分中药产品的品质鉴定方法与技术。熟悉原药材、饮片的性状特征，熟悉常规检查、检测项目和基本技术。实地观察药材与饮片的性状，参与部分检测工作，在亳州教学基地、模拟药房进行教学见习，撰写见习实践报告。

（3）中药炮制学教学实训

引导学生在已掌握中药的炮制理论、炮制技术和炮制作用的基础上，通过对中药饮片企业的实地见习，增加中药饮片行业生产的感性认识和对课堂知识的理解，熟悉常用中药饮片的炮制方法、炮制生产操作和技术要点，在中药饮片产学研基地进行常用饮片的生产实践，撰写实训生产报告。

（4）中药药剂学教学实训

掌握中药主要剂型的制备原理、制备方法和制备技术。熟悉临床常用剂型的制备机制、成型方法、技术要点。在中药制剂实训基地中进行常用剂型的生产实践，撰写实训生产报告。

3. 专业综合实验

采用以综合性、设计性实验为主的实验题目，要求学生根据已经掌握的专业基础知识和专业知识，采用已经掌握的实验技能和方法，在教师的指导下，自行设计实验技术路线，自行选择实验方法和仪器设备，自行准备实验试剂，自己完成整个实验过程并进行详尽的实验记录，根据实验过程和实验结果撰写综合实验报告。

通过选择典型中药和中药复方，从中药的品质评价鉴定、中药饮片的炮制、各类成分的提取、分离到中药制剂的设计与制备，以及中药安全性和药效评价、中药质量控制、中药的临床调配和中药制剂等，开展设计性综合实验，使学生全面系统地掌握中药的基本理论、基本知识和技能，并能融会贯通，综合应用，培养学生分析问题和解决问题的能力。

（三）主要实践教学环节

主要实践教学环节包括实训实习、本科毕业实习和科研实践。

1. 实训实习

根据人才培养需要，安排专业劳动实践，让学生到中药生产、经营、使用、科研、质量管理等单位或基地分模块选择，进行实习（见习），加深对中药生产、组织、使用、科研、管理、质量检测的认识，培养学生对中药全产业链的感性认识。专业劳动实践亦可结合采药见习、中药鉴定认知实践、中药炮制学、中药药剂学等必修课程内容。

2. 本科毕业实习（22周）

学生在第8学期进入导师课题组，跟随导师进行专题实习，完成学士学位论文。

3. 科研实践

第1至第7学期，开展本科生导师制下的科研基本实践能力培养。第8至第18学期，在导师指导下，安排严格的科研训练。要求学生在训练中掌握文献检索、资料收集、数据处理等科学研究的基本方法，拓展本专业与自己研究方向有关的科研思路、科研技术和方法；熟悉本专业的科研动向和研究热点；了解本专业新的技术、新的学术观点或学说；积极申报或协助导师申报科研课题。同时，通过科研实践完成本科毕业论文和博士学位论文。

（四）学术交流

学术交流是指参加学科或科室以上级别组织的各类学术活动，可集中在研究生阶段进行。申请学位论文答辩前,博士研究生必须参加 15 次以上的学术活动,其本人做学术报告不少于 1 次。填写《南京中医药大学博士研究生参加学术活动登记本》。

本科阶段鼓励参加省政府或学校(学院)短期国际交流项目,学分互认。亦可选择选修课——生命科学前沿(国际视野培养),提倡研究生阶段积极参与国际学术会议和访学交流,拓宽国际视野,可通过申请参加校级国际合作交流项目或省政府留学基金会项目或参加国际论坛,相关材料存入研究生个人学习档案。

(五) 学术论文

研究生的研究成果应通过学术论文或专利等形式表述。具体按《南京中医药大学关于研究生申请硕士、博士学位科研成果的暂行规定》(南中医大研字〔2021〕21 号)执行。

(六) 学位论文工作

1. 本科阶段

学生在第 8 学期进入导师课题组,跟随导师进行本科专题实习,毕业实习结束后需提交本科毕业论文,论文需经答辩通过。

2. 研究生阶段

学位论文工作是研究生的主要学习任务,是培养研究生科研能力和创新能力的重要环节。为保证学位论文质量,加强论文工作的过程管理,研究生应结合科研实践完成学位论文各环节。

(1) 选题及开题

博士研究生在学习学位课程的同时,应广泛收集资料、掌握国内外相关的研究动态,于第 2 学期写出研究课题的文献综述,并在导师的指导下确定研究课题,拟定课题的研究计划,面向学科组织的专家小组进行开题,同时就选题的科学依据、研究内容、实验方法、预期目标、完成课题的条件等,广泛征求有关专家意见,根据专家意见对课题设计作进一步修改。在导师指导下实施课题研究,开题工作要求在第 3 学期之前完成。具体要求见《南京中医药大学研究生学位论文开题管理规定(修订)》。

(2) 论文实验记录

博士研究生应按《南京中医药大学研究生学位论文实验记录本》认真填写课题研究的实验记录。学位论文研究内容属于学校科技项目管理的课题,可直接填写学校科研处提供的实验记录本。原始记录应具备原始性、真实性及规范性,妥善保管,以备审核。

(3) 中期考核

为了确保博士研究生的培养质量,建立攻读博士学位资格淘汰制度。博士研究生在入学的第 4 学期末进行中期考核。中期汇报及考核未通过者,6 个月后可申请再次考核,再次考核未能通过者,应做延期 1 年毕业安排。

中期考核由二级培养单位组织,着重对博士生政治思想状况、课程学习情况、教学实践、学位论文研究进展等方面进行全面评价并提出考核意见。中期考核面向全院公开进行。个别涉密项目,由导师指导学生的汇报内容公开程度。

中期考核评议专家组成:不少于5名(单数)具有导师资格的正高级职称专家,且博导不少于3名;至少包括其他学院专家1名,外单位专家1名。委员会主席由具备博导资格的专家担任。研究生的指导教师不作为专家组成员。

其他要求见《南京中医药大学研究生中期考核办法(修订)》。

(4)学位论文的撰写

学位论文要求文字精练,论点明确,论据充分,数据可靠,有独立的创见性,具有理论和实用价值。博士生学位论文应对本学科学术发展有较大价值,表明本人掌握本学科坚实宽广的基础理论和系统深入的专业知识,具有独立从事科学研究工作的能力,在本学科理论上有创造性成果。学位论文撰写具体要求见《南京中医药大学学位论文基本要求及格式规范》。

(5)预审核、预答辩和答辩

学位论文完成后,经导师审核同意,提交学位点预审核,必要时提交学院学术委员会预审核,提交日期为论文外送盲审前1~2周。预审核时论文内容不完整、具有较大缺失者、存在工作量不足、原始记录真实性等问题者,不予送审并做延期毕业安排。预审核通过,经学术不端检测合格,原始资料审核通过后,方可外送盲审。盲审要求见《南京中医药大学研究生学位论文盲审工作实施办法》。

博士研究生应参加学位论文预答辩,预答辩不通过者须经不少于3个月修改后重新申请预答辩,否则不得申请正式答辩。具体要求参见《南京中医药大学博士研究生学位论文预答辩实施办法》。

学位论文完成后,经导师和指导小组审核同意,方可由导师推荐申请实施学位论文答辩。论文答辩在研究生院统一部署下进行。具体要求参见《南京中医药大学硕士博士学位授予工作细则》。

(七) 毕业考核

学生转段(推免)根据学校公布的转段(或推免)方案执行。

学生本科阶段学习结束需进行考核,毕业实习和毕业考试总成绩分为毕业考试成绩(占70%)和毕业实习成绩(占30%),其中毕业考试成绩由技能考核成绩和毕业论文答辩成绩两部分组成,各占50%。技能考核成绩由独立开设的综合性设计性实验考核结果和课程模块实验技能考核成绩组成,各占50%。课程模块考核按照《4+5年制中药学专业本科毕业实习准入考核方案》执行,学生可根据导师方向,从传统中药实验技能、化学实验技术、现代分析技术、医学生物学技术四个模块中选择一个考核。必须完成所规定的考核内容,综合成绩合格。

(八) 学制及学位授予

本科阶段的学制为4年,研究生阶段的学制为5年,在校学习的最长学习年限分别根据本科、研究生相关的学籍管理细则等文件规定执行。学士、博士学位授予分别根据《南京中医药大学全日制普通本科生学士学位授予工作实施细则》《南京中医药大学博士、硕士学位授予工作细则》等相关文件执行。

本专业学生在规定年限内完成本科阶段学习并达到学士学位授予条件后,获得本科毕业证、学士学位证,并进入研究生阶段。在规定的研究生阶段最长学习年限内,完成课程学习并满足其他环节要求、通过论文答辩者,经培养单位与研究生院审核,获得博士毕业证书,同时符合《南京中医药大学关于中医学、中药学拔尖创新人才研究生申请博士学位科研成果的规定》中科研成果要求的,授予医学博士学位。

七、各阶段计划学分

本科和研究生阶段计划学分见附表5-8、5-9。

附表5-8　本科阶段计划学分

课程分类		门数	学分	总学时	说明
通识教育课程	通识教育必修课程	22	42	846	必修
	通识教育选修课程 人文艺术类				选修 ≥ 2 学分
	科学素养类				选修 ≥ 1 学分
	社会认知类				选修 ≥ 1 学分
	国学经典类				选修 ≥ 1 学分
	国际视野类				选修 ≥ 1 学分
专业课程	专业基础及专业必修课程	25	81.5	1 854	必修
	专业选修课程				选修 ≥ 20 学分
	军事训练		2	2 周	必修
	安全教育		1	18	必修
	创新创业实践		6		必修
	社会实践		1		必修
	劳动教育		2		必修
基地实践	实训实习	4	4(已计入必修课学分)	4 周	必修
	毕业实习		22	22 周	必修

注:1. 本科阶段计划修读总学分为183.5学分(包含毕业实习)。
　　2. 实验课程未独立设置的课程中实验课程考核不及格者,不得参加相应理论课程考试或考查。

附表5-9　研究生阶段计划学分

课程编号	课程名称	学时	学分	开课学期	备注
通识教育必修课(5学分)					
B009001	中国马克思主义与当代	36	2	6	
B007001	公共英语	54	3	7	达要求者可免修免考

课程编号	课程名称	学时	学分	开课学期	备注
专业基础课（10 学分）					
S016003	生物统计学	36	2	8	SPOC 课程
B004023	药学前沿讲座	54	3	9—12（秋）	研究生阶段的中期考核前完成（中期考核一般在博士第 4 学期末）
B004025	中药功效的研究思路与实践	54	3	7	14 周前完成
S084003	论文写作指导（中药类）	18	1	9	SPOC 课程
S004105	科学伦理与实验安全	18	1	8	SPOC 课程
专业课（2 学分）					
B000001	导师指导课	36	2	9—12	
选修课（2 学分以上）					
	方向选修课（中药化学选论、中药药理选论、中药药剂选论、中药炮制选论、中药鉴定选论、中药分析选论）	36	2	5、6、6、6、7、7	本博融合课程

注：毕业总学分为不少于 19 学分。

八、指导性教学进程

必修课和选修课指导性教学进程见附表5-10、附表5-11。

附表5-10　中药学(新中药学院班)指导性教学进程(必修课)

课程类别	课程名称	考试	考查	总学时数	学时				指导性自学	各学期学分分配								
					理论讲授		实验实训			1	2	3	4	5	6	7	8	9—18
					非综合设计性教学	综合设计性教学	非综合设计性实验	综合设计性实验										
通识教育必修课	思想道德与法治	1		45	40				5	2.5								
	高等数学	1		54	48				6	3								
	大学生职业生涯规划		1	9	8				1	0.5								
	大学生劳动教育	3		9	8				1			0.5						
	军事理论		2	36	32				4		2							
	中国近现代史纲要	3		45	40				5			2.5						
	马克思主义基本原理	4		45	40				5				2.5					
	毛泽东思想和中国特色社会主义理论体系概论	5		45	40				5					2.5				
	习近平新时代中国特色社会主义思想概论	5		54	48				6					3				
	思想政治理论综合社会实践		4	36	32				4				2					
	大学学术英语(上册)	1		54	40	8			6	3								
	大学学术英语(下册)	2		54	40	8			6		3							
	英语(论文写作与国际发表)	3		54	40	8			6			3						

sem8栏：毕业实习22周　考核合格进入硕士及博士阶段

续表

课程类别	课程名称	考试	考查	总学时数	非综合设计性教学	综合设计性教学	非综合设计性实验	综合设计性实验	指导性自学	1	2	3	4	5	6	7	8	9—18
通识教育必修课	英语(国际学术交流英语)	4		36	32				4				2					
	大学生心理健康教育		2	36	32				4		2							
	形势与政策(一)		1	9	8				1	0.5								
	形势与政策(二)		2	9	8				1		0.5							
	形势与政策(三)		3	9	8				1			0.5						
	形势与政策(四)		4	9	8				1				0.5					
	体育I	1		36	2		30		4	1								
	体育II		2	36			32		4		1							
	体育III		3	36			32		4			1						
	体育IV	4		36			32		4				1					
	☆中国马克思主义与当代	6		36	32				4						2			
	☆博士公共英语	7		54	48				6							3		
专业基础课	无机化学	1		72	25	7	25	7	8	3								
	中药学专业导论(含大学生创新创业指导)		1	18	8	8			2	1								
	中医学基础	1		90	70	10			10	5								
	有机化学I	2		90	40	8	24	8	10		4							
	中药学	2		72	56	8			8		4							
	人体结构学	2	2	72	40	8	12	4	8	3.5								

续表

课程类别	课程名称	考试	考查	总学时数	非综合设计性教学	综合设计性教学	非综合设计性实验	综合设计性实验	指导性自学	1	2	3	4	5	6	7	8	9—18
专业基础课	生理学	3		108	58	8	24	8	10			5						
	有机化学Ⅱ	3		90	40	8	24	8	10			4						
	生物化学与分子生物学	3		90	40	8	24	8	10			4						
	微生物学与免疫学		4	72	40	8	12	4	8				3.5					
	分析化学Ⅰ	3		54	28	4	12	4	6			2.5						
	分析化学Ⅱ	4		90	28	4	36	12	10				3.5					
	方剂学	4		54	40	8			6				3					
	药用植物学	4		72	24	8	24	8	8				3					
	采药见习		4	36			24	8	4				1					
	物理化学	5		54	28	4	12	4	6					2.5				
	药理学	5		90	36	12	24	8	10					4				
	☆生物统计学	8		36														
	☆中药功效的研究思路与实践	7		54												3		
	☆论文写作指导（中药类）	9		18														
	☆科学伦理与实验安全	8		18														
	☆药学前沿讲座	9~12		36+12														
专业课	☆中药化学（本博融合课程）	5		108	36	12	36	12	12					4.5				
	☆中药鉴定学（本博融合课程）	6		108	36	12	36	12	12						4.5			3

续表

课程类别	课程名称	考试	考查	总学时数	理论讲授 非综合设计性教学	理论讲授 综合设计性教学	实验实训 非综合设计性实验	实验实训 综合设计性实验	指导性自学	1	2	3	4	5	6	7	8	9—18
专业课	中药鉴定认知实践		6	36			24	8	4						1			
	☆中药药剂学(本博融合课程)	6		108	36	12	36	12	12						4.5			
	☆中药药理学(本博融合课程)	6		90	40	8	24	8	10						4			
	☆中药炮制学(本博融合课程)	7		54	26	6	12	4	6							2.5		
	☆中药分析(本博融合课程)	7		36	12	4	12	4	4							1.5		
	中药学专业综合设计性实验		7	108				96	12							3		
	☆导师指导课	9—12		36														2
考试门数	30									5	3	6	7	5	3	2		
考查门数	19									4	5	2	3	0	1	1		
学分总 123.5										21.5	20	22.5	22	16.5	14	7		
各学期周学时数										24.00	22.49	27.00	27.50	19.50	19.00	11.00		
总学时数			2700	1354	208	602	252	298										

注:

1. 标☆课程为研究生阶段学位课程。

2. 若在本科阶段英语通过国家六级或雅思 6.0 以上者,研究生阶段可免修免考公共英语。

3. 本博融合课程:中药化学、中药鉴定学、中药药剂学、中药炮制学、中药药理学、中药分析为本科阶段专业必修课程,课程考试合格取得本科生学分,若学生根据研究生阶段方向选择其中一门课程,再完成相应学科前沿进展选论,考查合格后,可视作完成研究生阶段该专业方向选修课 2 学分。

附表 5-11　中药学（新中药学院班）指导性教学进程（选修课）

课程类别		课程名称	考试考查	总学时数	理论讲授		实验实训		指导性自学	各学期学分分配							
					非综合设计性教学	综合设计性教学	非综合设计性教学	综合设计性教学		1	2	3	4	5	6	7	8
通识教育选修课程	人文艺术类																
	科学素养类																
	社会认知类	具体课程参见《南京中医药大学通识教育选修课程一览表》															
	国学经典类																
	国际视野类																
专业限选课		大学信息技术基础（Python程序设计）	1	54	20	4	20	4	6	2.5							
		数理统计	2	36	24	8			4		2						
		物理学	2	36	24	8			4		2						
		中医典籍选读	2	36	24	8			4		2						
		医药文献检索	3	36	24	8			4			1.5					
		药用拉丁语	3	27	18	6			3			1.5					
		创造学	3	18	12	4			2			1					
		细胞生物学	4	72	24	8	24	8	8				3				
		有机波谱分析	4	45	38	4			3				2.5				
		病理学	4	54	29	4	12	4	5				2.5				
		本草经典选读	4	36	24	8			4				2				
		实验技能训练Ⅰ（化学）	4	36			24	8	4				1				毕业实习22周　考核合格进入硕士及博士阶段

续表

课程类别	课程名称	考试	考查	总学时数	理论讲授 非综合设计性教学	理论讲授 综合设计性教学	实验实训 非综合设计性教学	实验实训 综合设计性教学	指导性自学	各学期学分分配 1	2	3	4	5	6	7	8
专业限选课	实验技能训练Ⅱ(生物)		4	36			24	8	4				1				
	生命科学前沿(国际视野培养)		5	18					18					1			
	医学心理学		5	18	12	4			2					1			
	药事管理学		5	36	24	8			4					2			
	人工智能与药物设计		5	36	32		4							2			
	分子生物学前沿技术与医学药学研究		6	36	27		9								1.5		
	药代动力学		6	36	24	8			4						2		
	药物化学		6	90	48			10	32						4		
	中药资源学		6	36	24	8			4						2		
	中成药学		7	36	24	8			4							2	
	中药毒理学		7	36	24	8			4							2	
	中药新药研发与报批		7	36	24	8			4							2	
专业任选课	具体课程参见各学期全校统一开设的选修课程																

中药学（"凌一揆"中药学基地班）专业人才培养方案

一、前言

著名中医药学家凌一揆教授(1925—1992)是我国第一位中药学博士生导师,国家级重点学科中药学学术带头人和中药学高等教育的创始人。1956年凌一揆教授提出"发展中医必须发展中药,培养中医人才必须培养中药人才"的建议,并于1959年在全国率先开办中药学本科专业,建立中药学学科。1996年成都中医药大学药学院获教育部批准创办全国唯一的国家理科基础科学研究与教学人才培养基地(简称"中药学基地班")。为继承和发扬凌一揆等老一辈中医药名家的人才培养理念,2011年成都中医药大学将中药学基地班命名为"'凌一揆'中药学基地班"。

本专业在中药学专业人才培养模式基础上,实行"集中培训、分散培养"、全程学术导师制。人才培养方案依据《中药学类教学质量国家标准》要求,在总结2017年版中药学专业"'凌一揆'中药基地班"人才培养方案经验和广泛征求意见的基础上修订。

二、培养目标

本专业将本科教育与研究生教育有机衔接,培养适应社会主义现代化建设和中医药事业发展需要的,德、智、体、美、劳全面发展,系统掌握中药学基础理论、基本知识、基本技能和中医药思维,掌握一定人文社会科学、自然科学和中华传统文化知识,掌握相应的科学方法,具有自主学习和终身学习能力,达到知识、能力、素质协调发展,具备创新能力与国际化视野,能够从事中药生产、检验、研究及药学服务等方面工作,并在中药教育、管理、流通、国际交流及文化传播等行业具备发展潜能,有较强科研素养与创新实践能力,有较大发展潜力和国际竞争能力的中药学创新型拔尖人才。

三、培养要求

本专业在培养系统扎实的"品、质、制、性、效、用"中药学知识体系基础上,以培养"个性化、能力型、创新型"中药人才为原则,应用"一中心、两阶段、三层次"的教学模式,借助实践教学体系及"统一化、网络化、综合型"的教学平台,实施全程学术导师制和"五个一科研创新能力培养计划",培养思想品德优良、中药学科基础扎实、综合素质高,具有中医药思维、国际化视野、创新能力强的拔尖创新人才。

（一）素质要求

1. 热爱祖国,热爱人民。

2. 掌握马列主义、毛泽东思想、邓小平理论、"三个代表"重要思想、科学发展观和习近平新时代中国特色社会主义思想等重要思想的基本原理。

3. 树立正确的世界观、人生观、价值观,具有爱国主义、集体主义、社会主义精神,崇尚劳动、尊重劳动、热爱劳动,志愿为人类的健康工作服务。

4. 具有良好的公民道德与职业道德,有遵纪守法、艰苦奋斗、团结协作的品质。养成依法工作的观念,能以国家各项医药管理法规和行业准则规范自己的职业行为。将运用中医药理论和技术发现、制造、合理使用中药作为自己的职业责任。尊重他人,具有团队合作精神并具备良好的人际交往能力。

5. 具有崇高审美追求、高尚人格修养,行为端庄、举止文明。

6. 树立终身学习的理念,具有自主学习能力,具有实事求是的科学态度。

7. 具有良好的心理素质,具有批判性思维、创新精神和创业意识。

8. 尊重生命,正视医学伦理,充分认知中药应用的终极目的是保障人类持续的健康。

9. 热爱中医药事业,弘扬中医药文化,熟知中药在"预防、治疗、康复、保健"一体化、大健康医疗模式中的重要地位。

10. 重视用药对象的个人信仰、人文背景与价值观念的差异,能充分考虑用药对象的利益并发挥中药的最大效益。

（二）知识要求

本专业学生在完成学业时,专业知识应达到以下要求。

1. 掌握与中药学相关的自然科学、生命科学、人文社会科学基本知识和科学方法,熟悉中华优秀传统文化的哲学、文学、史学等内容,能用于指导未来的学习和实践。

2. 掌握中医基础理论、中药药性理论和中药用药基本规律。

3. 掌握中药药效物质基础及其作用机制的基本知识,了解其对中药研究、生产及质量评价的意义。

4. 掌握中药生产过程、中药检验及质量评价的基本理论和基础知识。

5. 掌握药事管理法律和法规,熟悉医药行业的发展方针、政策。

6. 掌握药学服务的基本知识,熟悉药学服务的基本内容。

7. 熟悉中药储藏、保管、养护的基本知识。

8. 熟悉中药学类专业的相关学科发展动态和前沿信息。

（三）能力要求

本专业学生在完成学业时,应达到以下能力要求。

1. 具有运用中医药思维，表达、传承中药学理论与技术的能力。具有中药资源、品质鉴定分析的能力，中药化学成分的提取、分离和检测的基本理论与技能，中药炮制加工、制剂制备和制剂分析能力，中药药理学与毒理学的实践能力。具有运用综合理论知识，解决中药生产与应用中实际问题的基本能力，以及运用现代科学技术与方法进行科学研究的基本能力。

2. 具有从事中药的创新性研究与开发、剂型的设计与改进和中药生产工艺设计的基本能力。

3. 具有正确评价中药质量的基本能力。

4. 具有从事药学服务工作的基本能力。

5. 具有创新创业的基本能力。

6. 具有与用药对象、医药行业人员进行交流沟通的能力，具有团结协作的能力。

7. 具有分析创新能力，独立获取知识及较强的社会适应性和自我发展能力。

8. 具有优异的英语听、说、读、写、译能力。

9. 具备文献检索、资料收集、社会调查、计算机网络和数据库应用的能力。

10. 具备国际视野、国际交流能力和国际竞争力。

（四）体育要求

积极参与各种体育活动，养成终身体育锻炼的良好习惯，具有较高的体育文化素养和观赏水平；积极提高运动技术水平，熟练掌握两项以上的运动技能（至少包括一项传统运动养生项目），有能力参与大众健身类的体育竞赛；增强身体素质，提升科学运动的能力，练就顽强的意志品质，体质测试成绩须达到《国家学生体质健康标准》的要求。

四、主干学科

中药学、中医学、化学。

五、专业核心课程

中医学基础、临床中药学、方剂学、药用植物学、中药化学、中药药理学、中药鉴定学、中药炮制学、中药药剂学、中药分析学、药事管理学等。

六、实践教学环节

中药学基地班采用中药特色的"3.3.3"实践教学模式，实践教学环节包括实验教学（基础性实验、专业性实验、综合性设计性实验），实习实训（药用植物教学野外和产地实习、中药鉴定产地实践生产实习、中药炮制和中药药剂学教学生产医院实习），科研创新实践（学生科技基金、参加教师科研项目、创新项目和大赛、毕业实习等）。同时实施全程学术导师制和"'五个一'科研创新能力培养计划",以综合培养学生的实践能力、科研思维能力和创新能力。

(一) 实验教学

1. 基础性实验

基础性实验包括:①中药理化基本技术训练;②药用植物学实验;③无机化学实验、有机化学实验;④分析化学实验;⑤仪器分析实验、物理化学实验;⑥药理学实验。

2. 专业性实验

专业性实验包括:①中药化学实验;②中药鉴定学实验;③中药炮制学实验;④中药药理学实验;⑤中药药剂学实验。

3. 中药学综合性、设计性实验。

(二) 实习实训

①野外实习:药用植物教学实习;②产地实习:中药性状鉴定技术实践、产地实习;③生产实习:中药炮制和中药药剂学实习;④医院实习:医院药剂科实习。

(三) 科研创新实践

通过导师制、学生申请科研基金、参与导师课题等多环节实践,以综合培养学生的科研思维、实践能力和创新能力,体现了"个性化、创新能力"的培养理念。

1. 全程学术导师制

于第1学年起为学生配备学术导师,每名导师每年接收不超过2名学生。导师与学生进行双向选择后,由药学院审核同意,学院颁发聘书。

其间,须完成"'五个一'科研创新能力培养计划",即在学术导师指导下:①至少参与1个科研课题;②参加1次以上的课外学术活动;③作1次学术报告;④参加1次省级以上的学术会议;⑤至少完成1篇学术论文。

2. 学生科技基金申报

学生自主申请科研课题。

3. 参与教师科研课题

学生参与教师科研项目,参加各种学术讲座。

4. 毕业专题实习

学生可结合指导教师的研究课题或自己申报的科研课题,在导师指导下撰写开题报告,开展毕业专题实习,培养学生的科研思维、动手能力和创新能力。

（四）暑期实践周

1. 中医文化实践周

第二学期考试结束后，开展国医大师面对面、中医经典诵读、应用中医适宜技术等活动，丰富学生医学类知识，了解中医历史、感知中医文化，培养文化自信。

2. 创新创业训练周

第四学期考试结束，通过创新创业课程学习后，专业教师指导学生完成一项大学生创新创业训练计划或大学生科研实践创新课堂的申报。

3. 国际教育交流周

第六学期考试结束后，通过"走出去"和"引进来"这两个途径，开阔学生的国际视野，提高学生国际化能力。

七、基本学制及修业年限

基本修业年限为 4 年，弹性学习年限可提前至 3 年或延长至 6 年。

八、毕业学分要求

按学校学分制管理要求，修完本专业教学计划规定的各环节学分，毕业学分达到 185 学分，准予毕业。其中必修课 152.5 学分（含劳动教育 2 学分、美育教育 2 学分、素质拓展 2 学分、创新创业教育 1 学分），限选课 26.5 学分，任选课 6 学分。

九、学位授予

按学校学分制管理，具有本专业普通类学籍的学生，修完本计划规定的各环节学分，达到毕业总学分要求，准予毕业。按照《中华人民共和国学位工作条例》规定条件和《成都中医药大学学士学位授予实施细则》的规定，符合条件者，授予理学学士学位。

与研究生教育衔接，满足《成都中医药大学推荐优秀应届本科毕业生免试攻读硕士学位研究生工作实施办法》《成都中医药大学"凌一揆"中药学基地班动态管理规定》要求，且合格修完本科规定学分的所有学生，免试进入本校硕士阶段学习，优秀者可直接攻读博士学位（直博生直接授予博士学位）。

十、教学安排

教学时间分配情况见附表 6-1，学分分类比例见附表 6-2，课程结构及修读学分比例见附表 6-3。

附表 6-1　教学时间分配表（按周计算）

学年	入学、毕业教育	教学	实习/实践	考试	军训	机动、社会实践	假期	合计
一	2	34		2	2	1	12	53
二		34	2	2		1	12	51
三		34	2	2		1	12	51
四	2	9	20	1		1	12	45
合计	4	111	24	7	2	4	48	200

附表 6-2　学分分类比例表

分类		学分数	占总学分百分比 /%
必修课	理论教学	89	50.18
	实验教学	43.5	21.44
	实践环节	20（科研实践创新 1 分）	10.81
选修课		26.5	14.32
任选课		6	3.24
合计		185	100

附表 6-3　课程结构及修读学分比例（185 学分）

课程类别		学分	比例 /%
思想道德修养与素质教育课程	必修课	23	12.43
社会科学与人文素养	必修课	11	7.03
	选修课	建议修读 2 学分	
科学方法与创新创业	必修课	8	4.86
	选修课	建议修读 2 学分	
中医药文化素养教育	必修课	15.5	9.46
	选修课	建议修读 2 学分	
专业基础	必修课	39.5	28.11
	选修课	建议修读 12.5 学分	
专业课	必修课	34.5	22.97
	选修课	建议修读 8 学分	
实践环节	必修课	16	8.65
第二课堂	必修课	5	2.70
任选课		6	3.24

十一、指导性教学进程（附表6-4）

附表6-4　中药学（基地班）专业指导性教学进程

课程分类	修读方式	课程名称	总学时	讲授学时	实验学时	总学分	一 1(16周)	一 2(18周)	二 3(18周)	二 4(18周)	三 5(18周)	三 6(18周)	四 7(18周)	四 8(14周)	完成学分	各课程群学分
思想道德与素质教育	必修	思想道德与法治	48	48		3	3									21.5	22.5
		马克思主义基本原理	54	45	9	3		3									
		中国近现代史纲要	54	45	9	3			3								
		毛泽东思想和中国特色社会主义理论体系概论	90	72	18	5				5							
		形势与政策	56	56		2	2	2	2	2	2	2	2			
		军事理论	36	36		2	2										
		人学教育（含国家安全教育）	16	16		1	2										
		大学生心理健康教育	32	32		2	2										
		劳动教育	9	9		0.5		3									
	选	四史类	16	16		1	2									1	
社会科学与人文素养	必修	大学英语Ⅰ	56	38	18	3.5	4									11	21
		大学英语Ⅱ	64	48	16	3.5		4									
		体育（一）	32	2	30	1	2										
		体育（二）	36		36	1		2									

续表

课程分类	修读方式	课程名称	总学时	讲授学时	实验学时	总学分	一 1 16周	一 2 18周	二 3 18周	二 4 18周	三 5 18周	三 6 18周	四 7 18周	四 8 14周	完成学分	各课程群学分
	必修	体育锻炼指导	72		72	2	3—8学期均上课									
	选	美育类	18	18		1		2							1	
社会科学与人文素养	限选	医学英语	36	27	9	2			3						共9学分，建议修读2学分	
		药学伦理学	18	18		1						2				
		药物经济学	36	36		2						2				
		应用文写作	36	24	12	2			2							
		国学要义	36	36		2				2						
		职业生涯与发展规划	18	18		1		2								
		就业指导	18	18		1					2					
科学方法与创新创业	必修	计算机基础	48	24	24	3	3								8	15
		中医药科研思路与方法	36	36		2				2						
		中医药创新创业	18	18		1					3					
	限选	通用学术英语	36	27	9	2			3						共7学分，建议修读2学分	
		科技英语文献研读	18	18		1				2						
		市场营销学	36	36		2				2						
		医药国际贸易	36	36		2			2							

续表

课程分类	修读方式	课程名称	总学时	讲授学时	实验学时	总学分	一 1 (16周)	2 (18周)	二 3 (18周)	4 (18周)	三 5 (18周)	6 (18周)	四 7 (18周)	8 (14周)	完成学分	各课程群学分
中医药文化素养教育	必修	中医学基础	64	60	4	4	4								15.5	19.5
		临床中药学	99	90	9	5.5		6								
		方剂学	54	54		3			3							
		系统中药学	32	32		2	2									
		本草学概论	18	18		1			3							
	限选	中医药英语	36	36		2				2					共4学分,建议修读2学分	
		中医文化学	36	36		2		3								
专业基础	必修	有机化学	81	81		4.5		5							39.5	68
		有机化学实验	45		45	2.5			8							
		分析化学	36	36		2			2							
		分析化学实验	18		18	1			6							
		药用植物学	64	64		3.5				4						
		仪器分析	64	64		3.5					4					
		仪器分析实验	18		18	1					3					
		物理化学	64	46	18	3.5				4						
		药理学	54	54		3				3						
		药理学实验	18		18	1				3						
		生物化学	54	45	9	3			3							

续表

课程分类	修读方式	课程名称	总学时	讲授学时	实验学时	总学分	一 1 (16周)	一 2 (18周)	一 3 (18周)	二 4 (18周)	二 5 (18周)	三 6 (18周)	三 7 (18周)	四 8 (14周)	完成学分	各课程群学分
专业基础	必修	药用植物学实验	36		36	2				3						
		无机化学实验	18		18	1		6								
		生理学	54	45	9	3			3							
		医学微生物与免疫学	36	30	6	2			3							
		人体解剖学	54	36	18	3		3								
		高等数学	48	48		3	3									
		中药理化基本技术训练	16		16	1	4									
	限选	物理学	54	54		3		3							共 28.5 学分，建议修读 12.5 学分	
		无机化学	48	48		3	3									
		中药拉丁语	18	18		1		2								
		药用动物学	54	33	21	3			3							
		中药材栽培学	54	54		3					3					
		细胞培养技术	36	18	18	2			2							
		分子生物学	54	36	18	3				3						
	必修	病理学	36	24	12	2			2							
		波谱分析	45	45		2.5				3						
		药用辅料学	36	36		2					2					

续表

| 课程分类 | 修读方式 | 课程名称 | 总学时 | 讲授学时 | 实验学时 | 总学分 | 一 16周 | 一 18周 | 二 18周 | 二 18周 | 三 18周 | 三 18周 | 四 18周 | 四 14周 | 完成学分 | 各课程群学分 |
							1	2	3	4	5	6	7	8		
专业课	必修	中药药理学	36	36		2					3					51.5
		中药化学	54	54		3					3					
		中药分析学	36	36		2						3				
		中药分析学实验	18		18	1						6				
		中药鉴定学	54	54		3						3				
		中药炮制学	45	45		2.5						3				
		药事管理学	36	24	12	2					2				34.5	
		中药药剂学	54	54		3						3				
		中药药理学实验	18		18	1					3					
		中药化学实验	54		54	3					8					
		中药鉴定学实验	54		54	3						4				
		中药炮制学实验	54		54	3						4				
		中药药剂学实验	54		54	3						3.5				
		中药学综合性、设计性实验	54		54	3							8			
	限选	中药资源学	36	36		2				2					共17学分，建议修读8学分	
		中药毒理学	36	36		2					2					
		中药品种品质与药效	36	36		2					2					

续表

课程分类	修读方式	课程名称	总学时	讲授学时	实验学时	总学分	各学期周学时分配								完成学分	各课程群学分
							一		二		三		四			
							1	2	3	4	5	6	7	8		
							16周	18周	18周	18周	18周	18周	18周	14周		
专业课	限选	制药设备与车间工艺设计	54	54		3						3				
		中药新药研发学	36	36		2						2				
		专家/企业家讲座	18	18		1							2			
		生物药剂学与药物动力学	36	36		2						2				
		中药商品学	54	48	6	3					3					
实践环节	必修	军事技能	112		112	2	2周									
		毕业实习				8							4周	12周		
		毕业论文				1								2周		
		中药性状鉴定技术实践				1						2周				
		中药炮制和中药剂学实习				1							2周			
		药用植物教学野外实习				1				2周						
		科研实践训练				1						2周			16	16
		国际视野与学术交流				0.5						1周				
		医院实习				0.5					1周					
第二课堂	必修	劳动教育实践				1.5										
		美育实践				1									4.5	4.5
		素质拓展				2										

课程分类	修读方式	课程名称	总学时	讲授学时	实验学时	总学分	各学期周学时分配								完成学分	各课程群学分
							一		二		三		四			
							1	2	3	4	5	6	7	8		
							16周	18周	18周	18周	18周	18周	18周	14周		
合计			3 706	2 697	1 009	218	38	46	53	42	45	42.5	12		152.5	218
		必修课（含实践环节）					148学分									
		限选课					26.5学分									
		任选课					6学分									
		第二课堂					4.5学分									
		毕业总学分					185学分									

注：四史类、美育类为选择性必修课，属于必修课。

黑龙江中医药大学

中药学高水平人才培养基地人才培养方案

一、前言

依据国家和地方经济社会发展及医药卫生与健康事业改革需要,黑龙江中医药大学贯彻"质量立校、人才强校、科技兴校"发展战略,坚持"做精中医、做强药学、做大学校、做好服务"的办学思路,以立德树人为根本,以服务"健康龙江、健康中国"为导向,建设特色鲜明的、有一定国际影响力、国内一流的中医药大学,以突出中医药特色,注重创新发展,着力培养能够满足经济社会发展和中医药事业发展需求的拔尖中药学人才为目标,通过社会调研和广泛征求意见,制定了黑龙江中医药大学中药学高水平人才培养基地人才培养方案。

二、培养目标

(一)总体培养目标

中药学专业旨在培养掌握扎实中医药学基础理论、基本技能,具备良好道德素养、职业素养、中国优秀文化底蕴、中医药思维、创新精神,具有传承传统中药学理论与技术、开展科学研究、进行创新和实践,自主学习、终身学习与服务社会的能力,能在中药领域的相关行业,从事并胜任中药生产、检验及药学服务等方面工作的拔尖中药学人才。

(二)专业培养目标

1. 思想道德与职业素质目标

(1)具有正确的世界观、人生观和价值观,具有爱国主义、集体主义精神,身心健康,诚实守信。

(2)树立依法工作的观念,能按照国家各项医药管理法规和行业准则规范职业行为。

(3)尊重生命,遵循医学伦理原则,充分认知中药应用的终极目的是保障人类持续健康的理念。重视用药对象的个人信仰、人文背景与价值观念的差异,能充分考虑用药对象的利益并发挥中药的最大效益。

(4)热爱中医药事业,弘扬中医药文化,能以运用中医药理论和技术发现、制造、合理使用中药作为职业责任。

234

（5）树立终身学习的理念,具有实事求是的科学态度和自主学习能力。

（6）具有良好的团队合作精神与创业意识。

2. 知识目标

（1）掌握与中药学相关的自然科学、人文社会科学的基本知识和科学方法。

（2）掌握中医基础理论、中药药性理论和中药用药基本规律。

（3）掌握中药生产过程、中药检验及质量评价的基本理论和基础知识。

（4）掌握药学服务的基本知识及基本内容。

（5）熟悉医药行业的发展方针、政策,掌握药事管理法律和法规。

（6）熟悉中药学类专业的相关学科发展动态和前沿信息。

（7）熟悉中药储藏、养护的基本知识。

3. 能力目标

（1）具有运用综合理论知识,解决中药生产与应用中实际问题的基本能力,以及运用现代科学技术与方法进行科学研究的基本能力。

（2）具有利用图书资料和现代信息技术获取新知识、新信息的能力,具有阅读中医药传统文献和使用一门外语阅读相关文献的能力。

（3）具有运用中医药思维表达、传承中药学理论与技术的能力。

（4）具有正确评价中药质量与从事药学服务工作的基本能力。

（5）具有创新创业的基本能力和团结协作的能力。

三、学制

学制为四年。

四、主干学科、核心课程

（一）主干学科

中药学、中医学、化学。

（二）核心课程

中医学基础、临床中药学、方剂学、药用植物学（含药用拉丁语）、中药化学、中药药剂学、中药鉴定学、中药炮制学、中药药理学、中药分析、药事管理学等。

五、课程体系

本专业课程体系按照层次化和课程群来设计,以"平台＋模块"的结构形式进行设置;

课程由通识教育平台、专业基础平台、专业课程平台、实践教学平台四个层次不同但又相互联系、逐层递进的平台课程所构成,每个平台根据课程分类、教育目标、岗位需求和能力发展需要的差异性设置多个课程模块,分必修课与选修课两类课程。

（一）通识教育平台

通识教育平台包括公共必修、公共选修课程模块,主要培养学生的思想道德修养、哲学社会科学素养、人文素养、身心素质及综合能力等。

1. 公共必修课程模块

该模块主要由军事理论课、外语、思想政治理论等公共课程构成(附表 7-1),培养学生具有利用现代信息技术获取国内外新知识、新信息的能力,具有使用一门外语阅读相关文献的能力,具有加强体育锻炼的意识,掌握基本体育知识及技能,科学锻炼身体,拥有健康体魄。培养学生具有正确的世界观、人生观和价值观,具有爱国主义、集体主义精神,诚实守信,志愿为人类的健康服务,养成依法工作的观念,能以国家各项医药管理法规和行业准则规范自己的职业行为。该模块在课堂教学基础上辅以大量实践和自学。

附表 7-1　公共必修课程模块(共 27 学分)

名称	学分	学时	学期	性质
思想道德与法治	3	48	必修(考试)	
马克思主义基本原理	3	48	2	必修(考试)
毛泽东思想和中国特色社会主义理论体系概论	3	48	4	必修(考试)
中国近现代史纲要	3	48	3	必修(考试)
习近平新时代中国特色社会主义思想概论	3	48	2	必修(考试)
形势与政策	2	32	6	必修(考试)
大学外语Ⅰ	2	1	必修(考试)	
大学外语Ⅱ	2	2	必修(考试)	
大学外语Ⅲ	2	32	6	必修(考试)
外语专选	2	32	必修(考试)	
公共体育	2	32	必修(考试)	

2. 公共选修课程模块

该模块主要由科学素养类、人文素养类、艺术修养类、实践教育类、中华优秀传统文化类、思想政治教育类、健康安全类课程组成(附表 7-2)。选修课模块要求学生在第一学期至第六学期内,选修学分≥14,每学期修读学分≥2,其余学分由学生根据专业要求自行选择修读学期。

附表 7-2 公共选修课程模块

名称	学分	学期	性质
科学素养类			选修（考查）
人文素养类			选修（考查）
艺术修养Ⅰ类 *			选修（考查）
艺术修养Ⅱ类	≥14	1—6	选修（考查）
实践教育类			选修（考查）
中华优秀传统文化类 *			选修（考查）
思想政治教育类 *			选修（考查）
健康安全类			选修（考查）

注：* 为必选课程，学生在该类别中至少选修 2 学分。

（二）专业基础平台

专业基础平台是本专业必须掌握的基本知识、基本理论、基本技能和专业素养的课程群，是学习专业必修课的基础，主要让学生掌握与中药学相关的基础知识和科学方法，具备运用学科知识解决中药生产与应用中实际问题的能力，以及运用现代科学技术与方法进行科学研究的基本能力。

1. 数学与化学基础课程模块

该模块主要由高等数学、无机化学、有机化学、分析化学等基础课程构成（附表 7-3），旨在加强和完善学生的基础数学及化学知识体系，为后续进行专业课学习打下理论及实践基础。该模块实验实践学时的占比较高，学生在掌握理论知识的同时，也极大地提高了实践动手能力。

附表 7-3 数学与化学基础课程模块（共 31.5 学分）

名称	学分	学时	学期	性质
高等数学	3	48	1	必修（考试）
医药数理统计	4	64	2	必修（考试）
无机化学	4.5	72	1	必修（考试）
有机化学	7	112	2—3	必修（考试）
分析化学	4	64	3	必修（考试）
仪器分析	4.5	72	4	必修（考试）
物理化学	4.5	72	4	必修（考试）

2. 医学生物学课程模块

该模块主要由药理学、解剖生理学、生物化学等课程构成（附表 7-4），目的是使学生掌握与中药学相关的自然科学、生命科学基本知识和科学方法，构建学生良好基础医学与生物学知识体系,为其下一步进行专业课程学习打好基础。该模块以课堂教学为主,利用多种教学方式和方法激发学生学习的兴趣。

附表 7-4　医学生物学课程模块(共 14 学分)

名称	学分	学时	学期	性质
解剖生理学	4	64	2	必修(考试)
生物化学	3	48	3	必修(考试)
微生物学与免疫学	3	48	4	必修(考试)
药理学	4	64	5	必修(考试)

3. 中医药学基础课程模块

该模块主要由中药学导论、中药古汉语基础、中医学基础、药用植物学(含药用拉丁语)构成(附表 7-5),教学目标是培养学生热爱中医药事业,弘扬中医药文化,熟知中药在"预防、治疗、康复、保健"一体化大健康医疗模式中的重要地位,让学生掌握中医药的基本知识和科学方法,能用于指导未来的学习和实践。同时让学生掌握中医基础理论、中药药性理论和中药用药基本规律,具有运用中医药思维表达和传承中药学理论与技术的能力,与执业药师考试相关课程内容要求参考国家考试大纲设计并结合大纲进行更新。

附表 7-5　中医药学基础课程模块(共 15 学分)

名称	学分	学时	学期	性质
中药学导论	1	16	1	必修(考试)
中药古汉语基础	2	32	3	必修(考试)
药用植物学(含药用拉丁语)	8	128	1—2	必修(考试)
中医学基础	4	64	1	必修(考试)

(三) 专业课程平台

专业课程平台的课程设置分为必修课和选修课。必修课包括:临床中药学、方剂学、药事管理学、中药炮制学、中药药理学、中药化学、中药分析、中药药剂学、中药鉴定学;选修课主要是为学生毕业时择业及满足学生终身发展需要而设置的专业知识、专业素质和专业技能培养的课程。

1. 专业必修课

该模块由中药化学、中药药剂学、中药炮制学、中药分析等课程构成(附表 7-6),要求学生掌握中药药效物质基础及其作用机制的基本知识,掌握中药生产过程、中药检验及质量评价的基本理论和基础知识,掌握药学服务的基本知识及基本内容,熟悉中药学相关学科发展动态和前沿信息,熟悉中药储藏、养护的基本知识。具有正确评价中药质量与从事药学服务工作的基本能力,具有运用现代科学技术与方法进行中药学科学研究的基本能力,与执业药师考试相关课程内容要求参考国家考试大纲设计并结合大纲进行更新。

附表 7-6　专业必修课（共 50.5 学分）

名称	学分	学时	学期	性质
临床中药学	4	64	2	必修（考试）
方剂学	4	64	3	必修（考试）
中药化学	8.5	136	5—6	必修（考试）
中药药剂学	8.5	136	5—6	必修（考试）
中药炮制学	4	64	6	必修（考试）
中药分析	5.5	88	6	必修（考试）
中药药理学	4.5	72	6	必修（考试）
中药鉴定学	8.5	136	6—7	必修（考试）
药事管理学	3	48	5	必修（考试）

2. 专业选修课

学生可根据自身的需要和兴趣选修部分课程，以更多地了解中医药相关的专业知识，拓展知识面，为今后的进一步学习与提高奠定基础（附表 7-7）。该模块为限选课，要求学生限选≥16 学分。

附表 7-7　专业选修课（共 24 学分）

名称	学分	学时	学期	性质
本草史	2	32	3	限选（考查）
中国哲学	2	32	4	限选（考查）
中药文献检索	2	32	4	限选（考查）
中药资源学	2	32	4	限选（考查）
中药调剂学	2	32	5	限选（考查）
专业外语	2	32	5	限选（考查）
药理研究中的生物模型	2	32	5	限选（考查）
波谱解析	2	32	6	限选（考查）
中药栽培学	2	32	6	限选（考查）
科研设计与论文写作	2	32	7	限选（考查）
中成药学	2	32	7	限选（考查）
药物动力学	2	32	7	限选（考查）

（四）实践教学平台

实践教学平台包括课程实验模块、课间实习模块、中药学技能实训模块、中药学综合设计实验模块、第二课堂及大学生创新创业实践模块、毕业实习模块。

1. 课程实验模块

该模块在开设必要的基础课程和专业课程验证性实验的基础上，为强化学生对基本理论和基本知识的理解和运用，结合科学研究和生产实际，着重开设课程内的综合性、设计性的实验项目，培养学生的创新思维，增强学生的动手能力及分析解决问题的能力。

2. 课间实习模块

该模块主要安排学生到野外进行药材原植物鉴定实习，到药材市场、医院药房进行中药材鉴定实习，到中药生产、检验等机构进行参观见习，加强学生对药材的识别能力及对药品生产和质量控制的认识。

3. 中药学技能实训模块

该模块主要设置中药学综合实训课程，共2周，安排在第七学期。制定了中药学实训课程大纲及详细执行方案，旨在提升学生的动手能力和实践经验，为人才快速适应工作岗位提供有力支撑。

4. 中药学综合设计实验模块

该模块主要设置中药学综合设计实验，共2周，安排在第七学期。制定了中药学综合设计实验执行方案，旨在提升学生的动手能力和综合利用各门专业课知识的能力，进而提升人才创新能力及解决问题能力。

5. 第二课堂及大学生创新创业实践模块

该模块通过制度建设促使学生积极参加第二课堂，如参加国家级、省级有关竞赛，在学术刊物上公开发表论文，取得专利，参加学校创新创业训练项目、大学生科技创新基金项目及药学实践训练，从而开拓学生学科视野，培养学生创新思维，不断提高学生综合运用知识分析、解决问题的能力，促进知识向能力和成果的转化，培养适应社会发展需要的高水平创新创业型人才。将课外实践活动统一设定为"第二课堂"，要求学生通过参加知识竞赛、技能竞赛、线上线下培训及参与科学研究项目的形式完成8学分第二课堂课程，每年由学校相关职能部门及各学院组织进行第二课堂活动的学分认定，按照管理制度部分第二课堂项目可直接计入选修课学分。第二课堂培训讲座是指GMP生产法规、新药研发、质量检验、药品销售等与中药学行业相关的讲座。

6. 毕业实习模块

该模块设置在第七学期后八周及第八学期。主要通过毕业生到工厂、医院、研究所等部门实习，培养学生适应中药行业的生产、研发、质量控制和管理等方面实际工作的能力。实习结束后，学生需要提交实习手册、毕业论文并进行论文答辩。

六、课程结构设置

毕业总学分要求：共修满 279.625 学分。课程学习共 188.5 学分，包括必修课 158.5 学分，专业选修课至少修满 16 学分，公共选修课至少修满 14 学分。实践学习共 91.125 学分，包括军事训练 2 学分，课程实验 54.125 学分，课间实习 1 学分，中药学技能实训 2 学分，中药学综合设计实验 2 学分，第二课堂及大学生创新创业实践 8 学分，毕业实习 22 学分（附表 7-8）。

附表 7-8　课程结构设置

修读方式	课程大类	课程分类	课程性质	学分数	合计（学分）	比例
课程学习	通识教育平台	公共必修课程模块	必修	47.5	61.5	占知识体系总学分的 32.63%
		公共选修课程模块	选修	14		
	专业基础平台	数学与化学基础课程模块	必修	31.5	60.5	占知识体系总学分的 32.1%
		医学生物学课程模块	必修	14		
		中医药学基础课程模块	必修	15		
	专业课程平台	专业核心课程模块	必修	50.5	66.5	占知识体系总学分的 35.27%
		专业选修课程模块	选修	16		
课程学习总学分			必修	158.5	188.5	占总学分的 84.34%
			选修	30		
实践学习	实践教学平台	军事训练	必修	2	61.125	占实践体系总学分的 67.08%
		课程实验模块	必修	54.125		
		课间实习模块	必修	1		
		中药学技能实训模块	必修	2		
		中药学综合设计实验	必修	2		
		第二课堂及大学生创新创业实践模块	必修	8	30	占实践体系总学分的 32.92%
		毕业实习模块	必修	22		
实践学习总学分					91.125	占总学分的 40.77%
总学分				279.625		

七、教学时间安排

教学时间安排见附表 7–9。

附表 7–9　教学时间安排

年级	第一学年	第二学年	第三学年	第四学年
教学安排	第一学期 　军训和入学 教育 3 周 　教学 13 周 　考试 2 周 第二学期 　教学 16 周 　机动周 1 周 　考试 2 周 　课间实习 1 周	第一学期 　教学 16 周 　机动周 1 周 　考试 2 周 第二学期 　教学 16 周 　机动周 1 周 　考试 2 周	第一学期 　教学 16 周 　机动周 1 周 　考试 2 周 第二学期 　教学 16 周 　机动周 1 周 　考试 2 周	第一学期 　教学 8 周 　机动周 1 周 　考试 1 周 　专业实训 2 周 　综合设计实验 2 周 　毕业实习 6 周 第二学期 　毕业实习 16 周 　机动周 1 周 　毕业答辩和考核 1 周
合计	38 周	38 周	38 周	38 周

八、考核与评价

1. 课程考核

为了检查教与学的过程和结果,衡量学生的知识和技能水平,改进教学方法,提高教学质量,各门课程均要进行考核。不同要求的课程,考核方式有所不同。避免单纯采取笔试统一闭卷的方式,要采取形成性考核与终结性考核相结合的考核模式,加强形成性评价,完善实践教学考核,强化"三基"训练,科学设计阶段性考核,综合考查学生应用所学知识解决实际问题的应用能力和实践能力,强化考核分析与反馈对教育教学的改进作用。

（1）学生的毕业总成绩包括平时成绩和毕业成绩,均按百分制计算。其中平时成绩占总成绩的 70%,毕业成绩占 30%。

（2）学生课程考核评定体系（附表 7–10）。

附表 7–10　学生课程考核评定体系

课程模块	考核类型	所占比例	考核方式	所占比例	考核内容
基础类课程	理论考核	50%	阶段性考核	30%	应由课堂讨论、平时测验、布置论文、专题报告交流、出勤、作业、口试答辩等多种形式构成
			总结性考核	70%	期中或期末笔试
	实验考核	50%	实验表现	15%	考查学生实验课出勤情况,实验操作的准确性、积极性与主动性

续表

课程模块	考核类型	所占比例	考核方式	所占比例	考核内容
基础类课程	实验考核	50%	实验报告	15%	实验报告书写的规范性,对实验过程及结果描述的准确性、完整性,是否存在抄袭他人报告的情况等
			实验技能考核	70%	按照学院实验技能考核方案及各门课程实验技能考核指标体系执行
专业基础课	理论考核	50%	阶段性考核	40%	应由课堂讨论、平时测验、布置论文、专题报告交流、出勤、作业、口试答辩等多种形式构成
			总结性考核	60%	期中或期末笔试
	实验考核	50%	实验表现	20%	考查学生实验课出勤情况,实验操作的准确性、积极性与主动性
			实验报告	20%	实验报告书写的规范性,对实验过程及结果描述的准确性、完整性,是否存在抄袭他人报告的情况等
			实验技能考核	60%	按照学院实验技能考核方案及各门课程实验技能考核指标体系执行
专业课程	理论考核	50%	阶段性考核	50%	应由课堂讨论、平时测验、布置论文、专题报告交流、出勤、作业、口试答辩等多种形式构成
			总结性考核	50%	期中或期末笔试
	实验考核	50%	实验表现	30%	考查学生实验课出勤情况,实验操作的准确性、积极性与主动性
			实验报告	20%	实验报告书写的规范性,对实验过程及结果描述的准确性、完整性,是否存在抄袭他人报告的情况等
			实验技能考核	50%	按照学院实验技能考核方案及各门课程实验技能考核指标体系执行

课程考核模式以注重阶段性考核为原则,若该门课程无实验(实践)课,则理论考核占100%。理论考核主要分为阶段性考核(累加成绩)和总结性考核(期中或期末笔试成绩),课程性质不同,所占比例不同,基础课程、专业基础课程、专业课程,阶段性考核成绩所占比重逐渐增加。

2. 课间实习和实训的考核

课间实习和实训以学生出勤率、实践报告、实践动手能力考核为评价指标,课间实习和实训不合格者不能参加毕业考试。

3. 毕业考核

毕业考核分为实验基本技能考核、毕业实习手册考核、毕业论文考核三个部分。

(1) 实验基本技能考核

由学生所在学院统一组织,按照《学生实验技能考核指南》的考核项目对学生的实验技能进行考核打分。此项总分100分,占毕业成绩的30%。

（2）毕业实习手册考核

学生按照教学安排进入实习单位，在导师的指导下进行毕业实习。按照出勤率及实习表现，经指导教师评定合格后，方视为达到毕业实习要求。此项总分100分，占毕业成绩的10%。

（3）毕业论文考核

在导师的指导下，学生须完成一篇不少于5 000字的论文，通过论文开题、中期检查、查重检测、专家评阅及论文答辩等环节考核，方为合格。此项总分100分，占毕业成绩的60%。

毕业考核成绩由以上三个部分组成，毕业考核总分300分，按相应比例折算成百分制成绩计为毕业考核成绩，三部分考试成绩折合后必须达到及格（60分），方能毕业。

九、毕业及授予学位

学生完成本专业教学计划规定的课程，全部课程考试成绩合格、达到规定学分，毕业论文及各类综合考核合格者准予毕业；符合《黑龙江中医药大学学位授予工作细则》的规定，经学校学位委员会审批，授予理学学士学位。

十、指导性教学进程

必修课指导性教学进程见附表7-11，选修课指导性教学进程见附表7-12。

附表7-11　必修课指导性教学进程

课程平台	课程模块	课程名称	学分	总学时	理论讲授	指导自学	实验实践	1学期	2学期	3学期	4学期	5学期	6学期	7学期	8学期
通识教育平台	公共必修课模块	思想道德与法治	3	48	32	4	12	3							
		马克思主义基本原理	3	48	32	4	12		3						
		毛泽东思想和中国特色社会主义理论体系概论	3	48	40		8				3				
		中国近现代史纲要	3	48	40		8			3					
		习近平新时代中国特色社会主义思想概论	3	48	40		8		3						
		形势与政策	2	32	12	4	16						2		
		大学外语I	2	32	24		8	2							
		大学外语II	2	32	24		8		2						
		大学外语III	2	32	24		8							2	
		外语专选	2	32			32			2					
		公共体育	2	32			32	2							
		体育专选	6	96			96		2	2	2				
		计算机应用基础	2.5	40	16		24			2.5					

续表

课程平台	课程模块	课程名称	学分	学时数				按学年及学期分配学分							
				总学时	理论讲授	指导自学	实验实践	I学年		II学年		III学年		IV学年	
								1学期	2学期	3学期	4学期	5学期	6学期	7学期	8学期
通识教育平台	公共必修课程模块	大学生职业生涯规划	1	16	10	2	4		1						
		大学生就业指导	1	16	10	2	4							1	
		大学生创新创业导论	2	32	8	16	8						2		
		军事理论课	2	32	8	8	24	2							
		大学生心理健康	2					2							
		安全教育课	2					2							
		劳动教育课	2					2							
专业基础平台	数学与化学基础课程模块	高等数学	3	48	48			3							
		医药数理统计	4	64	64				4						
		无机化学	4.5	72	32	8	32	4.5							
		有机化学	7	112	64	8	40		4.5	2.5					
		分析化学	4	64	32	8	32			4					
		仪器分析	4.5	72	32	8	32				4.5				
		物理化学	4.5	72	32	8	32				4.5				
	医学生物学课程模块	解剖生理学	4	64	54	10			4						
		生物化学	3	48	32	16	16			3					
		微生物学与免疫学	3	48	32	16	16				3				
		药理学	4	64	32	16	16					4			

续表

课程平台	课程模块	课程名称	学分	总学时	理论讲授	指导自学	实验实践	1学期	2学期	3学期	4学期	5学期	6学期	7学期	8学期
专业基础课平台	中医药学基础课程模块	中药学导论	1	16	16			1							
		中药古汉语基础	2	32	32					2					
		药用植物学(含药用拉丁语)	8	128	64		64	4	4						
		中医学基础	4	64	64			4							
		临床中药学	4	64	64				4						
		方剂学	4	64	64					4					
专业课程平台	专业核心课程模块	中药化学	8.5	136	64	8	64					4.5	4		
		中药药剂学	8.5	136	64	8	64					4.5	4		
		中药炮制学	4	64	32	8	32						4		
		中药分析	5.5	88	40	8	40						5.5		
		中药药理学	4.5	72	32	8	32						4.5		
		中药鉴定学	8.5	136	64	8	64						4.5	4	
		药事管理学	3	48	40	8	8					3			
	课程学习总学时(学分)		158.5	2 440	1 446	128	866	31.5	31.5	25	17	16	30.5	7	
实践教学平台	军事训练		2	32											
	课程实验模块		54.125	866											
	课间实习模块(劳动教育)		1	16											
	中药学实训模块(劳动教育)		2	32										2	

续表

课程平台	课程模块	课程名称	学分	学时数				按学年及学期分配学分							
				总学时	理论讲授	指导自学	实验实践	I学年		II学年		III学年		IV学年	
								1学期	2学期	3学期	4学期	5学期	6学期	7学期	8学期
实践教学平台	中药学综合设计实验		2	32										2	
	第二课堂模块大学生创新创业实践模块		8	128											
	毕业实习及毕业设计模块		22	352											
	实践学习总学时(学分)		91.125	1 458											

注：1. 大学生心理健康、安全教育课、劳动教育课在新生入学教育中开展，不计入课程学分。
2. 课程实验模块包含含实验实践。

附表 7-12 选修课指导性教学进程

课程平台	课程模块	课程名称（类别）	学分	学时数				按学年及学期分配学分							
				总学时	理论讲授	指导自学	实验实践	I学年		II学年		III学年		IV学年	
								1学期	2学期	3学期	4学期	5学期	6学期	7学期	8学期
通识课程平台	公共选修课程模块	科学素养类	14					≥2	≥2	≥2	≥2	≥2	≥2		
		人文素养类													
		艺术修养 I 类*													
		艺术修养 II 类													
		实践教育类													
		中华优秀传统文化类*													
		思想政治教育类*													
		健康安全类													

课程平台	课程模块	课程名称（类别）	学分	学时数				按学年及学期分配学分							
				总学时	理论讲授	指导自学	实验实践	I学年		II学年		III学年		IV学年	
								1学期	2学期	3学期	4学期	5学期	6学期	7学期	8学期
专业课程平台		本草史	2	32	32					2					
		中国哲学	2	32	32						2				
		中药文献检索	2	32	16	16					2				
		中药资源学	2	32	32						2				
		中药调剂学	2	32	32							2			
	专业选修课程模块	专业外语	2	32	32							2			
		药理研究中的生物模型	2	32	32							2			
		波谱解析	2	32	32								2		
		中药栽培学	2	32	32								2		
		科研设计与论文写作	2	32	32									2	
		中成药学	2	32	32									2	
		药物动力学	2	32	32									2	

注：1. 公共选修课在公共选修课程模块下设的各类别课程中选修相应学分，其中标＊课程为必选课程，每名学生需在标＊类别中至少选修2学分课程，其他类别课程任选，毕业前公选课应修总学分14学分。
2. 每名学生毕业前专业选修课应修课总学分16学分。